U0289799

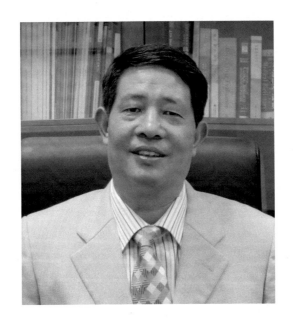

黄 民

　　中山大学二级教授，博士生导师，享受国务院政府特殊津贴。中山大学药学院原院长（2002~2016）。兼任国家药典委员会委员、全国药学专业学位研究生教育指导委员会委员、中国药理学会常务理事、中国药理学会药物代谢专业委员会副主任委员、广东省科协常委会常委、广东省食品药品审评认证技术协会会长。主要从事临床药理学和药代动力学研究，近年来，采用多组学手段对相关药物代谢酶和转运蛋白及其上游调控基因的基因多态性进行研究，并对它们与临床药物疗效及不良反应相关性开展个体化用药研究。承担国家重点研发计划、国家自然科学基金重点项目、国自然重点国际（地区）合作研究项目等20余项课题。在国内外重要学术刊物发表文章300余篇，主编或参编药动学及相关专著10余部。

国家科学技术学术著作出版基金资助出版

药物代谢与药物动力学系列学术专著

基于药代动力学的
临床合理用药

黄 民 主编

科学出版社

北 京

内 容 简 介

临床合理用药尤其是个体化给药长期以来都是临床上关注的重要课题,药动学在合理用药中的作用越来越得到广泛关注。近年来,药动学新理论、新方法和新技术不断发展,本书在药动学基本知识和理论的基础上,结合国内外的研究进展,进一步介绍药动学新理论、新方法和新技术在临床合理用药中的应用,并结合该领域同行和作者自己的科研工作实践,介绍药动学与临床合理用药的研究方法与研究思路,从而进一步推动药动学在临床合理用药中的应用和研究工作。

本书适用于药学类与医学类专业学生学习个体化用药知识,也可供从事药物研究与应用专业的人士更新相关知识,并可以作为临床药师培训的参考书。

图书在版编目(CIP)数据

基于药代动力学的临床合理用药 / 黄民主编. —北京:科学出版社,2023.6
(药物代谢与药物动力学系列学术专著)
ISBN 978-7-03-075347-2

Ⅰ.①基… Ⅱ.①黄… Ⅲ.①药物代谢动力学②临床药学 Ⅳ.①R969.1②R97

中国国家版本馆 CIP 数据核字(2023)第 060633 号

责任编辑:周 倩 马晓琳 / 责任校对:谭宏宇
责任印制:黄晓鸣 / 封面设计:殷 靓

科学出版社 出版
北京东黄城根北街 16 号
邮政编码:100717
http://www.sciencep.com

南京展望文化发展有限公司排版
广东虎彩云印刷有限公司印刷
科学出版社发行 各地新华书店经销

*

2023 年 6 月第 一 版 开本:B5(720×1000)
2024 年 9 月第三次印刷 印张:22 插页:1
字数:360 000

定价:160.00 元
(如有印装质量问题,我社负责调换)

药物代谢与药物动力学
系列学术专著

专家指导委员会

（以姓氏笔画为序）

马 国 复旦大学

王 琰 中国医学科学院药物研究所

刘中秋 广州中医药大学

刘晓东 中国药科大学

李雪宁 复旦大学附属中山医院

张 菁 复旦大学附属华山医院

陈卫东 安徽中医药大学

范国荣 上海交通大学附属第一人民医院

钟大放 中国科学院上海药物研究所

黄 民 中山大学

焦 正 上海交通大学附属胸科医院

《基于药代动力学的临床合理用药》编委会

主　编　黄　民

副主编　陈　孝

编　委　(以姓氏笔画为序)

王雪丁　中山大学药学院

毕惠嫦　南方医科大学药学院

刘晓曼　中山大学附属第一医院

杨　潇　南方医科大学药学院

陈　孝　中山大学附属第一医院

陈　杰　中山大学附属第一医院

陈　攀　中山大学附属第一医院

金　晶　中山大学药学院

郑逸凡　中山大学附属第一医院

钟国平　中山大学药学院

黄　民　中山大学药学院

管宴萍　中山大学药学院

丛书序

Foreword

　　药物代谢动力学是应用数学处理方法,定量描述药物及其他外源性物质在体内的动态变化规律,研究机体对药物吸收、分布、代谢和排泄等的处置及所产生的药理学和毒理学意义。药物代谢动力学基本理论和方法已深入新药发现(包括候选化合物药代特性快速评价、根据先导药物的药理等作用获得新的候选化合物、从药物代谢物获得新药等)、药理学研究、制剂学研究、中药现代化研究、毒理学研究、临床用药等多领域,贯穿于药物发现与开发及药物上市的始终,是紧密连接各药物研究领域的桥梁。药物代谢动力学已经与药理学、毒理学并列成为早期新药研发评价三大核心内容,各国新药注册机构均颁布药物代谢动力学及其相关研究的指南,要求任何一个新药或新制剂在进行临床研究和上市前均需要进行药代动力学试验,以获得药代动力学资料和信息。

　　在广大科技工作者的努力下,我国药物代谢与药物动力学研究取得了快速发展,诸多成果已达到或接近国际先进水平。科学出版社组织国内药物代谢动力学研究领域的专家编著了"药物代谢与药物动力学系列学术专著",该丛书具有系统性、针对性、基础性、前瞻性、理论与实践相结合性等特点。系统地从药物代谢动力学的各研究方向和领域进行归纳、总结;针对每个研究方向分别成册,深度剖析;各分册既有基础理论的铺垫,也有对最新的理论、研究方法和技术、成果的展开,兼具基础性和前瞻性;理论与实践相结合,在基本理论的基础上,结合典型的实践案例进行剖析,便于读者理解。相信该丛书的出版能够促进我国药物代谢动力学的发展。

　　"药物代谢与药物动力学系列学术专著"是我国第一套系统性归纳、总结药物代谢动力学的丛书,而药物代谢动力学发展迅速,故在内容选择上还需要在实践中不断完善、更新和补充。希望广大药物代谢动力学等相关专业的工作者和研究者在阅读、参考该丛书时提出宝贵的意见,以使其不断地完善,为我国药物代谢动力学的发展做出贡献。

中国工程院院士

2020 年 9 月 4 日

前 言
Preface

临床合理用药尤其是个体化给药长期以来都是临床上关注的重要课题。20世纪60~70年代药代动力学（简称药动学）出现后，其在合理用药方面的作用越来越得到广泛关注。从早期的制订临床给药方案与治疗药物浓度监测到个体化给药方案的调整，药动学在临床合理用药中起到了非常重要的作用，大大提高了临床治疗水平。

近年来，药动学新理论、新方法和新技术不断发展，尤其是精准医学作为医学重要发展方向得到了国内外的广泛关注和重视。本书在药动学基本知识和理论的基础上，结合国内外的研究进展，进一步介绍药动学新理论、新方法和新技术在临床合理用药中的应用，并结合该领域同行和作者自己的科研工作实践，介绍药代动力学与临床合理用药的研究方法与研究思路，从而进一步推动药动学在临床合理用药中的应用和研究。本书在系统介绍药动学基础理论的基础上，重点介绍其与临床合理用药的关系，并采用大量实例使内容通俗易懂；同时，结合药动学新理论、新方法和新技术的发展，还介绍了该领域的最新进展，并结合科研实例介绍了该领域的研究思路和研究方法，使临床药师从中得到启发，推动药动学与临床合理用药的科研与成果转化，提高临床合理用药水平。

本书的作者长期从事临床药理学和临床药学教学、科研及临床实践工作。主编和副主编为中国药理学会临床药理专业委员会名誉主任委员和委员，有较高的学术造诣。作者团队20多年来一直致力于个体化用药研究，目前已制订了近 20 种临床一线药物的个体化用药方案,并将其在临床推广使用,具有丰富的药动学与个体化用药研究与实践经验。

　　本书突出反映了理论与实践相结合、从临床问题出发最终解决临床问题的科研思维,因此,本书的实践性与理论性均较强,可作为高年级本科生、硕士生教材使用,也可作为从事药动学与个体化用药研究及相关科研人员的参考书。

2022 年 8 月 31 日

目 录
Contents

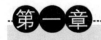

概　论

在临床上,安全合理用药追求的最高境界是药物在产生最大治疗效应的同时,减少或者避免不良反应的发生。因此,制订最优的给药方案:选择最合适的药物、以最合适的剂量和给药途径、在合适的时间给予最合适的患者,是临床合理用药的核心内容。

同样的给药方案,患者的反应各不相同,有些患者可以取得满意的疗效,有些患者无效,有些患者甚至出现毒性和不良反应。由于患者对药物的反应存在很大的个体差异,长期以来,人们不断地探索引起个体差异的原因,期望为个体化给药提供依据。在药物批准上市以后,需要知道不同的个体对药物反应不同的原因,阐明药物反应个体差异的机制(如生理病理因素、环境因素、遗传因素及药物相互作用等)可以为临床合理用药提供重要依据,也是个性化医疗(personalized medicine)或精准医疗(precision medicine)研究的重要内容之一。随着人们对生命现象认识的深入以及各种检测和诊断技术的飞速发展,越来越多的药物反应个体差异的原因得以阐明,为药物的合理使用提供了强有力的支撑。

药物给到人体后,其作用可分为两个过程:一个为药动学过程(pharmacokinetic process),该过程中药物的剂型、给药次数、给药途径等均与体内的浓度-时间密切相关;另一过程是药效学过程(pharmacodynamic process),该过程中作用部位的药物浓度与效应强度密切相关。只有清楚了解药物在体内的药效学和药动学这两个过程,以及影响这两个过程的因素,才可能设计给药方案以达到最佳的治疗目的。

引起药物反应个体差异的原因包括药效学和药动学两个方面。药效学主要根据药物产生药理效应的原理和机制来分析导致个体差异的原因,很多不良反应的发生与药物本身的作用特点密切相关,有些与不同的个体受体功能差异相关。药动学主要根据药物在机体内的吸收、分布、代谢和排泄过程来研究导致药物反应个体差异的原因。药动学原则往往适用于所有药物,某一药物的信息可以帮助预测另一药物的药动学行为。另外,药物的药动学知识可以帮助解释其作用方式,甚至偶尔还可挽救某些准备淘汰的药物或建立更适当的用药方案。最后,药动学知识可以帮助医师建立合理的个体化用药方案和预测用药方案改变后的可能后果。

因此,我们将集中从药动学的观点来讨论引起药物反应个体差异的原因,以及利用药动学的原理来制订临床合理用药方案。

第一节　临床药动学的定义

临床药理学(clinical pharmacology)是一门研究药物与人体之间相互作用及其规律的学科,也是一门联系实验药理学和药物治疗学的桥梁学科。临床药理学的研究内容包括药效学(pharmacodynamics)和药动学(pharmacokinetics)等方面;但不同的是,实验药理学的研究对象是动物,而临床药理学的研究对象是人。临床药理学是药理学研究的最后综合阶段,它运用药理学的理论和方法,研究人体对药物的处置过程(药动学),研究药物对人体的效应作用(药效学),阐明药物与人体之间相互作用的机制和规律。

药物进入体内时,其吸收速率大于消除速率,因此血药浓度及组织浓度上升,同时产生期待的治疗效应,也可能产生毒性反应。然后,药物的消除速率大于吸收速率,血药浓度及组织浓度下降,效应也随之降低。为了合理地给予药物,不仅必须了解药物吸收、分布、代谢和排泄的机制,还必须知道这些过程的动力学,这就是药动学;这些原则应用于患者的防治时则称为临床药动学(clinical pharmacokinetics)。临床药动学主要研究药物在人体内的吸收、分布、代谢和排泄等体内过程的动态规律及其影响因素,常运用数学图解或方程式来表达其规律。药物的治疗和毒性作用的强度常取决于药物对特殊受体结合的效应和作用部位的药物浓度,而后者与血药浓度相关,并取决于药物的体内过程和给药方案。因此,药动学的研究对指导新药设计、优选给药方案、改进药物剂型、提供疗效优异和毒副作用低的药物或制订合理的给药方案等都有十分重要的意义。

第二节　临床药动学与给药方案

　　给药方案(dosage regimen)包括药物的选择、给药途径的选择、给药剂量的选择及给药频率和时程的选择。制订给药方案需要结合药效学和药动学两方面的特点,主要的依据是受体学说,也就是说,药物的治疗反应和毒性强度是作用部位药物浓度的函数。因此,若药物浓度太低则不可能产生治疗效应,或浓度太高而产生难以接受的毒性作用。给药浓度要落在一个合理治疗的区域,该浓度区域常称为治疗窗(therapeutic window)。为了达到理想的治疗效果,必须选择适当的药物。这也要求医生除了必须准确地诊断疾病和掌握患者的临床特征以及足够的药理治疗知识外,还需要知道给药剂量、给药时程及给药频率对患者进行合理用药。要知道给药剂量,就要掌握药物的治疗和毒性反应强度。要知道给药频率,就必须了解服用一个剂量的药物后治疗效应能持续多长时间。而用药时程的长短,则需要考虑持续治疗的代价(如副作用、毒性反应和经济花费)。实际上,上述问题不可孤立分开,如提高单次剂量、减少用药次数带来的用药方便则可能被毒性反应发生率的增加所抵消。以往许多重要的治疗知识往往通过实践及失败经验的总结来获得。例如,先选择剂量和给药间隔、给药途径,仔细地记录患者的不良反应及毒性反应,然后调整给药方案直至平衡治疗效应和毒性反应。通过大量病例分析,才建立起合理的给药方案,尽管如此,仍有一些治疗方案会产生过度的毒性反应或无治疗作用。以上这种经验方法仍有许多问题有待解答。例如,为什么有些药物每6~8小时给药1次才有效,而有些药物仅需要1天1次?为什么有些药物必须静脉滴注?为什么有些药物肌内注射比口服更有效?另外,这种经验方式也不能通过一种给药方案去模拟建立另一种给药方案,这就是因为我们缺乏药物的全面药动学和药效学基础知识。为了弥补以上经验方法的缺陷及回答由此而带来的问题,有必要进一步探讨给药后的体内过程。体外和体内试验显示,药效的强度与作用部位的药物浓度密切相关。所以,为了达到治疗目的,必须在治疗期间维持作用部位适当的药物浓度。然而,很少在作用部位直接给药。许多药物通过口服给药,然后作用于心、脑、神经等。所以,药物必须从给药部位转运至作用部位,在此过程中药物也可分布至其他组织器官,包括重要的排泄器官肝和肾。具体部位的药物浓度很难直接测量，只能采用便于测量的血中药物浓度（血药浓度），血药浓度能够间接反映靶组织靶器官的浓度。

一、给药方案

合理给药方案的制订包括新药临床试验阶段的给药方案制订、上市药物给药方案的制订以及一些安全性比较小的药物针对患者的个体化给药方案的制订。

1. 新药给药方案的制订

Ⅰ期临床试验时，在人体耐受性试验中获得药物最大的安全剂量后，进一步研究该药的体内动力学，要求通过在治疗量范围内设 3 个剂量的单次用药获得的药动学参数，如峰浓度（C_{max}）、达峰时间（T_{max}）、消除速率常数（K）、半衰期（$t_{1/2}$）和清除率（Cl）等，从而为Ⅱ期临床试验制订试用的给药方案提供依据。

2. 上市药物给药方案的制订

新药经过Ⅰ、Ⅱ、Ⅲ期临床试验获得批准上市后，会根据其结果制订一个适合大多数人的给药方案（药品说明书中的用法用量）供医生和患者参考。在大多数情况下，这样的给药方案对大多数患者是适用的。

3. 个体化给药方案的制订

由于新药给药方案是基于少部分人群的药动学数据，是在将人群看作均一整体的情况下制订的。药品在上市以后，不同的个体对药物的反应不同，对于一些安全性小的药物来说，需要针对每一个个体制订个性化给药方案，因此必须阐明引起药物反应个体差异的机制（如生理病理因素、环境因素、遗传因素及药物相互作用等），才能进一步制订更加精准的给药方案。由于人们对生命现象和生命过程认识的局限性，研究药物反应个体差异的原因是一个渐进的过程，也是不断深入的永无止境的过程。近年来，各种技术手段的应用，为个体化给药提供了强有力的技术支撑。

二、药物相互作用

在临床上，为了提高药物疗效和降低药物毒副作用，往往需要多个药物联用。联合用药是常见的临床治疗方法，同样也带来一些新的问题。虽然每一种药物的效应可以预测，但联合用药的效应却具有不确定性，且不可预测。药物相互作用(drug interaction)指并用或者先后用两种以上药物时发生药效降低或毒性增加的现象。药物间的相互作用可分为 3 种:一是在体外两种以上药物配伍时,药物直接相互作用导致理化性质的改变,常称为配伍禁忌;二是在体内两药合用产生药效学(包括疗效和毒性)的协同和对抗;三是在体内两药药动学过程的相互干扰,使药物的吸收、分布、生物转化和排泄发生变化,使血药浓度过高或过低,从而引起疗效及毒性的变化。药物体内生物转化过程的相互作用是最常见和最重要的例子,由于对细胞色素 P450(CYP450)酶的深入研究,已知涉及 CYP1A2、CYP3A4、CYP2C 及 CYP2D6 的底物有 60 多种,其中属于 CYP3A4 底物的药物尤为常见,因此,当这些药物与 CYP 亚酶的诱导剂或抑制剂联用时,就会出现疗效降低或毒性增加的现象。例如,酮康唑虽然缺乏免疫抑制活性,但却能增加环孢霉素的作用。产生这种作用的原因主要是药动学的改变。有些药物可通过诱导或抑制药物代谢酶而加快或减慢药物消除,还有一些药物可能干扰另一些药物吸收。一个药物的药动学的改变可以随相互作用药物的血药浓度和作用时间而变化。只要给予足够的剂量,几乎任何药物都可能与其他药物相互作用,只是程度不同而已。掌握相互作用的原理有助于更合理地联合用药。

三、治疗药物监测

一个理想的治疗方案可以维持药物的血浆浓度在治疗窗口之中。对许多药物来说,可以先给予一首剂剂量使浓度达到治疗窗口,然后通过不断地补充体内消除的药物来维持这一浓度以达到治疗目的。一个最通用和方便的维持方法是在一定的时间间隔给予适当的剂量。每次给药后总有一部分药物残留于体内,因而药物不断蓄积,直至在一个给药间隔内药物的消除量等于药物的补充量为止,此时达到一个齿状的稳态浓度。理想的给药方案是稳态血药浓度落在治疗窗之内,这样可以使药物发挥最大疗效而又避免或者减少毒副反应的发生。例如,治疗窗口窄的抗癫痫药苯妥英钠,其稳态血药浓度在患者人群中个体差异很大。该药治疗窗口为 7~20 mg/L,若超过 20 mg/L,则发生毒性反应的频率及程度将大大增加。药动学因素是个体差异的主要原因。解决这个问题的方法是调整剂量直至达到适当的疗效。但是,仅仅靠控制剂量来达到治疗目标往往是非常困难的,传统的药物选择和治疗主要依靠疗效的观察,只有掌握了血药浓度和药动学参数,才能比较容易地达到治疗的目的。

四、药物基因组学

药物的遗传因素一直引人关注。随着人类基因组计划的完成,研究药物基因型与药物反应的关系成为个体化给药领域的热点。遗传药理学/药物基因组学主要研究个体药物基因差异对药物反应的影响。基因突变使其下游的蛋白分子(酶、转运体、受体等)表达变化或者活性改变,导致功能变化从而使药物在体内的疗效发生改变。这种改变可表现在药效学和药动学两方面。早期的研究成果主要反映与药物体内过程相关的药物代谢酶和转运体的基因多态性(polymorphism)以及与疗效和毒性相关的受体或靶标的基因多态性。通常,这些引起药物疗效改变的分子称为生物标志物(biomarker),临床上可以通过检测这些生物标志物来指导个体化用药。近年来,多种组学研究如表观遗传学(如基因修饰、核受体调控、小分子 RNA)、转录组学、代谢组学等的研究发现了很多其他因素也可以影响药物的疗效。

五、新药研发

新药的研发可来自药效学的筛选结果,也可以通过药动学和生物制剂研究发展新药。

1. 发展新药

通过药动学的研究可以了解药物的吸收、分布、代谢和排泄过程,发现药物存在疗效低或产生不良反应的因素,从而选择出优良的新药。例如,有些药物口服生物利用度低,可以通过结构修饰等方法提高其口服生物利用度。因此,提高药品的生物利用度是发展新药的重要途径。另外,改变药物体内代谢环节,提高疗效或减少不良反应是发展新药的另一途径。例如,第二代抗组胺药特非那定在肝代谢后的活性代谢物非索非那定的药效比原药强,且心脏毒性明显降低,因而成为新的抗组胺药;β-内酰胺类抗菌药物与 β-内酰胺酶抑制剂联合应用可以提高疗效、降低毒性。通过药动学研究寻找疗效高、不良反应轻的新药的例子极多,受到制药企业的重视。

2. 研制新剂型

研制新的药品剂型的目的,不仅是使新药品剂型具有色、香、味等利于服食的特点,更重要的是根据临床用药的需要而设计其释药特点。例如,分散片、咀嚼片、混悬剂等速释制剂,可迅速使药物释出,通过胃肠道吸收而发挥疗效,这些制剂通常可在服药后快速达峰浓度,起效快,退热止痛药的速释制剂就是例子。但对于治疗慢性疾病的药物来说则相反,缓(控)释制剂更为合适,因为缓(控)释制剂可以减少用药次数,增加患者依从性,保证疗效,同时还可能降低因药物峰浓度过高而产生的不良反应,如今,缓(控)释制剂是深受医生和患者欢迎的药品。不同释药特点制剂的研制都是以药动学参数稳态血药浓度和生物利用度为依据的。此外,生物利用度研究还可以作为衡量药品和制剂的质量标准,也是药品临床研究的一种重要途径。

上文已经介绍了药动学原则对药物治疗的应用意义。为了达到理想的治疗效果制订合理给药方案,药效学及药动学两方面的知识都是必要的。而本书主要侧重介绍和强调药动学方法,从动力学基本概念开始,延伸到相关主题知识的介绍。药物基因组学和其他组学的发展作为精准医学计划的核心内容之一的发展非常迅速,新的生物标志物不断被发现。药物检测技术的进步可以使药物的检测灵敏度大大提高,微量和痕量药物浓度的检测成为可能。传统的治疗药物监测结合多组学的方法,可以将患者分为若干个亚群,建立各个亚群的治疗窗,有利于更加精准合理地制订个体化给药方案。这些成果的临床应用还需要做大量的普及工作,我们需要不断地更新知识以及不断地将最新研究成果转化、推广普及,使临床用药更加合理,更加造福于人民的生命健康。

(黄　民)

参考文献

HARTMUT D, STEPHAN S, 2019. Rowland and Tozer's Clinical Pharmacokinetics and Pharmacodynamics. 5rd Edition. Philadelphia: Lippincott Williams & Wilkins.

HOCK F J, GRALINSKI M R, 2020. Drug Discovery and Evaluation: Methods in Clinical Pharmacology. 2rd Edition. Berlin: Springer.

MCKAY G A, WALTERS M R, RITCHIE N D, 2020. Clinical Pharmacology and Therapeutics. 10th Edition. New Jersey: Wiley.

药物的体内过程及影响因素

第一节　药物转运机制及转运体

药物的吸收、分布、代谢和排泄过程是一个动态的过程,是药动学的中心内容,而药物的转运直接参与了这些药动学行为,影响药物的疗效、体内清除及毒副作用的产生。药物的转运过程大体分为跨细胞转运和细胞旁转运两种。其中,药物穿过细胞膜的跨细胞转运,即药物跨膜转运,是最常见的转运路径,按照驱动力与转运机制可分为被动转运、主动转运与膜动转运。有些药物极性极强,无法通过细胞的脂质膜,因此需要通过细胞间的细胞旁路径转运。不同药物采取的转运方式不尽相同,有时同一种药物在不同组织部位的转运方式也不一样。特定药物的具体跨膜转运的方式由药物本身性质、药物吸收部位的生理病理特征等决定,可能为单一转运机制,也可能通过多种转运方式来完成跨膜过程。大部分药物主要以被动扩散的转运机制被机体吸收,部分药物存在主动转运机制。

一、被动转运

药物的被动转运指药物根据细胞膜两侧的浓度差,从高浓度的一侧向低浓度的对侧扩散,又称顺梯度转运,包括简单扩散与转运体介导的易化扩散。扩散为药物通过生物膜的一种方式,是分子顺浓度梯度移动的自然趋势,移动的能量来自分子的动能,因而系统没有消耗能量,又称被动扩散。

被动扩散跨膜速度主要由药物本身性质决定的通透性及生物膜特性决定。其中,药物的分子大小、脂溶性和电荷(或电离度)会影响药物的通透性,限制药物通过特定的生物膜。这三种药物分子性质及生物膜和膜两侧的环境共同影响药物通过生物膜的转运速度。细胞膜空间结构决定了药物分子的大小可能阻碍药物的转运。对一些膜来说,水溶性药物不能直接通过细胞,而需要从细胞间的细胞旁狭窄通道穿过,此时药物分子的大小则是转运的主要决定因素。药物的脂溶性也是重要影响因素。分子亲脂性越强则通透性越强,脂溶性小的非电离药物易于跨细胞膜转运。分子的电荷则是第三种限制药物跨膜转运的因素,不同类型的生物膜对带电荷分子的阻碍有较大的差异。血脑屏障指毛细血管内皮细胞间非常紧密地连接和包围毛细血管的神经胶质形成的血浆与脑细胞之间的屏障及由脉络丛形成的血浆与脑脊液之间的屏障,能够阻止极性较强的物质由血液进入脑组织。分子量大且亲水的药物跨膜转运慢,如果分子带电荷则会更慢。在生理 pH 下,有些药物只是部分电离,因此电离度也影响跨膜转运。因此,分子大小、脂溶性和电荷是决定药物跨膜转运的关键因素,而生物膜的特性同样也是重要因素。不同组织的生物膜特性有所区别,有些生物膜对分子量大的药物都有很高的通透性。通透性的另一个决定因素是生物膜的厚度,即一个分子迁移到毛细血管的距离,距离越短则通透性越强。

(一)简单扩散

简单扩散的转运方式包括跨膜的溶解扩散以及通过膜上水通道蛋白转运的限制扩散。大多数药物通过这种方式转运,为顺浓度梯度转运,即药物从高浓度的膜一侧向低浓度的一侧转运,药物被动扩散的速度与膜两侧药物的浓度差成正比,当膜两侧药物浓度相等时,达到动态平衡。被动扩散既不消耗能量,也无竞争性抑制作用,膜对转运的药物量既无饱和现象也无选择性,转运速度只与药物脂溶性的大小及通透性有关,而药物的脂溶性常取决于其离子化的程度。生物膜两侧的 pH 大小和药物的 pKa 决定了药物的离子化程度,也往往会改变药物的转运方向。大部分药物为有机酸或有机碱,一般只有非离子型的药物才能跨膜转运,浓度差也仅对非离子型药物而言,这类药物的吸收不受 pH 的影响。大多数的药物对于人体来说是外源性物质,相对分子质量通常为 250~500,且具有一定的脂溶性,因此大多数药物的跨膜转运机制是简单扩散中的溶解扩散。

（二）易化扩散

亲水性或非脂溶性物质如氨基酸、糖和金属离子等，可以借助细胞膜上的膜蛋白，顺浓度梯度或电位梯度跨膜转运，这种转运方式称为易化扩散（facilitated diffusion）或促进扩散。易化扩散属于特殊的转运方式，转运过程需要载体（膜蛋白）介导，且存在饱和性，能被该载体的其他竞争性底物所抑制，但转运过程不需要能量。

易化扩散通过细胞膜上的特殊蛋白质介导转运，其转运方式主要有两种：经载体介导转运或经通道介导转运。具有重要生理功能的许多营养物质（如葡萄糖、氨基酸、核苷酸等）都是以经载体介导的易化扩散的方式进行跨膜转运，又称载体转运；而经离子通道介导的易化扩散指一些带电荷的离子物质（如钠离子、钾离子、钙离子、氯离子等）由通道蛋白介导，顺着浓度梯度或电位梯度进行跨膜转运，该过程又称通道转运。一般来说，易化扩散不是药物的主要跨膜转运机制。

二、膜动转运

真核细胞可利用细胞膜的流动特性来进行物质的膜转运，即为膜动转运。其中向内摄入的转运为入胞作用，摄入固体颗粒时称为吞噬，而摄取液体物质时称为胞饮（pinocytosis）。一些液态蛋白质或多肽等大分子物质，可通过生物膜的内陷吞噬进入胞内吸收，如脑垂体后叶粉剂可通过鼻黏膜给药吸收。胞饮属于特殊转运，它是机体转运大分子化合物如多肽和蛋白质的方式之一，但对一般药物的吸收意义不大。向外释放的转运则是出胞作用，又称为胞吐（exocytosis）。某些液态大分子物质可以从细胞内通过胞吐转运到细胞外，如腺体分泌及递质释放。

三、主动转运

主动转运是经转运体介导的跨膜转运，指药物经由细胞膜中特异性蛋白载体（转运体）的帮助，逆浓度或电位梯度，由低浓度或低电位的一侧向较高侧转运的过程。主动转运需要消耗能量，因此代谢抑制剂或低温环境均可通过抑制细胞内的代谢而降低转运活性。药物的转运过程经转运体介导，而转运体的转运能力有一定的限度，因此转运过程存在饱和现象，两个药物若经由同一载体转运则可能出现竞争性抑制。同时，转运过程具有方向性，如上皮细胞顶侧的一些转运体可以将已经转运进入细胞内的物质外排至肠腔中,从而降低了物质在细胞内的浓度。临床上,当转运体的功能受到抑制时,有可能引起药物的相互作用。

转运体广泛分布于体内各组织器官(如小肠、肝、肾)及生理屏障(如血脑屏障、胎盘屏障)中,不仅具有识别生理或内源性底物的功能,还能识别包括药物在内的很多外源性物质。与药物在体内过程有关的转运体主要可分为两类(图2-1):ABC转运体、SLC转运体。ABC转运体均属于外排型转运体,因含有一个三磷酸腺苷(adenosine-5′-triphosphate,ATP)结合盒而得名,可以利用水解ATP产生的能量对物质进行跨膜转运。研究较为深入的ABC转运体主要包括P-糖蛋白(P-glycoprotein,P-gp)、乳腺癌耐药蛋白(breast cancer resistance protein,BCRP)、多药耐药相关蛋白(multidrug resistance associated proteins,MRP)等。SLC转运体是体内最大的转运体家族,大多属于摄入型转运体,负责将内源性或外源性底物转运至细胞内,主要包括有机阳离子转运体(organic cation transporter,OCT)、有机阴离子转运体(organic anion transporter,OAT)、有机阴离子转运多肽(organic anion transporting polypeptide,OATP)、寡肽转运体(oligo peptide transporter,PEPT)、钠依赖性继发性主动转运体(sodium dependent secondary active transporter,SGLT)、钠非依赖性易化扩散转运体(sodium-independent facilitated diffusion transporters,GLUT)和单羧酸转运

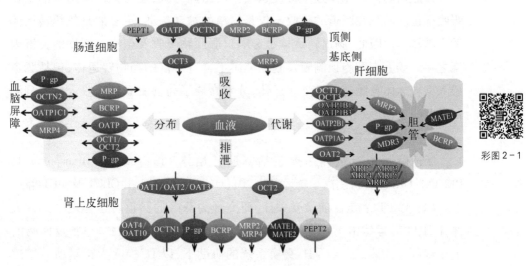

图2-1　药物体内过程主要转运体

彩图2-1

体(monocarboxylate transporter, MCT)等,而只有多药及毒性化合物外排转运体(multiple and toxin extrusion proteins, MATE)介导物质的外排转运。

主动转运按照利用能量的方式可以分为原发性主动转运和继发性主动转运。原发性主动转运是一种直接利用 ATP 释放的能量来转运物质的转运方式。通常外排型药物转运体,即 ABC 转运蛋白介导的外排转运都属于原发性主动转运。继发性主动转运又称协同转运,是一类靠间接能量的主动转运方式,其能量不是来源于 ATP 的分解,而是由主动转运其他物质时造成的高势能提供。即物质跨膜转运所需的能量来自离子在膜两侧的浓度梯度差,主要由钠钾泵或质子泵提供。通常摄入型药物转运体,即 SLC 转运体介导的摄入转运属于继发性主动转运。几乎所有的机体器官均存在多种与转运药物及内源性物质相关的转运体。这些药物转运体在各种组织的特定细胞膜上表达,可以影响药物的吸收、分布和消除以及药物在靶部位的分布程度,因此在药动学行为中十分重要,是决定药物有效性和安全性的关键因素。临床上有许多常见的转运体,了解转运体的底物及抑制剂对掌握药物相互作用有非常重要的临床意义。

四、转运体在药物体内过程中的作用

(一)转运体对药物吸收的影响

口服给药是临床实践中方便且安全的给药方式,肠道是口服给药的主要吸收部位。药物在肠道的吸收不仅是简单的被动扩散,更多的是依赖转运体的主动转运。因此,肠道转运体是影响口服药物吸收及生物利用度的关键因素之一。肠上皮细胞顶侧膜及基底侧膜上含有丰富的药物转运体,包括肠道摄入型转运体及肠道外排型转运体,分别介导了药物由肠道吸收入血及分泌回肠腔的过程。

1. 肠道摄入型转运体

肠道摄入型转运体主要包括寡肽转运体 1(oligopeptide transporter 1, PEPT1)、OCT1、有机阴离子转运多肽 2B1(OATP2B1)、SGLT、GLUT 及 MCT 等。

(1)PEPT1:是目前最受关注、研究最为深入的肠道转运体之一。在人体,PEPT1 转运体由 *SLC15A1* 基因编码,主要表达于十二指肠、空肠及回肠的上皮细胞顶侧膜,在 Na^+/H^+ 交换系统的协助下,以 H^+ 梯度为跨膜动力逆浓度梯度转运二肽、三肽及肽类似物。临床上常见经 PEPT1 转运的药物包括

β-内酰胺类抗生素、血管紧张素转化酶抑制剂（angiotensin converting enzyme inhibitor，ACEI）及抗肿瘤药物等。

PEPT1 是低亲和力、高转运能力的转运蛋白，主要在肠道表达，在口服药物吸收过程中扮演重要角色。因此，以 PEPT1 为靶点，将生物利用度低的口服药物进行结构修饰，使其在肠道的吸收增加，是一种极具临床意义的药物研发策略。口服抗病毒药物阿昔洛韦改造为 PEPT1 的底物伐昔洛韦（阿昔洛韦的前药）后，肠道吸收增加，显著提高了其生物利用度；阿糖胞苷的 5′-缬氨酸酯前体药物也通过升高与 PEPT1 的亲和力而使渗透性增加，其进入细胞后即可迅速脱酯转化，发挥药理作用。此外，PEPT1 还介导了多种药物的肠道相互作用，如 β-内酰胺类抗生素头孢氨苄与 ACEI 类药物喹那普利联用会竞争小肠上皮细胞的 PEPT1 转运，使头孢氨苄吸收减少，吸收速率常数及血药浓度-时间曲线下面积均降低 30%，有因药物相互作用降低疗效的风险，因此临床上不宜口服联用。

（2）OCT1：OCT 包括 OCT1、OCT2 及 OCT3。OCT2 主要表达于肾脏，而肠道的基底侧膜有 OCT1 和 OCT3 的表达。OCT1 在阳离子药物的小肠吸收中发挥了重要作用，经典底物包括四乙胺、N-甲基烟酰胺、维生素 B_1 等。

2. 肠道外排型转运体

肠道外排型转运体主要包括 P-gp、MRP 及 BCRP，它们表达于肠上皮细胞顶侧膜，介导了药物从细胞内外排至肠腔的过程，通常与阻止药物及有害物质或代谢物吸收入血有关。

（1）P-gp：是肠道最具代表性、研究最为深入的外排转运体，由 *ABCB1* 基因编码，广泛分布于肠、肝、肾、血脑屏障及胎盘屏障中。与 PEPT1 转运方向相反，肠道 P-gp 将药物泵出细胞，外排至肠腔中，构成了药物进入机体的生理屏障，同时也限制了药物的吸收，是口服药物生物利用度低的主要原因之一。

P-gp 的经典底物包括疏水性化合物、免疫抑制剂和抗肿瘤药物等；临床常见的抑制剂包括维拉帕米、环孢素、利托那韦、红霉素、酮康唑等；利福平是 P-gp 主要诱导剂，可显著增强其外排活性。地高辛是临床上最常见经 P-gp 转运的药物之一，治疗指数低，与上述 P-gp 抑制剂口服合用时血药浓度升高，易引发地高辛中毒。口服给药时，利福平能诱导胃肠道 P-gp 的活性，使地高辛外排增加，吸收减少，血药浓度显著下降；而静脉给药时，利福平对地高辛血药浓度没有明显影响,提示两药是基于胃肠道 P-gp 发生了药物相互作用。葡萄柚汁部分成分可以抑制 P-gp 活性,因此在与 P-gp 底物洛伐他汀同服时,会抑制胃肠道洛伐他汀的外排,导致其吸收增加,血药浓度升高。由于 P-gp 具有广泛的底物、抑制剂及诱导剂,临床观察到的药物相互作用时常与 P-gp 有关,在药物联用中关注 P-gp 的作用尤为重要。

(2)MRP:是 ABC 转运体中重要的成员之一,主要分布于胆管、肾小管、肝及肠道上皮细胞。肠道中表达的 MRP 主要包括 MRP1、MRP2 及 MRP3。与 P-gp 相同,由 *ABCC2* 基因编码的 MRP2 表达于肠上皮细胞顶侧膜,介导药物的外排作用。在肠道对药物的吸收过程中,MRP2 的屏障作用显著弱于 P-gp,主要在肿瘤多药耐药发展中发挥重要作用。MRP1、MRP3 在肠道主要表达于基底膜侧,其中 MRP1 主要将细胞内的药物泵至细胞外,降低药物生物利用度,而 MRP3 则主要将细胞内化合物从细胞外排至血中,发挥细胞保护作用。MRP3 广泛分布于肠道远端,能识别各种胆酸盐,可能参与了胆酸盐的肠道重吸收,在胆酸盐的肝肠循环中起作用。

(3)BCRP:因仅有一个 ATP 结合域和一个跨膜区,BCRP 是 ABC 转运体中唯一的半转运体,广泛分布于小肠、肾、胎盘等组织器官及血脑屏障中,由 *ABCG2* 基因编码。肠道 BCRP 与 P-gp 均表达于肠上皮细胞顶侧膜,底物特异性也有所重叠,介导多种抗肿瘤药物的转运,如米托蒽醌、多柔比星、甲氨蝶呤、柔红霉素等,同时还参与了多种肿瘤药物多药耐药机制。环丙沙星、诺氟沙星、氧氟沙星、头孢哌酮等也是 BCRP 的底物。

(二)转运体对药物体内分布的影响

转运体参与了多数药物跨越毛细血管膜向组织器官分布的过程,在药物体内分布过程中发挥了重要作用。提高药物与摄入型转运体的亲和力,或抑制外排转运体的活性,可增加药物在靶器官的分布。

1. 血脑屏障与外排转运体

ABC 转运体广泛表达于生理性血-组织屏障中,如血脑屏障、胎盘屏障、血眼屏障等,承担着保护敏感组织免受毒性化合物伤害及维持内环境稳定的作用。脑毛细血管和脉络膜丛内皮细胞的 ABC 转运体和 SLC 转运体表达水平较高,联合构建血脑屏障。血脑屏障中的 ABC 转运蛋白主要包括 P-gp、BCRP 及 MRP,可将药物排出中枢神经系统;SLC 转运蛋白主要有 OATP、

OAT、OCT 及 PEPT,可促进药物进入中枢神经系统。因此,脂溶性差或为外排转运体底物的药物可能不易透过血脑屏障,脑内分布少。当同服的两种药物为同一转运体的底物或诱导/抑制剂时,这种生理性屏障的保护作用可能会被破坏,造成严重的药物相互作用。例如,止泻药洛哌丁胺具有呼吸抑制作用,但由于大部分药物被血脑屏障上的 P-gp 转运体外排,单独给药时进入中枢神经系统的药物量较少,不会发生明显的中枢神经系统不良反应。但当其与 P-gp 抑制剂奎尼丁同服时,血脑屏障中的 P-gp 活性被显著抑制,致使洛哌丁胺进入中枢神经系统药量显著增加,可能出现严重的呼吸抑制现象。值得注意的是,洛哌丁胺血药浓度监测与呼吸抑制现象发生之间存在时间延迟,即血药浓度的升高迟于中枢神经系统不良反应的发生。因此,仅靠血药浓度监测判断药物不良反应的发生可能不够全面,临床应准确掌握药物转运体在药物相互作用中的关键作用,为安全合理用药提供保障。

此外,血脑屏障中外排转运体的表达还会受到某些病理状态的影响。例如,肝损伤可能会下调血脑屏障中 P-gp、BCRP 转运体的表达;糖尿病可能会导致血脑屏障中 P-gp、BCRP 表达量的下调,改变内源性物质或药物的中枢透过性,可导致底物的中枢神经系统活性或毒性发生变化,从而引发糖尿病脑病等并发症。

2. OATP

OATP 广泛存在于各组织器官(如肝、肠道)及血脑屏障等。肝脏中的 OATP 主要包括 OATP1B1(*SLCO1B1* 基因编码)、OATP1B3(*SLCO1B3* 基因编码)及 OATP2B1(*SLCO2B1* 基因编码),主要表达于肝细胞血窦面,介导多种内源性、外源性底物由血液向肝细胞内转运,在药物的肝脏分布过程中发挥重要作用。临床常见底物药物包括强心苷药物、β-羟[基]-β-甲戊二酸单酰辅酶 A(β-hydroxy-β-methylglutaryl-CoA,HMG-CoA)还原酶抑制剂、ACEI 等。

OATP 介导药物由血液进入肝后发生代谢的分布过程,因此对药物体内过程的影响与药物的消除有关。他汀类降血脂药物阿托伐他汀、辛伐他汀及西立伐他汀等为 OATP 的经典底物,OATP 将其转运至肝细胞后被肝药酶代谢,完成进一步的消除过程。如果 OATP 介导的肝细胞摄取过程受到抑制,则经其转运的药物在体循环中的浓度将会升高,进而可能发生药物不良反应。例如,临床曾将贝特类降血脂药物吉非贝齐与西立伐他汀联用,由于吉非贝齐与西立伐他汀同属 OATP 转运体的底物,两药联用时西立伐他汀的肝摄取量减少,同时吉非贝齐还会抑制 CYP2C8 对西立伐他汀的代谢,从而造成西立伐他汀消除过程的二次抑制,使西立伐他汀在体内的血药浓度-时间曲线下面积增加了 6 倍,从而引起严重的横纹肌溶解,最终导致西立伐他汀在全球停止销售。

（三）转运体对排泄的影响

多种转运体协同调节药物的肾排泄。药物的肾小球滤过属于超滤作用,该过程没有转运体参与;肾小管的主动分泌及重吸收则由多种转运体共同介导,包括摄入型转运体及外排型转运体。相关转运体功能的抑制将影响药物的排泄,造成药物的肾蓄积或血药浓度升高,从而引发不良反应。

1. 肾小管主动分泌

肾小管主动分泌过程主要由肾小管上皮细胞基底侧（血液侧）的摄入型转运体将药物摄取进入细胞内,再由刷状缘侧（管腔侧）的外排转运体将其泵出细胞外排至管腔中。此过程涉及的转运体主要包括摄入型转运体 OAT、OCT,以及外排型转运体 P-gp、BCRP、MRP 和 MATE。肾中约有 63% 的药物是以解离型存在的,因此转运有机离子的相关转运体在肾脏药物转运过程中发挥了重要作用。

（1）OAT:肾脏表达的 OAT 主要包括 OAT1、OAT2、OAT3、OAT4 和 OAT5,其中 OAT1 及 OAT3 分布于近端小管上皮细胞基底侧膜,分别由 *SLC22A6* 基因及 *SLC22A8* 基因编码,介导肾小管上皮细胞有机阴离子药物的主动分泌,将血液中的药物摄取进入细胞,常见底物包括甲氨蝶呤、阿昔洛韦、丙磺舒、β-内酰胺类抗生素及非甾体抗炎药等。肾排泄过程中发生的药物相互作用常常由 OAT1、OAT3 转运体介导,如哌拉西林和他唑巴坦均为这两个转运体的底物,联用时竞争主动分泌过程,但由于哌拉西林与转运体的亲和力更强,导致他唑巴坦经肾排泄减少,血药浓度-时间曲线下面积显著升高,总体清除率及尿清除率均降低。同样,丙磺舒可以通过竞争性抑制 OAT 来抑制青霉素的肾小管主动分泌,从而增加其血药浓度,增强疗效,延长作用时间。此外,OAT1 及 OAT3 还与碳青霉烯类抗生素的肾毒性有关,西司他丁可以抑制肾脱氢肽酶及 OAT1、OAT3,缓解亚胺培南的肾蓄积,降低肾毒性。

（2）OCT:主要包括 OCT1、OCT2 及 OCT3,分别由 *SLC22A1* 基因、*SLC22A2* 基因、*SLC22A3* 基因编码。OCT2 在肾的表达量要显著高于 OCT1、OCT3 及其他肾转运体,是主要分布于肾的转运体。OCT2 表达于肾小管的上皮细胞基底侧膜,参与有机阳离子药物的主动分泌过程。OCT1 和 OCT3 在肾的分布较少,OCT1 主要分布在肝,OCT3 主要分布于骨骼肌、心脏等组织器官中。OCT 转运体在有机阳离子药物的肾排泄过程中发挥了重要的作用,如二甲双胍的肾排泄过程就是由 OCT2 介导的。OCT2 将二甲双胍由血液摄取进入肾小管上皮细胞内,再由相关转运体分泌至管腔中,同时服用 OCT2 抑制剂兰索拉唑后,可抑制二甲双胍的肾排泄,导致其体内血药浓度-时间曲线下面积及 C_{max} 增大,半衰期延长。经 OCT2 转运的药物还包括顺铂、西咪替丁、维拉帕米等。

(3) MATE:是主要表达于肾和肝的一种外排型转运体,由 *SLC22A* 亚家族基因编码。肾中的 MTAE 转运体高表达于肾小管上皮细胞刷状缘侧,以 H^+ 或 Na^+ 的跨膜电势差为驱动力将细胞内的化合物外排至管腔中,常与 OAT 或 OCT 联合介导药物或毒性化合物的肾小管主动分泌过程,在药物排泄及解毒过程中发挥重要作用。肾中的 MATE 转运体主要包括 MATE1 及人肾特异性转运体 MATE2－K,两者在功能上有所差异,但在底物特异性上具有一定的重叠。二甲双胍是 MATE1 及 MATE2－K 的底物,MATE1、MATE2－K 与 OCT2 联合介导了二甲双胍的肾排泄,而 MATE 抑制剂乙胺嘧啶可显著降低二甲双胍的肾排泄。此外,OCT2 与 MATE 可能参与了顺铂的肾损伤毒性机制,OCT2 的表达下调能部分缓解顺铂所致的肾损伤,而 MATE 抑制剂会显著加剧这种肾毒性。此外,MATE 还与 OAT1、OAT3 转运体共同参与了头孢氨苄的肾排泄。

(4) P－gp、BCRP 及 MRP:是 3 种主要参与肾排泄的 ABC 转运体,主要分布于肾小管上皮细胞顶侧膜,参与某些内源性毒素或药物及代谢物的肾排泄。MRP1 最初发现于人多药耐药细胞系中,后续发现其在许多组织器官中都有表达,在肾主要介导了葡萄糖苷酸、硫酸盐及谷胱甘肽结合物的 ATP 依赖性转运。MRP2 及 MRP4 主要表达在顶侧膜,MRP2 参与了 β-内酰胺类抗生素的外排过程。MRP3 及 MRP5 主要表达于基底膜侧,MRP3 能介导阴离子葡萄糖苷酸、谷胱甘肽结合物及某些药物如甲氨蝶呤的转运,MRP5 参与介导谷胱甘肽的转运。

2. 肾小管重吸收相关转运体

参与肾小管的重吸收过程的转运体主要包括位于刷状缘侧的摄入型转运体,如 PEPT1、PEPT2、OCTN1、OCTN2 等。

(1) PEPT2:与 PEPT1 不同,PEPT2 主要表达于肾脏,在小肠中表达量极低,属于高亲和力低容量的转运体。PEPT2 在肾脏主要分布于近曲小管 S3 段上皮细胞的刷状缘侧,介导药物重吸收过程。PEPT2 经典底物包括 β -内酰胺类抗生素、抗肝炎药物等,参与包括头孢氨苄、头孢羟氨苄、头孢克洛、头孢拉定在内的多种头孢类药物的重吸收过程。临床用药时应注意,当同为 PEPT2 底物的药物合用时,它们的重吸收可能会减少,从而引起药代动力学变化致使疗效降低。

（2）OCTN：新型有机阴离子转运体 OCTN1、OCTN2 也称为肉碱/有机阳离子转运体,在人体内多数组织、器官中均可检测到两种转运体 mRNA 的表达。在肾脏,其主要表达于肾小管上皮细胞的刷状缘侧。OCTN1 对物质的转运呈膜电位敏感性及 pH 相关性,其经典特异性底物麦角硫因是一种生理条件下稳定的抗氧化剂,多数动植物无法自身合成,依赖食物获取,并依靠 OCTN1 转运。因此,OCTN1 可能与多种慢性炎症、神经退行性疾病密切相关。OCTN2 以 Na^+ 相关方式介导药物转运,对肉碱有较高亲和力,介导了肉碱肾脏的重吸收过程。此外,OCTN2 还可能在肉碱衍生物的转运中发挥作用,与神经递质合成相关。临床上常见的 OCTN1、OCTN2 底物药物包括奎尼丁、维拉帕米、奥沙利铂、加巴喷丁等。

3. 胆汁排泄相关转运体

除了肾介导的排泄外,转运体还参与了药物的胆汁排泄过程。分布于肝细胞胆小管侧的外排型转运体介导了多种药物及代谢物的胆汁排泄过程,主要包括 P‐gp、BCRP、MRP2、MATE1。常见由 P‐gp 介导的胆汁排泄的药物有盐酸伊立替康、格帕沙星等。

五、转运体研究进展

随着研究的不断深入,转运体在临床诊疗及新药研发中的意义逐渐被揭示。基因工程学、计算机分子模拟技术的发展,为体外预测评估转运体介导的药物相互作用、优化转运体相关药物的研发提供了可能。转运体相关研究正从基础转向临床,为提高临床药物疗效提供了更有价值的参考。

（一）转运体在肾毒性中的作用

肾脏在维持机体内环境平衡、清除有毒外源性物质或代谢物方面起着重要的作用。肾脏转运体参与了多种药物的肾脏分布及清除,与药物的肾脏毒性密切相关,转运体相关肾毒性机制也逐渐被揭示。

马兜铃酸是一种引发中药肾毒性的主要成分。自 20 世纪 90 年代被鉴定后,研究人员对其肾毒性机制进行了广泛研究。OAT1、OAT3 将具有肾毒性的主要化合物马兜铃酸 I 转运入肾小管上皮细胞内,随后在细胞内产生毒性。此外,研究发现抗肿瘤化疗药物顺铂的肾毒性也与转运体相关。OCT2 及 MATE1 则参与了顺铂在肾小管的摄取及主动分泌,因此服用高特异性的 OCT2 抑制剂可能对缓解顺铂所致的急性肾损伤有所帮助。同时,转运体对肾脏也有保护作用。西司他丁可以通过抑制肾脏 OAT 来缓解亚胺培南的肾损伤,其对非甾体抗炎药双氯芬酸所致的肾损伤也表现出明显的保护作用。后续研究通过对 50 余种中药化合物进行 OAT 活性抑制的筛选,发现天然黄酮类化合物芹菜素可显著减少亚胺培南的肾脏蓄积,产生肾脏保护作用。这些研究有助于设计基于转运体的肾损伤保护药物。

（二）转运体与临床合理用药

转运体研究对预测药物不良反应、制订合理给药方案也具有临床意义。例如,抗癫痫药物丙戊酸钠的药效存在较大的个体差异,研究发现 *ABCC2* 基因（MRP2 转运体的编码基因）多态性显著影响丙戊酸钠的药物浓度,与癫痫患者治疗效果相关。此外,接受抗肿瘤药物伊马替尼治疗的患者 *SLC22A1* 基因（OCT1 转运体的编码基因）、*SLC22A5* 基因（OCTN2 转运体的编码基因）及 *ABCB1* 基因（P－gp 转运体的编码基因）多态性均可能影响伊马替尼不良反应的发生。因此,转运体基因多态性的研究有助于优化临床治疗方案。

（三）转运体与多药耐药

多药耐药（multiple drug resistance，MDR）是导致临床化疗失败的主要原因之一。肿瘤细胞产生抗药性的机制较为复杂,包括药物失活、靶点改变、药物细胞内摄取量减少或外排量增加、凋亡周期调节异常等。ABC 转运体介导的外排是经典的多药耐药机制,P－gp、BCRP 过表达与肿瘤耐药密切相关,因此,抑制外排转运体而克服多药耐药成为开发提高化疗效药物的新策略,但此类药物的研发目前尚未取得良好成效。第一代抑制剂主要针对 P－gp 活性,包括维拉帕米、环孢素、奎宁等。由于这些抑制剂需要在较高剂量下才能在肿瘤细胞内达到抑制效果,高剂量带来的药物不良反应限制了其临床应用。

后续开发的二代抑制剂由于药物相互作用、体内毒性强等问题仍未能达到预期的效果。第三代抑制剂则克服了第一代、第二代抑制剂出现的主要问题,具有抑制活性强、特异性高、药物相互作用小等优势,具有代表性的第三代 P – gp 抑制剂包括 XR – 9576、LY – 335979 等。XR – 9576 在前期临床研究中已经被评定为可有效地抑制体内 P – gp 活性,但Ⅲ期临床试验发现其与抗肿瘤药物联用会产生骨髓毒性,其研发仍以失败告终。目前开发的 ABC 转运体抑制剂虽然无法完全逆转肿瘤细胞多药耐药,但可在某种程度上提高药物的渗透性,提高其生物利用度。除人工合成的 P – gp 抑制剂外,许多临床前研究表明,天然化合物对增强肿瘤细胞的药物摄取、克服耐药现象具有药理优势。天然化合物通常细胞毒性低,生物利用度高。从中药中提取分离的黄酮类化合物、二苯乙烯等多酚类化合物在体外表现出逆转肿瘤细胞多药耐药的药理作用,因此应用高通量表型筛选和识别,开发天然中药化合物可能成为后续克服抗肿瘤药物多药耐药的新手段。

六、转运体与临床前药物成药性评价

新药研发是一项多学科交叉应用的庞大工程系统,主要包括活性成分的筛选、先导化合物的优化、候选药物的发现与确证、临床前研究和临床试验等。吸收、分布、代谢、排泄及毒理学属性均是临床前药物成药性的重要指标,而评价和预测基于转运体的潜在药物相互作用是成药性评价的重要环节。

(一)体外转运体相关评价手段

随着转运体在药物体内过程中的重要作用不断被揭示,转运体相关研究在新药研发中的地位也逐步得到认同。2021 年 1 月,我国国家药品监督管理局药品审评中心发布了《药物相互作用研究技术指导原则(试行)》,明确指出,转运体介导的药物相互作用通过影响联用药物的体内处置过程,有可能导致严重不良反应或改变治疗效果。因此,有必要对药物相互作用发生的可能性和严重性进行科学评估,并根据评估数据调整给药方案,为临床用药提供可靠建议。药物转运体相关评价可从体内试验、体外试验及计算机模式化研究 3 个层次开展。其中,体外试验及计算机模式化研究有助于提高新药研发的成功率,节约开发成本。转运体的体外评价主要包括渗透性评价、转运体底物/抑制剂筛选评价;主要实验系统包括膜囊泡系统、基于极化细胞的双向转运系统、单向摄入的细胞系统等。主要实验包括膜囊泡转运实验、双向转运实验、摄取或外排实验、单向摄取实验。

1. 膜囊泡转运实验

该实验将含有待测药品的缓冲溶液与膜囊泡混合,模拟药物的吸收。外翻转膜囊泡模型可用于 ABC 转运体的研究,评估药物是否为 P－gp 或 BCRP 的底物或抑制剂。转运体在囊泡外翻后暴露于囊泡表面,可将药物转运至囊泡内,囊泡内药物的含量可用于评价转运体对药物的作用,但无法区分药物是转运体的底物还是抑制剂。

2. 双向转运实验

双向转运实验是一种可以相对精准地评估化合物的透膜性及判断外排转运体底物或抑制剂的体外研究方法,可直接测定受试药物的外排量,评估 P－pg 介导的转运及抑制情况,同时还可以在膜的顶侧或基底侧定位、识别转运蛋白。Caco－2 细胞模型常作为体外吸收转运模型,其源于人结肠癌细胞,与药物温孵后,细胞内药物含量可反映肠道对药物的吸收情况;MDCK－MDR1 细胞模型常用于评估药物血脑屏障的透过性,其生理特性与血脑屏障相似。

双向转运实验可用于评价药物透膜性。选择 Caco－2 细胞或 MDCK－MDR1 细胞在转运小室中构建单层细胞膜,如图 2－2 所示,在顶侧(apical side,AP 侧)或基底侧(basolateral side,BL 侧)加入含有待测药品的缓冲溶液,作为供药池;另一侧加入空白溶液,为接受池。温孵后检测接受池中药物含量,计算 AP→BL(吸收)和 BL→AP(流出)两个方向上的表观渗透率(apparent permeability,P_{app}),并根据 P_{app} 大小判断受试药物透膜性。

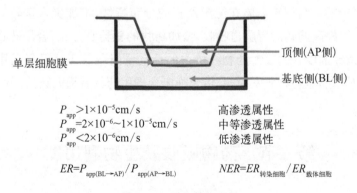

图 2－2　双向转运系统

双向转运实验同样适用于评价 P‐gp 的底物。在 Coca‐2 单层细胞膜体外模型中,可根据受试药物 $P_{app(AP \to BL)}$ 及 $P_{app(BL \to AP)}$ 计算其底物的外排率(efflux ratios,$ER = P_{app(BL \to AP)} / P_{app(AP \to BL)}$);也可在 MDCK‐MDR1、LLC‐PK1‐MDR1 转染细胞及对照细胞中进行双向转运实验,计算净外排率(net efflux ratios,$NER = ER_{转染细胞} / ER_{载体细胞}$)。当 ER 或 NER 大于等于 2 时,可认为受试药物为 P‐gp 的底物。此外,若已知的 P‐gp 抑制剂在高于其 K_i 值或者 IC_{50} 值至少 10 倍的浓度时可使受试药物的 ER 值下降 50% 以上,也可认为该药为 P‐gp 的底物。

当受试药物透膜性差或其为外排转运体底物且外排系数较大时,需要进行动物口服药物实验,检测固定时间点各器官组织的药物分布情况,从而判定化合物是否适合制成口服制剂。

3. 摄取或外排实验

通常在肿瘤细胞、cDNA 转染细胞或注入 cRNA 的卵母细胞中开展,通过对荧光探针钙黄绿素‐AM 或罗丹明‐123(P‐gp 底物)摄取或外排的抑制情况进行评估,测定药物对 P‐gp 转运功能的影响。该方法同样无法区分 P‐gp 的底物或抑制剂,也无法鉴定低渗透性的底物或抑制剂。

4. 单向摄取实验

适用于评估受试药物是否为 SLC 转运体(如 OCT、OAT、OATP 及 MATE)的底物或抑制剂,观察转染细胞中探针底物的摄取量是否高于非转染细胞的 2 倍以上,且该转运体的选择性抑制剂是否可抑制转运。

(二)开展转运体相关成药性评价的意义

转运体在人体各组织中均有表达,对药物在体内的吸收、分布及消除过程都有重要影响。利用转运体在组织器官的分布特性,增加摄入型转运体的活性及表达以提高药物的胃肠道吸收、增加药物的靶器官分布、合用药物代谢酶抑制剂/诱导剂以共同改善药物在体内的药动学过程等思路已经运用于药物的开发,对于缩短药物研发周期、指导临床合理用药具有重大意义。

第二节 药物吸收及生物利用度

吸收指药物从给药部位进入血液循环的过程。药物只有经过吸收才能发挥全身作用。静脉注射或静脉滴注的药物可直接进入体循环,不存在吸收过程。而多数情况下药物都是经由血管外给药,却大多期望能产生全身疗效,因此吸收是药物作用的必要条件。药物从给药部位进入人体血液循环的过程可用吸收速度和吸收程度来描述。药物的吸收程度通常指生物利用度(bioavailability),即药物经血管外途径给药后到达血液循环中的相对量。不同的给药途径,直接影响到药物的吸收程度和速度。

药物在吸收过程中的延迟和损失都有可能使药物的反应及疗效发生变化,也可能导致药物治疗的失败。吸收是影响体内药物浓度、疗效及安全性个体差异的因素。不同给药途径有不同的药物吸收过程和特点。

一、口服药物吸收

口服给药是一种常用的给药方式,也是最安全、方便和经济的方式,其吸收部位为胃肠道。胃肠道各部位的组织结构及 pH 有所不同,因此药物的吸收能力与吸收速度在各组织部位也有所区别。药物的吸收通常受吸收表面积、与吸收表面接触时间的长短、药物浓度及血流速率的影响。大部分药物在胃肠道中经被动扩散而吸收,因此脂溶性强及非离子型的药物较易吸收。

口服药物的优先吸收部位是胃。胃是消化道中最膨大的部位,成人的胃容积为 1~2 L,胃液呈强酸性,pH 为 0.9~1.5,因此多数酸性药物在胃液中主要呈非离子形态,可以被吸收。胃腔体表面覆盖着一层很厚的高电阻黏膜组织、胃的吸收表面积仅约 1 m^2、药物在胃中停留的时间较短且血流速率也较慢,因此相较于肠道而言,胃并不是药物吸收的主要部位。同时,由于胃液具有强酸性,某些遇酸不稳定的药物可能会在胃中因分解而失活,将具有该特性的药物制成肠溶片则可以避免胃液对药物的影响。

小肠是营养成分及药物的主要吸收部位。成人的小肠长约 4 m,其黏膜具有环形皱褶及大量的绒毛与微绒毛,使小肠的吸收面积增大数百倍至约 200 m^2。同时,药物在小肠内停留时间较长、小肠黏膜的通透性较大、血液流速大也是小肠吸收的有利条件。事实上,任何化合物无论酸碱性,在肠道的吸收速度都比在胃的吸收速度快。一般来说,大多数药物及糖、氨基酸和脂肪等营养物质是在十二指肠和空肠吸收的,而回肠可以主动吸收胆盐和维生素 B$_{12}$。大部分物质在抵达回肠时已被完全吸收,因此多数药物在进入大肠时基本上不再被吸收。大肠主要吸收水分和盐类,通常药物的通透性与吸收面积从十二指肠到直肠逐渐下降。

（一）影响药物吸收的主要因素

影响药物吸收的主要因素有生理因素和药物因素两大类。

1. 生理因素

（1）胃肠内 pH、胃排空及肠蠕动：多数药物往往存在最佳吸收部位,胃肠道的 pH 决定了非解离型药物的含量,而非解离的分子型药物比离子型药物易于吸收。胃内容物为强酸性,通常认为弱酸性药物在胃中易吸收；肠道不同部位呈现的酸碱性不同,呈弱酸至弱碱性,因此弱碱性药物在小肠中易吸收。胃肠道 pH 的变化可以影响药物在胃肠道的吸收,如口服抗酸药可碱化胃内容物,减少弱酸性药物在胃的吸收。

药物在小肠可被快速吸收,因此胃排空速度也是药物吸收的限速步骤。延缓胃排空时间,有利于一些碱性药物在胃中溶解,促进其进入肠道吸收；而对于某些酸性药物,延缓胃排空则会使其吸收减慢。胃排空速度主要受内容物影响,饮食或消化系统功能都可能影响药物的吸收。一方面,食物可以减缓胃排空,尤其是脂肪,因此药物若需要快速起效应在空腹的情况下服用。食物对不同药物吸收的影响有所不同。例如,食物可延缓左旋多巴等药物的吸收、食物纤维可与地高辛等药物结合而减缓地高辛等药物的吸收、含某些金属离子的食物则会减慢四环素等药物的吸收。另一方面,食物可促进克拉霉素等药物的吸收,而脂肪也因抑制胃排空而增加灰黄霉素在胃中的溶解时间,促进吸收。同时,影响胃排空的药物则会影响其他药物的吸收速度。

肠蠕动的快慢也影响药物在小肠的吸收。适当的肠蠕动能促进固体药物制剂的崩解与溶解,增加药物与肠黏膜接触的面积,有利于药物的吸收。但另外,肠蠕动加快会缩短一些溶解度小的药物在肠内停留的时间,使其吸收不完全。

（2）首过效应：药物经口服给药后在到达体循环之前,首次通过肠壁或肝脏时被其中的酶代谢分解,使得进入体循环的总药量降低,这种现象称为首过效应（first-pass effect）。首过效应主要取决于肠系膜及肝中酶的活性,因此具有剂量依赖性。小剂量的药物因首过效应使进入体循环的原型药物量减少；但当给药剂量较大,超出酶的代谢能力时,进入体循环的原型药物量则会明显增加。然而,通过增加给药剂量来克服首过效应仅适用于治疗指数高的药物,否则可能会导致毒性反应的发生。此外,首过效应明显的药物如硝酸甘油不宜口服,而改变给药途径(如舌下、直肠给药)则可在不同程度上克服首过效应。

(3)转运蛋白:是胃肠道通透性及吸收率的影响因素。朝向肠道内腔摄取转运蛋白,如 PEPT1 可以促进阿莫西林的吸收。相反,肠黏膜细胞上存在的 P-gp 等外排转运蛋白则会使转运进入上皮细胞中的药物外排至肠腔,使得一些药物的体内吸收下降,这也可能是多种药物生物利用度低的原因之一。转运蛋白的分布及活性在胃肠道各部位有所区别。例如,P-gp 的活性沿着肠道往下逐渐增加,在大肠中达到最高。

(4)疾病:胃肠道疾病往往会使药物的吸收产生较大的变异,而这种变异与疾病发生的部位及严重程度无直接联系,故难以预测。

同时,患者的年龄、性别、遗传因素及饮食特点等都可能影响药物的吸收。

2. 药物因素

药物的理化性质(脂溶性、解离度、分子量大小等)、剂型(药物粒径大小、溶解度、药物晶型、赋形剂种类、常释剂型与缓控释剂型等)等多种因素均能影响药物的吸收。此外,当药物合用时,也可通过以下药物相互作用途径影响吸收:① 改变胃肠道 pH,使药物的电离程度发生改变;② 改变药物的溶解度;③ 影响胃排空或肠蠕动;④ 抑制前药活化产生活性药物;⑤ 竞争同一转运载体。

(二)影响生物利用度的因素

生物利用度指制剂中药物被吸收进入人体循环的速度与程度,它反映药物经过吸收到达人体循环的药量占口服剂量的百分比。口服给药的生物利用度通常低于其他给药方式。除了肠道通透性低外,还有其他原因影响了药物的生物利用度。例如,与药物吸收竞争的反应可能导致药物口服生物利用度的下降;而与药物络合的反应也可降低生物利用度。吸收不完全的问题有时可以通过物理保护解决,避免药物在胃部被破坏,或合成更稳定的前药。对于首过效应很大的药物,口服给药往往生物利用度很低或产生较大的个体差异,因此对于该类药物可以采取其他给药途径以避免首过效应的干扰。同时,区分肠壁和肝的首过效应也很重要。可以认为口服药物均进入肠道,而肠道存在很多代谢酶,这些酶也存在于肝中,尤其是 CYP3A4 和一些葡糖醛酸转移酶。如果药物的损失只是由肝的抽提造成,口服生物利用度则将达到最大。对于广泛经受肠壁及肝首过效应影响的药物,由于药物在这些器官中连续损失,对其生物利用度通常影响很大,可能会被诱导或抑制效应所影响。

二、其他给药途径药物吸收

除了口服给药之外,药物也可经过皮下给药、肌肉给药、直肠给药、皮肤给药等不同给药途径吸收。药物的吸收部位以及吸收的速度与程度由药物本身的性质决定,不同给药途径的吸收速度有所不同,通常吸入给药>肌内注射>皮下注射>直肠给药>黏膜给药>口服给药>皮肤给药。

(一) 药物在肌肉及皮下的吸收

与小肠及整个胃肠道不同,药物在肌肉和皮下组织的吸收速率受药物的水溶性及注射部位血流量的影响。相较于水溶液,油剂、混悬剂或胶体制剂药物的吸收较慢。不同组织部位的血流量各异,因此药物的吸收速率取决于注射部位的血流速率。吸收速度越快,药物浓度在局部暴露下降得越迅速。一般来说,皮下注射给药吸收缓慢,可以维持稳定的效应;皮下植入式给药通常可以产生数周至数月的疗效。按摩皮下给药后的注射部位能增加周围组织血流量,从而使机体吸收药物的速度增加。肌内注射给药也是一种常用的给药途径,水溶性药物注入肌肉后吸收迅速。同样地,运动可加速肌内注射后药物的吸收。例如,胰岛素注射至大腿肌肉时的降糖作用强于其注射至臀部肌肉时产生的作用,因为运动时大腿肌肉的血流速度明显增加,从而加快药物的吸收。由于皮下脂肪含量的差异,水溶性成分在股外侧肌的吸收比臀大肌快,在男性臀大肌的吸收比女性快。一些溶解度低的药物可能会在注射部位形成沉淀,造成吸收缓慢或难以吸收甚至无效。

(二) 药物在舌下的吸收

舌下给药具有舌下血流丰富、吸收迅速、药物可经舌下静脉直接吸收入血而避免首过效应的特点,防止胃液、肠酶及肝药酶对药物的破坏,特别适用于经胃肠吸收时首过效应明显的药物,如硝酸甘油等。但因舌下吸收面积小,吸收量有限,不是常规的给药途径。

（三）药物在直肠的吸收

有些药物能通过直肠黏膜吸收,因此可制成栓剂经直肠给药。直肠的吸收面积虽然不大,但血流量较为丰富,药物容易吸收。同时,直肠内给药可以防止药物对上消化道的刺激,也可以避开肝的首过效应,从而提高药物的生物利用度。但由于很多药物对直肠有刺激性,且直肠给药吸收不规则,剂量难以控制,直肠给药不作为常规的给药途径。

（四）药物的透皮吸收

皮肤位于人体的最外层,是保护人体免受外界有害因素入侵的物理屏障,同时也有汗腺和皮脂的排泄功能。皮肤可分为表皮层、真皮层及皮下脂肪组织,其中表皮层又可分为角质层和生发层。透皮吸收给药的主要屏障是角质层,药物在角质层可通过细胞间隙或细胞膜两种途径扩散。脂溶性强的药物由于可以与角质层中的脂质相溶,通常屏障作用较小;而分子量大、亲水性的药物则因皮脂腺分泌物的覆盖而难以通过角质层。皮肤完整时,皮肤黏膜对药物的吸收能力较差,涂布面积有限时,药物吸收较少。但当皮肤角质层受损时,皮肤黏膜对药物的通透性显著增加,如在烧伤、湿疹等皮肤创面上,药物的通透性可增加数倍。不同皮肤部位的角质层厚度不同,不同药物在不同部位的吸收程度也有所区别。由于皮肤给药的药量吸收较少,且皮肤黏膜等局部给药可使局部的药物浓度升高,因此该给药方式一般可发挥局部治疗作用;但有的药物也可制成透皮贴剂发挥全身作用。

（五）药物在眼部的吸收

许多药物在眼部的吸收与注射同样有效,具有简单、经济的特点。眼部给药的常见方式是眼结膜囊内局部用药。药物在眼部的吸收途径为角膜吸收和非角膜吸收。眼局部用药的吸收途径一般是角膜吸收,而非角膜吸收则是药物进入体循环的主要途径。眼部给药可以避免首过效应,也适合于蛋白多肽类药物。但是,眼部给药的方式也存在着一些不足,药物若有刺激性,不仅会损伤眼组织,还可能会被稀释;由于眼部的容量有限,滴眼后药物易流失,剂量损失大;眼药水在眼部的停留时间短,而在眼部停留时间长的制剂如眼药膏又会对视线有阻碍。

（六）药物在鼻腔的吸收

鼻腔给药具有以下特点：① 鼻腔黏膜的大量绒毛可显著增加药物的吸收表面积；② 鼻上皮细胞下的大量毛细血管血流丰富，可使药物快速进入血液循环；③ 药物绕开肝及胃肠道的代谢，直接进入血液循环，对于在胃肠道和肝代谢的药物尤为适用；④ 对于分子量小于 1 000 的许多药物吸收迅速有效，而在吸收促进剂的作用下，一些大分子药物也可以达到有效的生物利用度。不同的药物在鼻腔的吸收程度不同，与肌肉和静脉给药相比，多肽类药物鼻腔给药的生物利用度非常低。

（七）药物在肺部的吸收

某些气体药物或将固体药物制成特殊的制剂后可经吸入给药。气体或挥发性药物被吸入后，可从支气管或肺泡吸收。人的肺泡数量庞大，总面积高达 $200\ m^2$，接近小肠的有效吸收面积，而且肺泡壁与毛细血管相连，血流丰富，吸收速度快，因此某些吸入性麻醉剂采用这种方式给药。同时，药物可直接进入血液循环，避免了首过效应。有些药物可通过雾化而吸收。但这种方式的不足在于药物的吸入剂量难以控制，而且药物也会对肺上皮细胞产生一定的刺激。

第三节　药物分布及影响因素

一、药物分布及生理屏障

药物经吸收后随血液循环到达机体各个部位和组织器官的过程称为分布。药物在体内的分布不仅与疗效有关，而且与药物作用的强度、速度、持续时间及毒副作用和组织的蓄积性都有密切关系，对临床安全有效地合理用药有着重要意义。药物的分布受多种因素的影响，如药物的理化性质、与血浆蛋白及组织蛋白的结合能力、药物转运体的数量和活性、器官和组织的血流量、毛细血管的通透性、各种生理屏障作用等。不论药物的血浆蛋白结合程度如何，组织-血浆平衡分布比受组织结合及转运的载体的影响。摄入转运体可以在组织中富集药物，外排转运体则能有效地排出药物。由于药物的理化性质及患者的病理生理状态有所不同，药物在体内各部位的分布实际上是不均匀的。某一药物可能有很强的血浆亲和力,但如果组织的亲和力大于血浆时,药物仍主要分布在组织中。药物起效的快慢和效应的强弱主要受药物进入靶器官的速度和血药浓度的影响,而药物消除的快慢则主要由药物进入代谢和排泄器官的速度决定。大部分药物的分布过程属于被动转运,少数为主动转运。药物自血液向器官组织分布时首先会迅速分布到血流量丰富的组织器官(心、脑、肾等),然后再向肌肉、皮肤或脂肪等血流量少的组织器官转移,达到动态平衡状态,这种现象称为药物再分布,不同组织器官的药物量呈现动态变化。

　　正常体重为 70 kg 的成年人全身总体液量约为 42 L,其中血浆约有 3 L,细胞外液约有 16 L。若药物仅分布于血浆中,此时的药物表观分布容积等同于真实分布容积,即为 3 L。大分子量药物由于不易通过血管壁,在血管外的分布很低,因此这类药物的分布容积则接近于血浆的体积。而对于某些不与组织或血浆蛋白结合的强极性药物,它们的分布容积则在细胞外液体积与总体液体积之间(16~42 L),具体受药物进入细胞内液的量的影响。由此可知,若药物的表观分布容积为 3~5 L,则该药主要分布于血浆中并与血浆蛋白高度结合;若表观分布容积为 10~20 L,那么这个药物主要分布于细胞外液,不易从细胞膜进入细胞内液;若表观分布容积为 40 L,则表示药物分布于全身体液,包括血浆、细胞外液和细胞内液,在体内分布广泛。

　　许多药物在进入血液循环后能迅速地分布到各组织器官中,但通常不易进入脑等具有生理屏障的组织。药物要分布到这些组织发挥相应疗效的过程中,需要通过体内相应的屏障,而这些生理性屏障则会影响药物进入组织的难易程度,从而影响药物的分布。体内主要的生理屏障有血脑屏障和胎盘屏障等。

（一）血脑屏障

　　血脑屏障(blood-brain barrier, BBB)指血-脑(blood-brain)及血-脑脊液(blood-cerebrospinal fluid)构成的屏障,是毛细血管壁与神经胶质细胞形成的血浆与脑细胞外液之间的屏障和由脉络丛形成的血浆与脑脊液之间的屏障,对药物由血液进入脑组织具有重要的屏障作用。该屏障中脑组织的毛细血管内皮细胞间紧密相连,没有多数组织中毛细血管内皮组织之间的小孔和吞饮小泡,缺乏孔道转运和胞饮转运,且外表面几乎全被星形胶质细胞包围,这种结构使得药物的转运仅以被动扩散为主,能否通过屏障则取决于药物的脂溶性和解离度。因此,血脑屏障能阻碍许多大分子、水溶性或解离型极性大的药物进入脑组织,只有脂溶性高的药物才能以被动扩散的方式穿过血脑屏障转运进入脑组织。例如,有机酸或碱性药物进入脑组织的速度缓慢,而脂溶性很高的药物如硫喷妥钠则能迅速向脑内转运,脑内的浓度与血液中的药物浓度几乎瞬时达到平衡,此时药物向脑内的转运速度仅与进入脑内的血流量有关。除了被动扩散外,物质转运进入脑内的方式还有许多种,如营养物质(糖、氨基酸、核苷酸等)可通过载体进入脑内,而活性肽则可通过受体介导的转运、载体介导的转运或膜动转运等不同转运系统进行转运。毛细血管内皮细胞上也存在着将药物泵出脑外的外排转运系统,如 OAT 和 P - gp 等。此外,血脑屏障上还存在着许多药物代谢酶(如单胺氧化酶和儿茶酚 - O - 甲基转移酶),能够进一步对药物起分解代谢作用。由此可见,血脑屏障可以阻止有害物质进入脑内,保护脑组织免受伤害;同时,它也是许多中枢神经系统药物治疗失败的重要原因。影响药物通过血脑屏障的主要因素有以下几种。

1. 药物因素

(1) 药物的脂溶性:血液中的药物必须通过脑组织毛细血管的内皮细胞才能到达脑组织,而内皮细胞膜具有亲脂性的脂质双分子层膜结构,因此脂溶性物质容易通过,并且多数是以被动转运的形式进入脑内,药物的脂溶性高低则决定了其通过屏障的难易和快慢,经被动扩散转运的药物脂溶性越大越易透过血脑屏障,速度也越快。药物穿过血脑屏障的通透性与脂溶性大小存在着一个阈值,当药物脂溶性高于阈值时,在一定的范围内药物的通透性随着脂溶性的增加呈线性增加,最后当通透性达到极值时就不再随着脂溶性增加而增加。

(2) 药物的分子量:除了脂溶性外,药物的分子量大小也是影响药物通过血脑屏障的主要因素。由于内皮细胞间紧密相连,极性大的水溶性药物要想进入脑组织,则只能通过"水通道或孔"转运。多项研究结果表明,药物的分子量大小和脂溶性均是影响其透过血脑屏障的主要因素。药物在脂质层中的溶解度与分子量决定了其是通过跨膜转运还是细胞间隙转运进入脑内。

2. 生理因素和病理因素

(1) 渗透压:渗透压的改变会使血脑屏障的通透性发生变化,如静脉注射高渗透性溶液可显著开放血脑屏障。常用的高渗透性溶液如甘露醇、阿拉伯糖和蔗糖等可通过使血管内皮皱缩而破坏其细胞间的紧密联结,短暂地开放血脑屏障,促进药物进入脑内。某些疾病如急性高血压、脑卒中、脑水肿及惊厥等也会引起血脑屏障渗透性开放。

(2)药物或毒物:多种作用于中枢神经系统的药物或毒物可能通过不同方式影响血脑屏障的功能。例如,苯丙胺中毒可引起血脑屏障开放,化学致惊剂则可以引起血脑屏障不可逆地开放,某些金属离子(如铝和铅等)也可以使血脑屏障的通透性上升,促进多种物质进入脑内。

(3)电荷性改变:带正电荷的物质如鱼精蛋白等,可以通过中和血脑屏障表面的电荷促进血浆蛋白等大分子物质进入脑内。

(4)疾病:各种原因造成的脑损伤,如脑外伤、缺氧及脑缺血等均会不同程度地影响血脑屏障的通透性;改变脑组织渗透压的疾病,如脑水肿等则会引起血脑屏障的渗透性开放;炎症及其炎症因子也可以通过多种机制影响血脑屏障的完整性,促进屏障开放。

3. 药物相互作用

当药物联用时,某些药物可能由同一载体转运,从而影响药物转运入脑。例如,环孢素具有抑制 P‐gp 的作用,其可以通过抑制血脑屏障上 P‐gp 的功能,促进多种药物(如尼莫地平和柔红霉素等)进入脑组织。

(二)胎盘屏障

胎盘是将胎儿与母体血液循环隔开的一种膜性结构,也是胎儿与母体之间物质交换的重要器官。人类的胎儿成长分 3 个主要阶段:早期的胚种期(0~2 周)、胚胎期(3~8 周)和之后的胎儿期(9~38 周)。胎盘在妊娠的前 3 个月还没有完全形成,并无屏障保护,因此药物在妊娠头 3 个月内是非常容易进入胎儿体内的。到了胎儿期,胎盘开始在胎儿的营养供应、调节分泌功能及维持妊娠方面起到十分重要的作用。同时,胎盘中也存在着药物代谢酶,可参与药物的氧化、还原、水解和结合反应。一些药物可以通过胎盘进入胎儿体内,也有一些药物会在胎盘中经代谢形成毒性产物,影响胎儿发育,即胎盘是药物疗效或毒性反应的靶器官。因此,胎盘可被认为是一个保护胎儿的生理屏障,它的作用是使胎儿尽可能少地接触母体的药物或毒物,称为胎盘屏障,胎盘屏障是胎盘绒毛与子宫血窦间的屏障。药物主要以被动扩散和主动转运的方式进入胎盘,其中主动转运系统主要位于母体侧胎盘膜的合胞体滋养层上。胎盘屏障能够阻止大分子量、水溶性或解离型药物进入胎儿体内,但脂溶性较高的非极性药物仍能通过胎盘屏障进入胎儿体内。由于胎儿进行药物代谢、排泄的器官(如肝、肾等)尚未发育成熟,药物进入胎儿体内后只能通过扩散消除,而某些可通过胎盘的药物对胎儿有毒性甚至致畸作用,因此妊娠期妇女服药应特别慎重。

二、药物血浆蛋白结合动力学

药物血浆蛋白结合指药物分子与血浆蛋白大分子之间的相互作用。药物与血浆蛋白的结合对药物在体内的影响很重要。大多数药物进入循环系统后,在血浆中部分被血细胞摄取,部分以游离状态存在为游离型药物,另有部分可与血浆蛋白不同程度地结合而形成结合型药物,结合后的药物难以自由向血管外扩散。需要注意的是,只有游离型药物才能发挥药理作用,因为这部分药物能穿过生物膜进入相应的靶组织或器官产生疗效,而结合型药物则无法发挥药效。因此,游离型药物的浓度与其药理活性相关,而结合型药物则类似药库,对维持药物在体内作用的强度与时间长度起了重要作用。

药物可与多种血浆蛋白结合,影响药物在体内的分布和药物作用,结合型药物和未结合的游离型药物同时存在于血液中,这种结合通常是可逆的,结合与解离处于动态平衡,只有极少数是共价结合,如抗肿瘤药物烷化剂。酸性药物主要与最丰富的血浆蛋白,即白蛋白结合;碱性药物除了可与白蛋白结合外,还常与 α_1-酸性糖蛋白或脂蛋白结合;许多内源性物质及维生素等则主要与球蛋白结合。药物与血浆蛋白的结合特异性较差,当理化性质相似的药物联用时可能会产生相互作用,同时竞争血浆蛋白的同一结合位点产生置换作用,使结合率低药物的游离型在血浆中的浓度显著升高,此时若药物的治疗窗狭窄,则应考虑药物相互作用通过影响游离型药物浓度而造成的药理作用及毒性的改变。

药物与血浆蛋白结合的程度通常以结合药物的浓度与总浓度比值表示,称为血浆蛋白结合率。血浆蛋白结合率是反映药物分布的重要参数。不同药物的血浆蛋白结合率有所不同,为 0~1,当血浆蛋白结合率大于 0.9 时,表示高度结合;而当血浆蛋白结合率低于 0.2 时,则表示血浆蛋白结合程度很低。在一定范围内,这种比值是常数,即药物与血浆蛋白为线性结合。然而,当药物浓度高达一定浓度时,则药物与血浆蛋白的结合呈现出非线性药动学特点,游离型药物的浓度随着血药浓度的增加而剧增。

（一）浓度依赖性血浆蛋白结合及其引起的非线性药动学特点

血浆蛋白结合率高的药物与血浆蛋白的结合程度受药物浓度的影响,这种结合称为药物浓度依赖性结合,其是引起非线性药动学的一个重要原因。浓度依赖性血浆蛋白结合引起的非线性动力学具有以下特点:

1. **转运机制的可饱和性**

与代谢引起的非线性动力学一样,结合引起的非线性动力学过程也具有浓度依赖性和转运机制的可饱和性。由于血浆蛋白上的药物结合位点有限,随着药物浓度不断提高,药物与血浆蛋白的结合将逐渐饱和,此时结合型药物占比减小而游离型药物占比增大,当药物浓度较高且结合率较大时饱和现象越发明显。

2. **药物半衰期随剂量增加而减短**

能与血浆蛋白高度结合的药物,尤其是高亲和度且结合位点数量有限的药物,其动力学在浓度超饱和时与未饱和时相比有着不同的特征。此时若给药剂量增大,药物半衰期反而缩短。例如,保泰松在低剂量时的半衰期为 3 天左右,而在高剂量时其半衰期仅 3 h。这是因为剂量增大时游离型药物分数升高,而只有游离型药物可以被消除,因此可用于消除的药物相对增加。

3. **血药浓度及浓度-时间曲线下面积随给药剂量增大而呈低比例增加**

药物的浓度依赖性结合使给药剂量与浓度间呈非线性变化,增加此类药物的给药剂量时,血药浓度并不会等比例增加,其血药浓度-时间曲线下面积的增加亦不成比例,而是低于其剂量比。

4. **药物超出饱和剂量时产生的药理作用强度远远增大**

在临床实践中,大多数药物的治疗窗远低于血浆蛋白浓度,给药剂量的改变不会导致超过血浆蛋白结合的饱和点,因而不会引起明显的药动学及药理作用强度的改变。但对于具有高亲和力的一些药物而言,如保泰松、丙戊酸和水杨酸等,其在治疗剂量下即可产生明显的浓度依赖性结合,此时若给药剂量超出血浆蛋白的结合能力,药理作用强度将明显增强,可能出现多种不良反应。例如,水杨酸用于风湿病的治疗时每天剂量为 4 g,远超血浆蛋白的结合能力,游离型药物浓度升高,而肝、肾的清除功能很快达到饱和,此时容易导致水杨酸中毒。因此,临床用药时应知晓药物在特定给药方案下的血药浓度是否接近或超过血浆蛋白的最大结合能力。

5. **游离型药物浓度监测的必要性**

目前,临床上及文献中血药浓度及药动学的测定及研究大部分仍是针对血浆或血清中的总药物浓度。对于低蛋白结合的药物,由于大多数药物在治疗窗内的血浆蛋白结合率维持恒定,这种方法通常是可行的,总药物浓度可以相应地反映游离型药物浓度。然而,血浆蛋白结合率高的药物可引起非线性的药动学,总药物浓度的变化与其游离型药物的变化不呈线性关系,两者的药动学特征有所区别,此时不能用总药物浓度来反映游离型药物的浓度,而应通过测定游离型药物的浓度来反映血药浓度-药理效应的相关性。

(二)药物血浆蛋白结合对药动学参数的影响

1. 对药物清除率的影响

清除率是反映机体清除药物能力的一种重要参数,若药物仅被单个器官(如肾)清除,则其器官清除率等于总体清除率。器官的内在清除率指在不受血流量限制时,药物在消除器官内被消除的最大能力,其为药物的一个固有特征,该参数与药物在器官内的摄取密切相关。高摄取率的药物的内在清除率高,不受药物与血浆蛋白结合的影响,清除率与器官的血流量成正比,无论药物与血浆蛋白的结合程度高低,游离型药物及结合型药物都能被消除,且在消除器官中药物被全部摄取。相较而言,低摄取率的药物的内在清除率很低,仅能清除体循环中的游离型药物,即清除率受药物的血浆蛋白结合率的影响,其大小与药物的游离浓度有关而与总浓度无关。因此,药物的血浆蛋白结合率对低摄取药物的清除率影响显著,而对高摄取率药物的清除率无影响。例如,一些低摄取率药物能够通过肾小球的毛细血管而血浆蛋白无法通过肾小球毛细血管,当这类药物与血浆蛋白高度结合后不能轻易从肾小球中通过,也较难从细胞膜及生理屏障中通过,因此药物不易经肾排泄,在体内停留且作用的时间持久。

2. 对药物分布的影响

药物在体内的分布除了受药物本身的理化性质影响外,也与血浆蛋白结合率有关。血浆蛋白结合率高的药物(如保泰松),由于血浆蛋白受到血管壁的阻碍,结合型药物不易扩散到血管外,较多的药物存在于血浆中,组织分布量较低,这可以降低药物的作用强度,使药物的作用缓和并延长药物作用时间。另有一些药物如丙米嗪,与血浆蛋白结合的亲和力低,虽然其结合位点数目较多,但结合不牢固,且与许多组织的结合能力较强,故分布容积大。

3. 对药物半衰期的影响

药物的血浆蛋白结合率对半衰期的影响很复杂,与前述的清除率及分布有关,也与药物的消除机制关系密切。例如,血浆蛋白结合率高的低摄取率药物,通过肾小球滤过的能力极低,若该药主要通过肾小球滤过消除,则停留在体内的时间延长,具有较长的半衰期;但若药物主要经肾小管的主动分泌机制而消除,则因药物与血浆蛋白结合通常不影响药物自肾小管的主动分泌过程而仍能迅速消除。药物在肝的消除也有类似机制,若消除涉及主动转运机制则不受结合的影响,某些药物(如普萘洛尔)与血浆蛋白的结合还能作为一种载体系统促进药物进入肝,加速消除。由此可见,当药物的消除仅限于游离型时,与血浆蛋白的结合可以减慢消除速率,使半衰期延长;而当药物的消除不限于游离型时,消除不受结合影响,结合或可加速消除,缩短半衰期。

(三) 药物血浆蛋白结合的临床意义

当一个药物的血浆蛋白结合达到饱和后,若继续增加给药剂量,则血浆中游离型药物的浓度可迅速升高,造成药物的药理作用增强或毒副反应的发生。当两药联用并在血浆蛋白结合位点发生相互竞争时,结合率低的游离型药物增多,导致药物作用或不良反应增强。当疾病等状态造成血浆蛋白过低时,药物的血浆蛋白结合率也会下降,易发生药物作用的增强和中毒。

三、影响药物分布的因素

无论哪种给药途径,药物进入血液后,随血液分布到机体各组织中。药物首先分布于血流速率快的组织,然后分布到肌肉、皮肤或脂肪等血流速率慢的组织。药物的分布类型取决于生理因素和药物的理化性质,包括组织血流速率与膜的通透性,与血浆蛋白、红细胞及组织成分的结合,再分布,生理性屏障,体液 pH 与药物解离度,药物与组织的亲和力,药物的转运体等。

1. 组织血流速率与膜的通透性

药物进入血液后,随血液向机体各组织分布的速率受到组织血流速率与膜的通透性两个因素的影响。脂溶性高的药物容易通过组织的细胞膜或毛细血管,此时限制药物分布的因素已不是扩散,而是组织血流速率。脑、肾、肺等血流量丰富的器官,药物分布快且含量较高;肌肉、皮肤等血流量较低的器官,药物分布缓慢且含量较少。不同部位细胞膜对药物的通透性不同,影响了药物的分布,同时,药物分子量越大则膜的通透性越低。

2. 与血浆蛋白、红细胞及组织成分的结合

如同前述,药物进入血液后通常与血浆中蛋白质结合,而血浆蛋白是体内有效的药物传送载体,难溶于水的药物在与血浆蛋白结合后易于在血液中传送。在一定的范围内,血浆蛋白结合率是常数,即血浆中药物的结合是线性的,结合型药物与游离型药物处于动态平衡状态;而当药物浓度过高时,则出现非线性结合,游离型药物浓度剧增。药物的酸碱性影响与药物结合的蛋白类型,细胞与组织中的不同蛋白结合也会影响药物的分布。有些药物如水杨酸,可以与红细胞结合,也有一些药物可以与细胞磷脂或细胞内的血红蛋白结合。

疾病状态也可能影响药物的蛋白结合从而导致药物分布的改变。例如,肝肾疾病、营养不良、手术与创伤等疾病状态可能会使机体发生低蛋白血症,导致血浆中的白蛋白水平降低,使许多药物的血浆蛋白结合率下降,体内的游离型药物增多。某些恶性肿瘤及肾移植等状态可能使血浆中 α_1-酸性糖蛋白增多,导致与 α_1-酸性糖蛋白亲和力高的碱性药物的蛋白结合率变大,体内游离型药物减少。同时,当两药联用与血浆蛋白结合发生竞争效应时,一种药物与血浆蛋白的结合能被另一种药物取代,导致血浆中游离型药物的浓度升高,使更多的药物到达靶部位产生效应,扩大了药理作用或毒副作用,因此在临床用药时要重视疾病本身状态及药物的相互作用。

3. 再分布

药物的消除通常受代谢与排泄的影响。一些药物(如硫喷妥钠)具有高度的脂溶性,药物的再分布能快速进入脂肪组织,导致血药浓度与效应器官部位的浓度迅速下降。

4. 生理性屏障

如同前述,生理屏障对药物的通过具有重要屏障作用。血脑屏障能阻碍多数大分子、极性高的药物进入脑内,胎盘屏障也能阻止此类药物进入胎儿体内,但脂溶性较高的药物仍易通过血脑屏障及胎盘屏障。人体还存在多种生理屏障,如血眼屏障、血关节囊液屏障等,这些屏障使药物在眼部和关节囊中很难达到有效的治疗浓度,因此有时必须采用局部直接注射的给药方式才能达到治疗目的。

5. 体液 pH 与药物解离度

人体细胞内液在生理情况下的 pH 为 7.0,细胞外液的 pH 则是 7.4。弱酸性药物在弱碱性环境下处于解离型的状态较多,因此处于细胞外液的弱酸性药物不易穿过细胞膜进入细胞内,其在细胞外液的浓度高于细胞内浓度;而弱碱性药物则相反,在细胞内液的浓度高于细胞外。当由于生理状态变化导致血液 pH 改变时,药物的分布特点则相应地改变。

6. 药物与组织的亲和力

药物在体内的选择性分布受其与组织的亲和力影响,如碘对甲状腺组织具有高度亲和力,这可导致药物在某些组织中的浓度高于血浆浓度,这个特性在药物针对性治疗特定器官的疾病时起到重要的作用。

7. 药物的转运体

药物的分布也受药物的外排及摄入型转运体的影响,尤其在临床多药联用发生相互作用时。例如,当药物产生相互作用抑制了中枢神经系统的 P-gp 时,可使单独给药情况下不能进入中枢的某些药物避开 P-gp 的外排作用进入脑组织并作用于中枢神经,明显地改变了药物的分布并导致临床出现危象。

第四节　药物代谢及影响因素

一、药物代谢的临床意义

药物进入人体后,主要以两种方式消除,一种是机体动用不同机制使药物的化学结构发生改变,即发生药物的生物转化,也称药物代谢,药物经过代谢后通常极性增强而更利于被机体清除,可以代谢物的形式随粪便和尿液排出体外;另一种消除方式是药物不经过任何代谢,直接以原型的形式经粪便和尿液排出体外。药物代谢是药物从体内消除的主要方式之一,与排泄一起统称为消除。

药物经过代谢后,大多数会失效,转化为无活性的物质;也有可能生成具有不同活性的代谢物;还有可能令原本无药理活性的物质发生转变,生成有活性的代谢物而产生药理作用;甚至有可能生成毒性物质。由此可见,药物的代谢过程不等同于解毒过程。药物经代谢后的活性变化有以下几种情况。

（一）代谢物的活性消失

大多数药物在经过代谢转化后,其代谢物的药理活性会减弱或消失,后者可称为灭活。例如,局麻药普鲁卡因在体内水解后迅速失去活性;去甲肾上腺素经体内代谢后失活。原型药物经过代谢后生成的产物通常水溶性增加,易从肾或胆汁中排出体外。

（二）形成活性的代谢物

一些药物在体内经过代谢可以形成具有不同活性的代谢物,代谢物的活性与原型药物相比,可能:① 活性低于原型药物。例如,氯丙嗪的代谢物去甲氯丙嗪,药理活性下降;维拉帕米经代谢后生成的 N-去甲基代谢物,其活性仅为原型药物的1/5。② 活性与原型药物相当。例如,普鲁卡因胺的代谢物为乙酰卡尼,其与原型药物均具有抗心律失常的药理活性,且活性相当。③ 活性高于原型药物。例如,氯雷他定经过代谢后在体内生成去羧乙氧基氯雷他定,其抗组胺的药理活性大于氯雷他定。药物的作用时间和强度与所有活性物质在体内的时间有关,因此活性代谢物与药物一样,同样与治疗有关。

（三）形成毒性的代谢物

有些药物在体内经过代谢后会生成毒性代谢物。例如,对乙酰氨基酚、异烟肼在肝中经过代谢后,生成的代谢物具有肝毒性;磺胺噻唑经过代谢后生成的乙酰化代谢物的溶解度减小,会导致药物在肾小管析出,造成肾毒性。

（四）前药的代谢激活

也有极少数药物本身没有活性,需要在体内经代谢激活,才能发挥药理作用,这个过程称为活化,这种药物则称为前体药物（prodrug）。前体药物通常在Ⅰ相代谢反应被代谢激活,再通过Ⅰ相和Ⅱ相代谢反应代谢失活并消除。例如,环磷酰胺在体外无活性,需要在体内经过肝氧化代谢为4-羟基环磷酰胺,再自发形成醛磷酰胺并转运至靶组织裂解形成磷酰胺氮芥而发挥作用;阿司匹林只有在体内经过代谢脱去乙酰基并转化为水杨酸后,才具有药理活性。前药可以提高药物的生物利用度和作用的选择性,减少药物毒副作用的发生。例如,多巴胺若经口服则会在外周组织中被消除,无法产生药理作用,而当制成了前药左旋多巴,则可迅速进入脑组织,在中枢神经系统中代谢为活性物质多巴胺,发挥治疗作用,提高了药物作用的选择性,也减少了药物的外周组织不良反应。前药的制备是根据药物结构及代谢规律制药的一种成功应用。

二、药物代谢酶

药物在体内的主要代谢部位是肝,主要含两个代谢步骤,第一步为Ⅰ相代谢反应,主要发生药物的氧化、还原或水解,催化该相反应的酶主要为肝脏微粒体混合功能酶系统,简称肝药酶[主要为细胞色素P450(cytochrome P450,CYP450)酶];第二步称为Ⅱ相代谢反应,包括葡糖醛酸结合反应、硫酸化反应、谷胱甘肽结合反应、甲基化或乙酰化反应等,药物在此步可与一些内源性物质如葡糖醛酸、甘氨酸等结合,或经甲基化、乙酰化后排出体外。多种酶在该相反应中发挥作用,主要有尿苷二磷酸葡糖醛酸转移酶(UDP glucuronosyl transferase,UGT)、谷胱甘肽-S-转移酶(glutathione-S-transferase,GST)、硫酸基转移酶(sulfotransferase,SULT)和N-乙酰基转移酶(N-acetyltransferase,NAT)

等。由此可见,药物代谢主要可以分为氧化、还原、水解和结合4种类型。Ⅰ相代谢反应通常引入或暴露药物的极性基团使其水溶性增加,这些水溶性代谢物可以经肾或胆汁直接排泄,也可以进一步发生Ⅱ相代谢,Ⅱ相代谢反应通常形成水溶性更大、极性增强的代谢物,加速药物排出体外。同时,也有部分药物不经过代谢,直接以原型的形式随尿液或胆汁排泄。药物在体内的代谢及排泄消

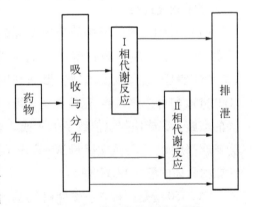

图2-3 药物在体内的代谢及排泄消除过程

除过程可概括成图2-3。药物的代谢不仅存在于肝中,肝外组织如胃肠道、肾、肺、脑、皮肤、血浆与肾上腺等也可以不同程度地代谢药物。同时,某些药物在胃肠道吸收后随血流首次进入肝中可被代谢,发生首过效应。

(一)药物在肝的代谢及其代谢酶

作为药物的主要代谢器官,肝富含药物Ⅰ相、Ⅱ相代谢反应所需的多种酶。药物代谢涉及的Ⅰ相代谢反应包括氧化、还原及水解反应,主要由肝微粒

体 CYP450 酶催化,通过在原型药物的结构上引入或去掉功能基团,生成极性增强的代谢物而易于消除;Ⅱ相代谢反应主要为结合反应,此时原型药物或经过Ⅰ相代谢反应的代谢物可在相应代谢酶的催化下,药物分子结构中暴露出的极性基团与内源性物质如葡糖醛酸、甘氨酸、硫酸、乙酰基等共价结合,生成易溶于水且极性高的代谢物,使药物活性下降且更易于排泄。药物可以同时由多种竞争性途径代谢,如Ⅰ相代谢的氧化、还原和水解反应经常伴随着结合反应,也有某些药物主要仅经过Ⅱ相代谢反应消除。除 CYP450 酶外,肝中参与药物代谢的几种重要的Ⅰ相代谢酶还有黄素单氧化酶(flavin-containing monooxygenase,FMO)、环氧化物水解酶、醇脱氢酶及醛脱氢酶等;重要的Ⅱ相代谢酶包括尿苷二磷酸葡糖醛酸转移酶、谷胱甘肽-S-转移酶、硫酸基转移酶及 N-乙酰基转移酶等。由于 CYP450 酶催化的Ⅰ相代谢反应通常是药物从机体消除的限速步骤,其在药物代谢中至关重要,可以影响许多关键的药动学参数,如药物的清除率、半衰期及生物利用度等。

1. Ⅰ相代谢酶

(1) CYP450 酶:肝中的药物代谢酶以Ⅰ相代谢反应中的 CYP450 酶最为重要,其介导了多种药物等外源性物质和机体内源性物质的氧化代谢。CYP450 酶是一个基因超家族,根据基因编码的蛋白质的相似程度,人体的 CYPP450 酶可按照家族、亚族和酶三级体系进行分类和命名,主要分为 3 个不同的家族。家族用阿拉伯数字 1、2 或 3 表示,如 CYP3;每一家族再进一步分为亚族,分别以大写英文字母 A~E 表示,如 CYP3A;最后以阿拉伯数字表示亚族内具体的酶,如 CYP3A4。

CYP450 酶是一种含有铁卟啉辅基的复合蛋白,可以催化超过 60 种代谢反应,属于多功能的酶系。当该酶系作用于一种底物时,可以催化多种代谢反应,产生不同的代谢物。CYP450 酶对底物的结构特异性不强,可代谢多种结构类型的底物,催化的底物广泛且具有一定的重叠性,同一底物可能被多种 CYP450 酶代谢。

CYP450 酶具有明显的种族、种属、年龄及性别差异。不同种属的动物和人体内 CYP450 酶的表达量、活性、底物及产物都可能有所不同;不同种族的人群某些 CYP450 酶的表达量也有显著差异,且种族差异越大,酶的差异也越大。同时,CYP450 酶的数量及活性也会随着年龄的变化而发生变化。CYP450 酶还存在多态性,即不同个体间的某一 CYP450 酶的活性或数量可产生较大差异,人体内多种 CYP450 酶均已被发现具有明显的多态性。多态性的存在可以显著影响药物的代谢,是药物浓度、疗效及不良反应个体差异的来源。CYP450 酶也具有可诱导和可抑制性,诱导剂能使酶的数量及活性明显增加,而抑制剂则可以使酶的活性下降,抑制其对药物的代谢。

与药物代谢关系密切的肝药酶主要有 CYP1A2、CYP2C8、CYP2C9、CYP2C19、CYP2D6、CYP2E1、CYP3A4 及 CYP3A5。CYP3A 作为 CYP450 酶中相对含量最多的代谢酶,主要分布在肝及肠道中。CYP3A 能够代谢多种结构及大小不同的药物,约有 1/3 的临床用药可以被 CYP3A4 代谢,因此其临床意义非同一般。需要注意的是,肝中某些特殊 CYP450 酶的相对含量并不能反映其对于药物代谢的重要性。例如,在 CYP450 酶中相对含量仅占 2% 的 CYP2D6 与多达 1/4 的处方药物的清除有关。理解人类肝中主要的 CYP450 酶及其底物,有利于掌握药物的代谢及相互作用,对临床合理用药具有重要的意义。临床上常用的经 CYP450 酶代谢的药物详见表 2-1。

表 2-1 经 CYP450 酶代谢的临床常用药物

CYP450 酶	底　　物
CYP1A2	茶碱、咖啡因、奥氮平、普萘洛尔、他克林、维拉帕米
CYP2C8	胺碘酮、紫杉醇、罗格列酮、吡格列酮
CYP2C9	他莫昔芬、苯妥英钠、S-华法林、丙戊酸钠、布洛芬、塞来昔布
CYP2C19	苯妥英钠、地西泮、奥美拉唑、兰索拉唑、西酞普兰
CYP2D6	帕罗西汀、可待因、氯丙嗪、右美沙芬、曲马多、美托洛尔
CYP2E1	对乙酰氨基酚、氯唑沙宗、乙醇、氟烷
CYP3A4、CYP3A5	他克莫司、环孢素、硝苯地平、卡马西平、美沙酮、辛伐他汀

一些药物经 CYP450 酶代谢后失活。例如,CYP3A4 催化美沙酮代谢使其失活,当个体的 CYP3A4 酶活性较弱或同时服用 CYP3A4 抑制剂时,美沙酮的血药浓度升高,可能发生尖端扭转型心律失常等毒副反应;而当个体具有较强的 CYP3A4 酶活性或者合用 CYP3A4 诱导剂时,美沙酮的血药浓度会降低,导致出现戒断症状。又如,华法林的高活性对映体 S-华法林主要经 CYP2C9 代谢,而代谢物的抗凝作用极其微弱,因此 CYP2C9 的活性是 S-华法林体内代

谢的决定因素,影响其抗凝的药理作用。

前体药物则需要经过 CYP450 酶的代谢激活才能产生药理活性。例如,降血脂药物洛伐他汀、辛伐他汀在经过 CYP3A4 代谢后才能被激活生成具有药理作用的活性代谢物;除了赖诺普利外,其余的血管紧张素转换酶抑制剂均为前体药物;泛昔洛韦在口服后迅速被吸收并被转化为活性药物喷昔洛韦,因此泛昔洛韦的药动学研究以喷昔洛韦为对象进行。

也有一些药物经代谢后产生的主要代谢物与原型药物具有相似的活性。例如,利多卡因、普罗帕酮主要代谢物的抗心律失常活性与原型药相似,因此在研究药物的药动学时,应同时关注其活性代谢物的动力学。

药物形成活性代谢物的过程若经多种酶代谢或有多条代谢途径参与,其药动学-药效学(PK - PD)的关系将比较复杂。例如,他莫昔芬主要经 CYP3A4 代谢生成具有类似原型药物活性的 N -去甲基产物,该产物能进一步经 CYP2D6 介导生成活性增强 100 倍的代谢物 endoxifen。因此,联用 CYP3A4 的诱导剂可以使他莫昔芬血药浓度显著下降,但由于 endoxifen 可发挥药效,该药物间的相互作用并不意味着他莫昔芬的疗效下降。

(2)黄素单氧化酶:微粒体黄素单氧化酶是仅次于 CYP450 酶的重要 I 相代谢酶,同时也是混合功能氧化酶,具有广泛的底物,可催化多种含有氮、硫、磷等亲核有机物发生的氧化反应,如吩噻嗪类药物、西咪替丁、麻黄碱和雷尼替丁等。其中黄素单氧化酶 3(FMO3)主要表达在成人肝中,是主要催化代谢的黄素单氧化酶。黄素单氧化酶具有不易被诱导或抑制的特点,可以降低药物发生相互作用的风险。例如,西沙必利与伊托必利均为胃肠促动力药,由于西沙必利在体内经 CYP3A4 代谢,当其与 CYP3A4 抑制剂联用时会使西沙必利的血药浓度升高,有延长 QT 间期并伴有室性心律不齐的风险;而伊托必利不经过 CYP3A4 代谢且主要代谢酶是 FMO3,黄素单氧化酶不易被诱导或抑制,因此使用伊托必利可降低药物相互作用的风险。

(3)其他 I 相代谢酶:一些非混合功能氧化酶在人体内也可以氧化代谢药物。例如,醛脱氢酶可以参与乙醛的氧化、醇脱氢酶可以氧化代谢乙醇,而黄嘌呤氧化酶则催化咖啡因、茶碱等含黄嘌呤基团的药物氧化。 I 相代谢也可以发生还原反应,如氯霉素的硝基还原反应。水解反应包括酯类、酰胺类和环氧化物等物质的水解,其中,酯类的水解常发生在血浆或肝中,如哌替啶可以被肝酯酶水解,而环氧化物水解酶催化环氧化物的水解。

2. Ⅱ相代谢酶

（1）尿苷二磷酸葡糖醛酸转移酶：葡糖醛酸结合反应主要由尿苷二磷酸葡糖醛酸转移酶介导，是体内最常见的结合反应，主要与原型药物或Ⅰ相代谢反应产物结合形成葡萄糖酸苷，在一些药物（如氯霉素、拉莫三嗪、吗啡、齐多夫定、对乙酰氨基酚等）及内源性物质的代谢消除中起到主要作用。尿苷二磷酸葡糖醛酸转移酶主要存在于肝中的内质网和核膜上，在小肠、肾、皮肤及脑中也有分布。尿苷二磷酸葡糖醛酸转移酶通常对药物起着"解毒"作用，使活性下降，但某些情况下也可增强药物的药理或毒理作用。例如，吗啡代谢物的麻醉作用显著增强，若清除该代谢物的能力下降，则会延长麻醉作用，导致毒副反应发生的风险增加。

尿苷二磷酸葡糖醛酸转移酶（UGT）含有两个大家族，即主要参与酚类及胆红素代谢的 UGT1 和主要代谢类固醇类药物的 UGT2；这些家族再进一步分成 3 个亚族，即 UGT1A、UGT2A 及 UGT2B。不同的 UGT 的底物有所不同，而一个底物也可能被多种同工酶催化。表 2-2 列出了临床常见的几种 UGT 同工酶及经其代谢的临床常用药物。

表 2-2　UGT 同工酶及经其代谢的临床常用药物

UGT 同工酶	经 UGT 同工酶代谢的临床常用药物
UGT1A1	丁丙诺啡、SN-38（伊立替康代谢物）
UGT1A3	炔雌醇
UGT1A4	丙米嗪、阿米替林
UGT1A6	对乙酰氨基酚
UGT1A9	丙泊酚
UGT1A10	吗替麦考酚酯
UGT2B7	吗啡、可待因、丁丙诺啡、纳洛酮、丙戊酸钠、氯霉素、布洛芬

（2）硫酸基转移酶：硫酸化反应同样是一种重要的结合反应，药物在硫酸基转移酶的催化下代谢，通常可使代谢物的活性下降、肾排泄能力增强。硫酸化对于酚类物质而言是一条重要的结合途径，同时也可以代谢一些醇类、胺类及硫醇类物质。生理上，硫酸化反应涉及甾体激素和神经递质的代谢和清除。硫酸基转移酶的同工酶主要包括酚转磺酶、醇转磺酶、芳胺转磺酶与甾体转磺酶等，主要分布在肝，而酚转磺酶也存在于肾及肠道中。

许多药物及内源性物质既可以被葡糖醛酸化,也可以被硫酸化,存在着竞争性代谢的现象。硫酸化结合具有低容量和高亲和性的特点,通常硫酸化在底物浓度低时占主导作用,而葡糖醛酸的结合反应在底物浓度高时占主导。因此,硫酸化反应在药物代谢中值得重视。

(3)谷胱甘肽-S-转移酶:谷胱甘肽(glutathion,GSH)通常被认为是清除体内潜在毒性亲电性物质的保护性化合物,在外源性和内源性物质的代谢中起着非常重要的作用。许多药物本身或经过Ⅰ相代谢后形成的亲电性化合物,可在谷胱甘肽-S-转移酶的催化下与还原型的谷胱甘肽结合形成非毒性结合物,加速毒性物质排出体外。

谷胱甘肽-S-转移酶在毒理学上有一定的重要作用。某些药物在Ⅰ相代谢反应中极易生成毒性中间产物,可与细胞大分子的重要成分共价结合造成机体损害,而谷胱甘肽与这些中间产物结合可防止它们与细胞大分子发生共价结合,起到解毒作用。例如,在正常情况下绝大部分的对乙酰氨基酚通过与葡糖醛酸和硫酸结合而解毒,但也有一部分可在CYP450酶的作用下生成具有肝毒性的代谢物N-乙酰-对-苯醌亚胺(NAPQI),该产物则通过与谷胱甘肽结合而解毒。但过量服用对乙酰氨基酚时会耗竭肝细胞内的谷胱甘肽,NAPQI则可造成肝细胞损伤。CYP450酶的诱导剂会加剧对乙酰氨基酚引起的肝损伤,而谷胱甘肽前体药物乙酰半胱氨酸的及时使用则可使肝损伤减轻。

药物与谷胱甘肽结合后可直接由尿液或胆汁排出,但更多情况下结合物会经过进一步的代谢。谷胱甘肽结合物不仅可以起到解毒作用,也可能活化药物,生成的谷胱甘肽结合物经进一步的代谢后可生成毒性产物。例如,对苯二酚和溴苯经谷胱甘肽-S-转移酶代谢形成的苯醌-谷胱甘肽结合物可造成中毒性肾损害。

(4)N-乙酰基转移酶:芳胺和磺酰胺类物质可以在N-乙酰基转移酶的催化下发生乙酰化反应。N-乙酰基转移酶可以催化某些药物的氨基与乙酸结合,如异烟肼和对氨基水杨酸;磺酰胺类药物的乙酰化产物极性下降,影响药物排泄,导致药物在肾中易产生结晶。

（二）药物在肝外的代谢及其代谢酶

大多数药物主要在体内经过肝脏代谢消除,而有些药物在肝内及肝外均有代谢,也有少数药物仅在肝外其他组织器官中(如胃肠道、肾和肺)代谢。这表示许多肝外的组织器官也参与药物的代谢过程,并且这些组织器官因为解剖及生理功能有所区别,而具有不同的代谢特征。

1. 药物的肝外代谢酶

药物的肝外代谢酶广泛分布于胃肠道、脑、肾、肺、皮肤、肾上腺及血浆等部位,参与药物及多种内源性物质的代谢,起着重要的作用。例如,肠道中含有的Ⅰ相、Ⅱ相代谢酶可以催化药物在肠内的代谢。药物的肝外代谢酶主要为 CYP450 酶、结合酶、转移酶及脱氢酶。其中,Ⅰ相代谢反应以 CYP450 酶为主,而Ⅱ相代谢反应则为结合酶及转移酶,如尿苷二磷酸葡糖醛酸转移酶、谷胱甘肽-S-转移酶和 N-乙酰基转移酶。当药物在肝中的代谢受阻,如肝功能受损或行肝移植术时,则药物的肝外代谢会代偿性增强,弥补药物在肝内代谢的不足。因此,药物的肝外代谢在临床实践中也不容忽视。

2. 药物在肝外代谢的主要部位

(1)药物在肠道的代谢:药物进入体循环的一条重要途径是胃肠道的吸收,然而许多药物在通过肠道时会被代谢(包括Ⅰ相代谢及Ⅱ相代谢),发生首过效应,使进入体内的药量减少,药物生物利用度下降。肠黏膜的代谢酶主要催化结合反应形成葡糖醛酸结合物和硫酸结合物,因此多具有解毒性质。肠内药物代谢酶同样可以被诱导或抑制,且具有饱和性。

肠道中的药物代谢酶主要位于肠道上皮细胞,通常在十二指肠及空肠部位的代谢活性高于结肠与回肠。肠道中主要的药物代谢酶包括 CYP3A、尿苷二磷酸葡糖醛酸转移酶、儿茶酚氧位甲基转移酶、N-乙酰基转移酶、酯酶、羟化酶、硫酸基转移酶、乙醇脱氢酶、环氧化物水解酶及单胺氧化酶等。CYP3A 在肠道中的数量及活性仅次于肝,是肠道最重要的 CYP450 酶,底物广泛,可以代谢临床上约 60% 的药物。尿苷二磷酸葡糖醛酸转移酶可以催化药物在肠壁内的葡糖醛酸化,如吗啡可以在肠道内在尿苷二磷酸葡糖醛酸转移酶的作用下形成葡糖醛酸结合物,其活性在十二指肠最高,而在结肠最低。肠道中的 CYP3A 和尿苷二磷酸葡糖醛酸转移酶还参与了口服药物的首过效应,是导致多种口服药物生物利用度低的原因之一。酯酶同样广泛分布于肠黏膜上,属于具有底物特异性的羧酸酯酶,可以水解阿司匹林等含有酯键的药物。存在于十二指肠的羟化酶则能够活化一些前体致癌物从而致癌。口服异丙肾上腺素后药物可在肠道中经硫酸化生成强极性的代谢物,减少吸收,因此不主张口服给药。肠道的代谢酶及其底物见表 2-3。

表 2-3　肠道的代谢酶及其底物

代　谢　酶	底　物
CYP3A4	他克莫司、环孢素
尿苷二磷酸葡糖醛酸转移酶	吗啡
硫酸基转移酶	对乙酰氨基酚、异丙肾上腺素
酯酶	阿司匹林

（2）药物的肾代谢：肾是一个主要的排泄器官，但肾同样含有可以进行药物的水解、氧化和结合等反应的各种药酶。肾代谢一般作为药物的次要代谢途径，然而并非总是次要代谢途径。肾代谢能改变药物的排泄及重吸收，除了甲基化代谢物外，大部分肾代谢的结合反应可以产生强极性的代谢物而被迅速排出体外。肾中的药酶大多分布在肾皮质层及肾髓质层，其中Ⅰ相代谢酶主要包括 CYP450 酶、单胺氧化酶、酯酶及脱氢酶等，其活性及含量远低于肝中的药酶，因此Ⅰ相代谢在肾中处于次要地位。Ⅱ相代谢则在药物的肾代谢中处于主要的地位，Ⅱ相代谢酶是肾中的主要代谢酶，包括尿苷二磷酸葡糖醛酸转移酶、谷胱甘肽-S-转移酶、N-乙酰基转移酶、硫酸基转移酶和氨基酸结合酶等。齐多夫定及吗啡等均可在肾中形成Ⅱ相代谢物。由于肾是机体重要的排泄器官，肾功能的改变可以直接影响药物的经肾消除，肾代谢对肾损伤患者的影响最大，因此应谨慎制订肾功能受损患者的给药方案。

（3）药物的肺代谢：肺是包括药物在内的外源性物质通过呼吸进入机体的主要途径，其既能够与环境中的异物接触，也可以与处于体循环中的物质接触。肺的血流丰富且流速快、体表面积大，有利于药物等外源性物质随血流及呼吸而扩散。肺代谢可使外源性物质失活或活化，代谢过程受到肺中各种细胞内还原型谷胱甘肽水平及药物的细胞摄取量等因素影响。肺中存在多种药物代谢酶，包括同样也在肝中表达的 CYP450 酶、水解酶、单胺氧化酶、黄素单氧化酶及结合酶等。与肝不同，肺是一种复杂且不均匀的组织，细胞种类多且代谢酶的数量及活性都存在显著差异。在肺中主要存在的 CYP450 酶为CYP1A、CYP2A、CYP2B、CYP2E、CYP2F 及 CYP4B，发挥外源性物质的代谢及使吸入性致癌物失活的作用。除了Ⅰ相代谢酶外，肺中也含有一些Ⅱ相代谢酶如尿苷二磷酸葡糖醛酸转移酶及硫酸基转移酶等。人体的肺微粒体还存在着一种特有的酶，即前列腺素 H 合成酶，其能够催化某些致癌性芳胺类物质的活化。肺中的药酶活性及含量均较低,因此代谢能力有限,肺不是药物代谢的主要场所,只有少数药物如茶碱可以在肺中代谢。然而,因为肺代谢与某些疾病如癌症的形成有关,这表明肺代谢也具有重要的意义。

（4）药物的脑代谢：脑是人体中精密且复杂的组织。由于血脑屏障的存在,通常代谢后产生的易于从肾排出的水溶性代谢物在脑中则不易被消除,半衰期延长。人体的脑组织中也含有一些重要的药物代谢酶,主要包括 CYP450 酶、单胺氧化酶、黄素单氧化酶与酮还原酶等Ⅰ相代谢酶,以及尿苷二磷酸葡糖醛酸转移酶、硫酸基转移酶和甲基转移酶等Ⅱ相代谢酶。脑中药酶的活性及含量均较低,且存在血脑屏障,因此脑在药物代谢中的作用有限,更多的是参与内源性物质的代谢,只有少数能穿过血脑屏障进入脑内的药物有可能被药酶代谢。脑中不同部位存在着少量 CYP450 酶,主要包括 CYP1A1、CYP1A2、CYP2B1、CYP2B2 及 CYP2E1,其中脑干及小脑中含量最高,而纹状体及海马部位含量最低。CYP450 酶及黄素单氧化酶主要分布在脑组织中的神经元细胞体,其中 CYP450 酶主要负责代谢脑中的异物,而黄素单氧化酶则可以代谢多种精神兴奋性药物,如丙米嗪。脑中的其他Ⅰ相代谢酶如单胺氧化酶可以催化儿茶酚胺的脱胺反应,而酮还原酶可以特异性还原类固醇。

（5）药物在其他组织中的代谢：除了上述的药物肝外代谢组织及器官外,皮肤、血浆、胎盘、眼睛等部位也含有一些药物代谢酶。当肝功能受损时,药物的肝外代谢代偿性增强,以补偿肝代谢不足。若药物的总清除率大于正常的肝血流量,则应考虑其存在肝外代谢的可能性。

三、影响药物代谢的因素

药物在体内的代谢通常是在酶的催化下进行的,而体内主要参与药物代谢的酶是 CYP450 酶。CYP450 酶具有明显的遗传多态性,存在明显的种族、年龄及性别差异,并且也可以被诱导或抑制,而这些因素都有可能影响肝药酶的含量及活性,从而对药物的代谢产生影响,导致药物的药动学及药效学过程产生较大的个体差异。

（一）遗传因素

遗传因素对代谢的影响很大,是造成药物的体内过程出现较大个体差异的主要原因之一,最重要的是遗传决定的氧化及结合反应的遗传多态性

（genetic polymorphism），导致同一种属的不同个体间某种酶的含量及活性存在差异。除了 CYP450 酶外，体内许多参与药物代谢的其他酶由于遗传多态性也存在着遗传变异，如甲基转移酶、硫酸基转移酶、乙醇脱氢酶、N-乙酰基转移酶及尿苷二磷酸葡糖醛酸转移酶等。通常，根据药酶代谢能力的强弱可以将人群划分为 4 种表型，即超快代谢型（ultra-rapid metabolizer，UM）、快代谢型（extensive metabolizer，EM）、中间代谢型（intermediate metabolizer，IM）及慢代谢型（poor metabolizer，PM），不同表型人群的酶含量或活性存在显著差异，影响药物的代谢，因而由它们所介导的代谢过程表现出非常明显的个体差异，有可能改变药物的疗效或毒性。对于慢代谢型人群，药物在体内的代谢能力较低，药物的体内消除速率减小、半衰期明显延长，因而药物的浓度及血药浓度-时间曲线下面积增大，导致药理作用增强甚至引起毒性反应；对于快代谢型人群，特别是超快代谢型人群而言，药物的代谢效果则正好相反，造成药理效应不足甚至无效。因而，药物代谢酶的遗传多态性日益受到人们的重视。

具有明显遗传多态性的 CYP450 酶包括 CYP1A1、CYP1A2、CYP1A3、CYP2C8、CYP2C9、CYP2C19、CYP2D6、CYP3A4 及 CYP3A5 等，其中以 CYP2D6、CYP2C19 及 CYP3A5 的多态性变异最为典型。例如，奥美拉唑在体内的主要代谢酶为 CYP2C19，CYP2C19 可以将原型药物转化为 5-羟基奥美拉唑和奥美拉唑砜。CYP2C19 具有典型的多态性，人群中不同个体 CYP2C19 的羟化代谢能力存在较大差异，因此奥美拉唑在人群中的药动学特征存在着明显的个体差异。奥美拉唑在 CYP2C19 慢代谢型人群中的消除半衰期显著延长、血药浓度-时间曲线下面积明显升高。CYP450 酶的遗传多态性不仅体现在同一种属的不同个体间，不同种族间的代谢也存在显著的多态性差异，造成其对同一药物的代谢明显不同。例如，异喹胍在体内经 CYP2D6 代谢，而 CYP2D6 具有明显的种族差异性，慢代谢型人群存在异喹胍代谢缺陷。东亚人种的异喹胍代谢缺陷发生率约为 1%，非洲人种的代谢缺陷发生率为 0~2%，而高加索人种的代谢缺陷发生率则高达 5%~10%。

巯嘌呤甲基转移酶（thiopurine methyltransferase，TPMT）也是典型的因遗传多态性影响药物代谢的 II 相代谢酶，在东亚人种仅有约 0.04% 的人群酶活性低，而在高加索人种中有 6%~11% 的人群酶活性中等，约 0.3% 的人群酶活性低。TPMT 是嘌呤类药物（如巯嘌呤、硫唑嘌呤等）的重要代谢酶，该类药物主要用于急性白血病、自身免疫疾病及器官移植的治疗，且治疗窗较窄，可发生严重甚至危及生命的血液毒性,因此其合理使用十分重要。硫唑嘌呤在肝中经过谷胱甘肽-S-转移酶转化为巯嘌呤,而巯嘌呤可经 TPMT 代谢,形成的产物再经过一系列代谢后形成的硫鸟嘌呤核苷酸(thioguanine nucleotide,TGN)具有细胞毒性,可产生骨髓抑制,而其浓度与 TPMT 的活性密切相关,因此 TPMT 的多态性显著影响嘌呤类药物的疗效及毒副作用。

(二)药物相互作用

参与药物代谢的 CYP450 酶具有可以被诱导或抑制的特性。临床上许多常用药物都可以对 CYP450 酶产生不同程度的诱导或抑制作用,因而当多药联用时可能出现药物间的相互作用。有些药物可以提高肝微粒体药物代谢酶的活性,加快代谢反应速率,称为肝药酶的诱导剂,它们可以通过加速其他药物的代谢而降低药效。肝药酶的诱导剂也能促进自身的代谢,连续用药时可因为自身诱导作用而使药效下降。苯巴比妥、苯妥英钠、卡马西平、利福平、水合氯醛、地塞米松及乙醇等都是肝药酶诱导剂,它们具有脂溶性强、易与肝药酶结合且半衰期较长的共同特性。当苯巴比妥与口服抗凝药联用时,苯巴比妥作为肝药酶诱导剂可以加速抗凝药物的代谢而使其失效;而利福平与口服避孕药联用时,利福平的肝药酶诱导作用可使避孕药的代谢加速而导致意外妊娠。酶的抑制作用指某些药物能抑制肝药酶的活性,使其代谢药物的速率减慢而增强药效、延长作用时间,这些药物则被称为肝药酶的抑制剂。具有临床意义的肝药酶抑制剂包括别嘌呤、氯霉素、异烟肼、酮康唑、西咪替丁和保泰松等。例如,酮康唑与特非那定合用时可以抑制其代谢,使特非那定的血药浓度骤增而引起致命性的室性心律失常;氯霉素与抗凝药双香豆素联合治疗时,氯霉素的肝药酶抑制作用可使双香豆素的代谢受阻而引起出血。因此,当药物与肝药酶的诱导剂或抑制剂联用时,应注意可能发生的药物相互作用,造成药物的作用由于代谢增强而减弱或因代谢下降而作用增强。药物间因相互作用造成的代谢抑制一般被认为是一种潜在危险因素,应尽量避免。由此可见,了解多药联用时潜在的代谢相互作用对临床用药的安全性及有效性有着十分重要的意义。

(三)年龄

随着年龄的增长,肝药酶的活性有所不同。因为机体的许多生理功能(如肝及肾的代谢、排泄）与年龄有关,药物代谢的个体差异主要体现在儿童和老年人中。胎儿与新生儿体内的肝药酶活性很低,对药物的敏感性远高于成人,常规剂量给药就有可能出现毒性。同时,新生儿体内尿苷二磷酸葡糖醛酸转移酶结合活性低,尤其是早产儿,因此服用氯霉素后可引起灰婴综合征,并且由于葡糖醛酸结合是胆红素的主要清除途径,许多新生儿都可能出现黄疸。儿童正处于生长发育期,机体的器官如肝尚未完全发育,因而肝药酶的活性及含量与成人相比较低,药物在体内的代谢过程与成人有所区别,若此时按照成人剂量给药,则容易出现毒副作用。老年人因多个器官的功能明显衰竭,肝实质与肾实质减少、血流量降低,肝药酶的含量和活性均不同程度降低,代谢及排泄药物的能力明显下降,因而可能导致血药浓度过高、药物作用时间持续过久而出现毒副作用。例如,庆大霉素的药动学特征就在老年人及青年人中存在明显差别,老年人中药物的半衰期明显延长,肾清除率降低而血药浓度-时间曲线下面积显著增大。因此,应针对老年人及儿童等特殊人群的药动学特点制订相应的给药方案,确保特殊人群的用药安全性。

（四）性别

肝药酶的活性还存在着一定的性别差异,如女性体内 CYP2C19 及 CYP3A4 的活性高于男性,但这一差异没有年龄差异那么显著,大多数药物在体内的代谢过程没有表现出明显的性别差异。然而,有些药物的代谢确实存在着性别差异。例如,阿司匹林与利福平在女性体内的血药浓度高于男性;利多卡因在女性体内的半衰期稍长;普萘洛尔和地西泮在女性体内的清除率比男性低。同时,女性在妊娠期、哺乳期及月经周期的不同阶段由于生理功能的改变,对药物的吸收、分布及清除等体内过程产生影响,使药物的药动学行为表现出较为明显的性别差异。

（五）病理因素

疾病状态能影响肝药酶的活性。肝是药物代谢的主要器官,当肝功能受损时,需要经过肝药酶代谢的药物在体内的药动学过程会受到影响。需要经肝激活的药物,如可的松、泼尼松等的代谢激活作用减弱,疗效降低;而主要经肝代谢失活的药物,如氯霉素、甲苯磺丁脲等的失活作用降低,药理作用则被增强。某些疾病如肝炎,可使葡糖醛酸结合反应和硫酸结合反应受到阻碍,因此肝炎患者的对乙酰氨基酚消除半衰期延长;心脏病则会因使肝血流量减少而降低肝血流限制性清除药物(如利多卡因、普萘洛尔)的代谢。

(六) 吸烟

香烟中含有能诱导某些药物代谢酶活性(主要是 CYP1A2 和尿苷二磷酸葡糖醛酸转移酶)的物质。因此,吸烟能加速药物经 CYP1A2 和尿苷二磷酸葡糖醛酸转移酶代谢。例如,重度吸烟者的美西律和普萘洛尔经尿苷二磷酸葡糖醛酸转移酶代谢的速度明显加快。此类人群戒烟后体内 CYP1A2 的活性迅速降低,咖啡因的清除率可因此显著下降。由此可见,服用经 CYP1A2 代谢且治疗窗窄的药物的吸烟患者,戒烟后应立即调整用药。

(七) 其他因素

肝药酶也有一定的昼夜节律,研究表明肝药酶的活性在夜间较高,而昼间较低。因此,在每天中的不同时间段给药,可使血药浓度产生一定的差异,造成疗效的时辰差异。例如,有研究发现人体 CYP3A 的活性在每天内的变化可相差 2.8 倍,表明 CYP3A 的活性存在着一定的时辰节律性。

食物也可能影响药物的代谢。例如,不饱和脂肪酸含量较多的食物可增加 CYP450 酶的含量,而缺乏某些营养物质(如钙、蛋白质及维生素 C 等)可能导致肝药酶代谢能力的下降。西柚等芸香科柑橘属的水果含有抑制 CYP3A4 的成分,当在服用经 CYP3A4 代谢的药物时吃了该类水果,可能造成药物浓度升高而产生毒副作用。

四、代谢酶与临床前药物成药性评价

药物的代谢研究贯穿新药研发的全过程,药物相互作用由代谢酶、转运体等因素介导。在药物开发的过程中,对药物相互作用的评价一般包括体外试验和临床试验两部分。体外试验可对相互作用的可能机制及程度进行评价,而评估代谢酶的体外试验系统主要包括人肝组织及其亚细胞组分(如微粒体)、重组人 CYP 酶。通常,可使用人肝细胞或肝微粒体中特定酶的抑制剂,或使用单独的重组人 CYP 酶,对药物是否经过 CYP 酶代谢进行鉴别。评估受试药物是否为代谢酶的抑制剂或诱导剂,常应用指针底物法,在人肝组织中对药物抑制/诱导 CYP 酶的机制(时间依赖性或可逆性抑制)和强度进行研究。

代谢酶与转运体一起联合介导机体对药物的体内处置,从而影响药物的疗效及不良反应。在新药研发的早期开展药物代谢研究,有助于临床研究及整体研究策略的制定,有利于提高新药研发的成功率,是评估药品获益风险的重要环节。

第五节　药物排泄及影响因素

药物及其代谢物经过排泄器官或分泌器官被排出体外的过程称为排泄,药物在体内主要通过代谢和排泄进行消除。排泄是药物从体内最后彻底消除的过程,药物的药理效应随着排泄而逐渐减弱至消失。半衰期是表示药物在体内的排泄速度的参数,通常可以根据药物的半衰期来制定给药周期。大多数的药物及其代谢物经被动转运的方式排泄,而少部分药物的排泄为主动转运。肾排泄和胆汁分泌是药物排泄的主要途径,少数药物几乎完全经肾排泄而消除。有些药物可以通过呼吸排泄,尤其是挥发性较强的药物;还有部分药物能从乳腺、汗腺、泪腺或唾液腺等器官排出体外。各种药物的排泄途径和速度有所不同,而排泄速度受排泄器官的功能状态影响,因此临床上应用通过肾进行排泄的药物时,应该关注并动态监测患者的肾功能。

一、药物的肾排泄

肾是人体最重要的排泄器官,药物在进入体内后可以原型或代谢物的形式通过肾排泄。肾排泄是肾小球滤过、肾小管的主动分泌及肾小管的重吸收的总和。其中,前两个过程使血液中的药物进入肾小管腔内,而后一个过程则令肾小管腔内的药物再次转运回血液中。药物经过肾排泄有以下的特点及其影响因素。

(一) 肾小球滤过

心排血量20%~25%的血液进入肾,其中约10%的血液通过动脉血施加的流体压在肾小球内进行滤过。大多数药物主要以膜孔扩散的方式从肾小球滤过。肾小球滤过率(glomerular filtration rate, GFR)与药物的血浆蛋白结合程度是影响药物从肾小球滤过的主要因素,当肾小球的滤过率下降或药物与血浆蛋白高度结合时,药物的滤过量减少。肾小球毛细血管网的基底膜具有较大的通透性且滤过压较高,因此分子量较小的药物都可以自由通过。结合型的药物通常分子量较大,不能经肾小球滤过;而游离型药物的分子量较小,容易穿过孔径较大的滤过膜,即只有游离型药物才能经肾小球滤过,而且药物在滤液中的浓度与血浆中游离型的浓度相等。通常人的肾小球滤过率约为125 mL/min,如果药物仅经肾小球滤过,而无肾小管的重吸收或分泌,则游离型药物的肾清除率等于肾小球滤过率。当游离型药物的肾清除率高于肾小球的滤过率时,提示有肾小管主动分泌的存在。

内生肌酐是人体肌肉代谢的产物,其既不与血浆蛋白结合也不被分泌,每天体内产生的量几乎均随尿排出,因此通常将其肾清除率作为肾小球滤过率的客观指标。正常情况下肾小球滤过率相对稳定,对肾血流量的变化不敏感,检测血肌酐是临床上常用的了解肾功能的主要方法之一。

(二) 肾小管的主动分泌

一些药物不仅通过肾小球滤过,也经肾小管主动分泌,其在肾的清除率有可能大于肾小球的滤过率。药物的肾小管分泌是从血液至肾单位腔内的主动转运过程,此时逆浓度梯度的药物自毛细血管通过肾小管膜到达肾小管中,促进药物排泄。肾小管的上皮细胞有两套转运系统,即负责转运弱酸性药物(阴离子型)的有机酸转运系统和负责转运弱碱性药物(阳离子型)的有机碱转运系统。具有相同分泌机制的两个药物联用时,可发生竞争性抑制,因此主动分泌的过程常常由于药物竞争同一个载体而发生相互作用,影响药物的肾清除率。例如,当丙磺舒与青霉素合用时,丙磺舒能竞争性地抑制肾小管的 OAT,阻断青霉素自肾小管的分泌,从而使其血药浓度升高、疗效增强且作用时间延长。

(三) 肾小管的重吸收

游离型药物从肾小球滤过后,经肾小管分泌和重吸收。肾小管的重吸收有主动及被动转运两种过程,大多数药物通过被动转运的方式经肾小管被被动重吸收,而尿酸等少数物质以主动转运的方式被主动重吸收。主动重吸收的主要部位在近曲小管,大多为内源性物质,包括氨基酸、糖、维生素与电解质等营养成分;被动重吸收主要以被动扩散的方式,大多为外源性物质,重吸收的程度受药物的脂溶性和解离度影响。脂溶性强的药物容易通过肾小管,而脂溶性低或离子型药物的重吸收较为困难,肾小管腔内尿液的 pH 则可以通过影响药物的解离度而影响药物的重吸收。因此,弱酸及弱碱性药物的重吸收受肾小管液 pH 的影响,尿液经碱化或酸化处理后均可影响药物的重吸收。酸化尿液可以使碱性药物在尿中离子化,重吸收减少,排泄增加;碱化尿液后,肾小管中的酸性药物大部分解离,药物重吸收受阻,可加速药物排泄。由此可见,尿排泄的速度与尿液的 pH 密切相关,因此改变尿液的 pH 在临床上是解救药物中毒常用且有效的措施。例如,当弱酸性药物如阿司匹林或苯巴比妥中毒时,在应用碳酸氢钠或碳酸酐酶抑制剂利尿药(如乙酰唑胺)等方式碱化尿液后,能够减少药物的重吸收,加速排泄而解毒。口服抗组胺药、苯丙胺、三环类抗抑郁药或吗啡类镇痛药等碱性药物,若加服氯化铵,药物可因尿液酸化而加速排泄,而当应用碳酸氢钠碱化尿液时,则药物排泄受阻。除了药物外,尿液的 pH 也受饮食及患者病理因素的影响,同时存在昼夜波动,可在一定范围内变化。例如,呼吸性和代谢性碱中毒可使尿液碱化,而当出现呼吸性与代谢性酸中毒时尿液呈酸性,这些病理状态可能影响药物的排泄。一些药物也可以通过药物转运体的介导而经肾小管重吸收。例如,肾小管的上皮细胞存在 PEPT1,PEPT1 可以介导二肽、三肽类物质及 β-内酰胺类抗生素等药物的重吸收。

药物若大部分能经肾小管重吸收,则尿量对肾清除率具有较大的影响。此时,通过增加液体的摄入或给予甘露醇等利尿剂,可以通过增加尿量使某些药物的排泄速度加快。加速药物的清除有助于某些药物过量的解毒,这些药物具有以下特性:① 在肾小管内能被广泛地重吸收;② 肾排泄在强迫利尿的情况下是药物消除的主要途径;③ 如果重吸收对 pH 变化敏感,则强迫利尿与控制 pH 两者都有效。

二、药物的胆汁排泄

胆汁排泄是药物另一个重要的排泄途径。药物从胆汁排泄是一个复杂的过程,包括了肝细胞对药物的摄取、储存、代谢及向胆汁的主动转运。药物的胆汁排泄受药物的理化性质及生理因素的影响,任何影响肝血流量、肝细胞对药物的摄取、肝内的药物代谢、胆汁形成速度及药物向胆汁的转运等的因素,均可能影响药物的胆汁排泄。胆汁排泄对于原型药来说是次要排泄途径,然而对于大多数药物代谢物,特别是极性较强的水溶性代谢物来说是主要排泄途径。从胆汁排泄的药物除了需要具有一定的极性外对其分子量也有一定要求,通常分子量低的化合物可以从胆汁排泄,而分子量大于 5 000 Da 的药物则较难经胆汁排出。因此,低分子质量的药物常可见于胆汁中,蛋白类药物却不易进入胆汁。

药物经胆汁的排泄通常是主动过程。与肾排泄相似,肝至少有 3 个主动转运系统介导药物的胆汁排泄,分别转运阳离子药物(有机碱类如红霉素、奎宁等)、阴离子药物(有机酸类如青霉素等)及中性药物如强心苷等。肝中的 P-gp 等外排转运系统也促进药物排泄进入胆管。药物的胆汁排泄与肾小管的主动分泌相似,具有饱和性与同类药物的竞争性抑制。例如,丙磺舒可以抑制吲哚美辛及利福平的胆汁排泄。肾、肝和胆都是人体重要的排泄器官,肾排泄与肝排泄、胆排泄间往往存在相互代偿,了解此现象对于临床指导肝肾功能不全患者的合理用药具有一定的意义。例如,肾功能受损的高血压患者通常选用替莫普利而非依那普利降血压,因为依那普利主要经过肾排泄,肾功能障碍可导致患者排泄药物受阻,体内血药浓度上升而有药物中毒的风险,但是替莫普利可以经肾和胆汁两条途径排泄,在患者肾功能不全时能够通过胆汁排泄,因此血药浓度上升不明显。

很多药物以原型或经肝代谢成葡糖醛酸、谷胱甘肽结合物的形式转运至胆汁,胆汁中的药物储存于胆囊,经胆总管进入小肠中的十二指肠后再被肠黏膜吸收,返回门静脉到达肝,重新进入体循环,然后再分泌直至药物排出的反复循环过程称为肝肠循环(hepato-enteral circulation)。药物的肝肠循环可以延长药物在机体内停留的时间,使药物维持相对较长的作用,在药动学上表现为药物浓度-时间曲线的双峰或多峰现象。一些结合型代谢物经胆汁排泄至肠道后,在小肠内肠道菌群的 β-葡糖醛酸糖苷酶的作用下,将上述代谢物水解释放出原型药物,也会再次吸收形成肝肠循环。例如,免疫抑制剂吗替麦考酚酯口服后吸收迅速,在血浆中被酯酶代谢成活性成分麦考酚酸。在肝内,麦考酚酸可与葡糖醛酸结合形成无药理活性的葡糖醛酸苷 7-O-葡糖酸苷,后者随胆汁排泄进入小肠,在肠道菌群的作用下经葡糖醛酸转移酶再次催化转变为活性成分麦考酚酸,麦考酚酸经肠黏膜再吸收至体循环中,形成肝肠循环,使服药后 6~12 h 出现第二个血浆麦考酚酸高峰,但峰值比第一次低。因此,抑制或扰乱肠道菌群的生成有可能影响肝肠循环。若药物的胆汁排出量多,肝肠循环能减缓药物的排泄,延长药物的作用时间,此时中断肝肠循环可以缩短药物的半衰期和作用时间,有利于某些药物的解毒。例如,洋地黄毒苷中毒后,口服考来烯胺可以中断洋地黄毒苷的肝肠循环,加速其胆汁排泄从而解毒。

胆汁排泄的效率可用胆汁清除率表示。如果胆汁中药物的浓度等于或小于血浆浓度,其胆汁清除率非常低;而若药物在胆汁中的浓度很高,胆汁清除率也相对较高。高胆汁清除率的药物在临床用药上具有一定意义,如氨苄西林、红霉素、四环素及利福平等主要经胆汁排泄,其在胆汁的浓度远高于血药浓度,因此可以用于治疗胆道感染。

三、药物的其他排泄途径

药物除了可以随胆汁排泄到肠道外,未被吸收的口服药物及由肠黏膜主动分泌到肠道的药物也可经肠道排泄。许多药物还可通过乳汁、唾液、汗液、泪液等排泄,但这些途径排泄的量通常有限,且机制往往是被动扩散,受 pH 的影响。乳汁的 pH 略低于血浆,呈酸性,因此弱碱性药物易进入乳汁中,在乳汁的浓度可能高于血浆,而弱酸性药物则正好相反。乙醇及尿素均可以迅速进入乳汁,在乳汁中的浓度与血浆中浓度相当。吗啡、阿托品等弱碱性药物也较易自乳汁排泄,因此哺乳期妇女应谨慎用药。某些药物可由唾液排泄,在唾液中的浓度与血药浓度平行,而唾液容易采集,因此临床上可利用唾液代替血液标本进行血药浓度监测。

(刘晓曼、陈　孝)

──────────┤ 参考文献 ├──────────

韩国柱,刘云海,1987.药物-血浆蛋白结合与药物动力学.生理科学进展,18(3):241-245.

李聃,盛莉,李燕,2014.药物转运体的研究方法.药学学报,49(7):963-970.

刘克辛,2016.临床药物代谢动力学.北京:科学出版社.

罗兰德,2012.临床药代动力学与药效动力学.4 版.陈东生,黄璞译.北京:人民卫生出版社.

孟强,刘克辛,2021.转运体介导药物相互作用的研究现状及展望.中国临床药理学与治疗学,26(8):876-888.

王广基,柳晓泉,刘晓东,2005.药物代谢动力学.北京:化学工业出版社.

王怀良,2020.临床药理学.3 版.北京:高等教育出版社.

钟大放,2021.创新药物代谢和药动学研究.北京:科学出版社.

朱艳娜,刘克辛,2017.药物转运体和代谢酶在抗生素药动学中的作用.药物评价研究,40(9):1197-1202.

AHMED S, ZHOU Z, ZHOU J, et al., 2016. Pharmacogenomics of drug metabolizing enzymes and transporters: relevance to precision medicine. Genomics Proteomics Bioinformatics, 14(5): 298 - 313.

ALMAZROO O, MIAH M, VENKATARAMANAN R, 2017. Drug metabolism in the liver. Clin Liver Dis, 21(1): 1 - 20.

BALLABH P, BRAUN A, NEDERGAARD M, 2004. The blood-brain barrier: an overview: structure, regulation, and clinical implications. Neurobiol Dis, 16(1): 1 - 13.

CHEN J, SU Q B, TAO Y Q, et al., 2018. ABCC2 rs2273697 is associated with valproic acid concentrations in patients with epilepsy on valproic acid monotherapy. Pharmazie, 73(5): 279 - 282.

FAN Y, LIU X, 2018. Alterations in expression and function of ABC family transporters at blood-brain barrier under liver failure and their clinical significances. Pharmaceutics, 10(3): 102.

FDA, 2020. Guidance for industry: *in vitro* drug interaction studies — cytochrome P450 enzyme- and transporter-mediated drug interactions.

HUO X, MENG Q, WANG C, et al., 2019. Cilastatin protects against imipenem-induced nephrotoxicity via inhibition of renal organic anion transporters (OATs). Acta Pharm Sin B, 9(5): 986 - 996.

HUO X, MENG Q, WANG C, et al., 2020. Protective effect of cilastatin against diclofenac-induced nephrotoxicity through interaction with diclofenac acyl glucuronide via organic anion transporters. Br J Pharmacol, 177(9): 1933 - 1948.

HUO X, MENG Q, WANG C, et al., 2020. Targeting renal OATs to develop renal protective agent from traditional Chinese medicines: protective effect of apigenin against imipenem-induced nephrotoxicity. Phytother Res, 34(11): 2998 - 3010.

Ingelman-Sundberg M, 2004. Pharmacogenetics of cytochrome P450 and its applications in drug therapy: the past, present and future. Trends Pharmacol Sci, 25(4): 193 - 200.

IYANAGI T, 2007. Molecular mechanism of phase I and phase II drug-metabolizing enzymes: implications for detoxification. Int Rev Cytol, 260: 35 - 112.

KLOTZ U, 2009. Pharmacokinetics and drug metabolism in the elderly. Drug Metab Rev, 41(2): 67 - 76.

KOEPSELL H, 2020. Organic Cation Transporters in Health and Disease. Pharmacol Rev, 72(1): 253 - 319.

KÖNIG J, MüLLER F, FROMM M F, 2013. Transporters and drug-drug interactions: important determinants of drug disposition and effects. Pharmacol Rev, 65(3): 944 - 966.

LIU X, PAN G, 2019. Drug Transporters in Drug Disposition, Effects and Toxicity. Berlin: Springer.

LI W, ZHANG H, ASSARAF Y G, et al., 2016. Overcoming ABC transporter-mediated multidrug resistance: molecular mechanisms and novel therapeutic drug strategies. Drug Resist Updat, 27: 14 - 29.

LI Y, MENG Q, YANG M, et al., 2019. Current trends in drug metabolism and pharmacokinetics. Acta Pharm Sin B, 9(6): 1113 - 1144.

LYNCH T, PRICE A. 2007. The effect of cytochrome P450 metabolism on drug response, interactions, and adverse effects. Am Fam Physician, 76(3): 391 – 396.

MANGONI A A, JACKSON S H D, 2004. Age-related changes in pharmacokinetics and pharmacodynamics: basic principles and practical applications. Br J Clin Pharmacol, 57(1): 6 – 14.

NAKAMURA T, YOSHIDA K, YABUUCHI H, et al., 2008 Functional characterization of ergothioneine transport by rat organic cation/carnitine transporter Octn1 (slc22a4). Biol Pharm Bull, 31(8): 1580 – 1584.

PATEL M, TASKAR K, ZAMEK-GLISZCZYNSKI M, 2016. Importance of hepatic transporters in clinical disposition of drugs and their metabolites. J Clin Pharmacol, 56 (Suppl 7): S23 – S39.

POND S M, TOZER T N, 1984. First-pass elimination. Basic concepts and clinical consequences. Clin Pharmacokinet, 9(1): 1 – 25.

QIU H B, ZHUANG W, WU T, et al., 2018. Imatinib-induced ophthalmological side-effects in GIST patients are associated with the variations of EGFR, SLC22A1, SLC22A5 and ABCB1. Pharmacogenomics J, 18(3): 460 – 466.

RITTER J, 2007. Intestinal UGTs as potential modifiers of pharmacokinetics and biological responses to drugs and xenobiotics. Expert Opin Drug Metab Toxicol, 3(1): 93 – 107.

ROBERTS M, MAGNUSSON B, BURCZYNSKI F, et al., 2002. Enterohepatic circulation: physiological, pharmacokinetic and clinical implications. Clin Pharmacokinet, 41 (10): 751 – 790.

SCHMIDT S, GONZALEZ D, DERENDORF H, 2010. Significance of protein binding in pharmacokinetics and pharmacodynamics. J Pharm Sci, 99(3): 1107 – 1122.

SOUTHWOOD R, FLEMING V, HUCKABY G, 2018. Concepts in Clinical Pharmacokinetics. Bethesda: AHSP.

TAMAI I, 2013. Pharmacological and pathophysiological roles of carnitine/organic cation transporters (OCTNs: SLC22A4, SLC22A5 and Slc22a21). Biopharm Drug Dispos, 34(1): 29 – 44.

TORNIO A, FILPPULA A M, NIEMI M, et al., 2019. Clinical studies on drug-drug interactions involving metabolism and transport: methodology, pitfalls, and interpretation. Clin Pharmacol Ther, 105(6): 1345 – 1361.

WANG L, WEINSHILBOUM R, 2006. Thiopurine S-methyltransferase pharmacogenetics: insights, challenges and future directions. Oncogene, 25(11): 1629 – 1638.

ZANGER U M, SCHWAB M, 2013. Cytochrome P450 enzymes in drug metabolism: regulation of gene expression, enzyme activities, and impact of genetic variation. Pharmacol Ther, 138(1): 103 – 141.

ZHANG D, SURAPANENI S, 2012. ADME-Enabling Technologies in Drug Design and Development. New York: John Wiley.

ZHOU S F, 2008. Drugs behave as substrates, inhibitors and inducers of human cytochrome P450 3A4. Curr Drug Metab, 9(4): 310 – 322.

药动学模型与主要参数

第一节 房 室 模 型

一、速率过程与速率常数

药动学过程的基础是药物分子可以通过机体的各种生物屏障,在体内转运。药物通过生物膜的方式主要有简单扩散与特殊转运。

(一)一级速率过程与线性动力学过程

简单扩散通常取决于生物膜的通透性和膜两侧的药物浓度差,浓度差越大时,转运速率越快,其转运速率可以通过下式来表示:

$$\frac{\mathrm{d}c}{\mathrm{d}t} = -KC \qquad (3-1)$$

式中,C 为血药浓度,K 为一级速率常数。

一级速率过程指在单位时间内药物的吸收或消除按一定比例进行的药物转运过程。一级速率常数反映了体内药物量衰减的特性,在一定浓度范围内并不随体内药物浓度的增大而变化。临床上大多数药物在体内的转运过程属于一级速率过程,即线性动力学过程。线性动力学过程的药物具有峰浓度、平均稳态浓度与剂量成正比,消除半衰期不随剂量不同而明显改变,血药浓度-时间曲线下面积与剂量成正比等特点。

(二)零级速率过程与非线性动力学过程

药物的主动转运和易化扩散往往都需要载体或酶的参与,因此会出现饱和的现象。药物的转运速率与其浓度的关系比较复杂。当药物浓度远远低于转运载体或酶饱和的药物浓度时,其转运过程表现为一级速率特征。但当药物浓度远远大于转运载体或酶饱和的药物浓度时,其转运速率仅取决于转运载体或酶的水平,而与药物浓度无关,其转运过程表现为零级速率特征。

零级速率过程的转运速率可通过下式表示:

$$\frac{\mathrm{d}c}{\mathrm{d}t} = -K_0 \tag{3-2}$$

式中,K_0为零级速率常数。

特殊转运的药物在不同时间、不同浓度的条件下,其转运速率可能表现为一级速率过程、零级速率过程,在数学上可通过混合米氏方程(Michaelis-Menten equation)来描述,整体呈现非线性特征,属于非线性动力学过程。药物非线性动力学过程具有峰浓度、平均稳态浓度与剂量呈超比例增加,消除半衰期随剂量增加而延长,血药浓度-时间曲线下面积与剂量呈超比例增加等特点。

临床应用的药物在常用治疗剂量范围内的体内过程大多数表现为线性动力学特征,即反应速率随体内的药量衰减而衰减。速率过程与速率常数的特性适用于药物吸收、分布、代谢和排泄整个药动学过程。

二、房室模型

房室模型(compartment model)是目前广泛应用的阐释药物在体内转运动态规律的一种数学模型。它将机体作为一个系统,系统内部按动力学特点划分为若干个房室。房室是一个便于数学分析的抽象概念,是房室模型的基本组成单位,它从实际药物浓度-时间数据中归纳出来,反映从动力学角度把机体划分的药物相对间隔区间。只要机体内某些部位接受药物及消除药物的速率常数相似,不论这些部位的解剖位置与生理功能如何,均可归纳为同一个房室。房室的划分与器官和组织的血流量、膜的通透性、药物和组织的亲和力等因素密切相关。

药物进入机体后,如果仅在各个房室间转运,不再从机体排出或转化,则这些房室构成"封闭系统";如果药物不仅在各个房室间转运,而且以不同速率、不同途径不可逆地被机体代谢或排泄,则这些房室构成"开放系统"。绝大多数药物在体内属于后一种情况。

（一）一房室模型

一房室模型是一种最简单的药动学模型。该模型将整个机体看作一个房室,并假设药物进入血循环后立刻均匀分布在可到达的体液与组织中,即机体组织内与血浆内的药物量瞬时取得平衡。但实际上这种情况比较少。图3－1、图3－2反映了不同给药途径一房室模型的血药浓度-时间曲线。

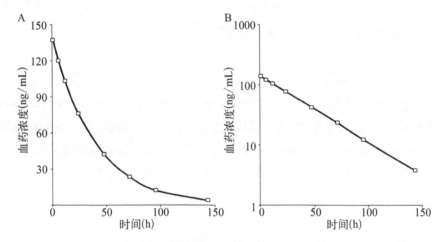

图3－1　静脉注射给药后一房室模型的血药浓度-时间曲线

A 图纵坐标为普通刻度;B 图纵坐标为对数刻度

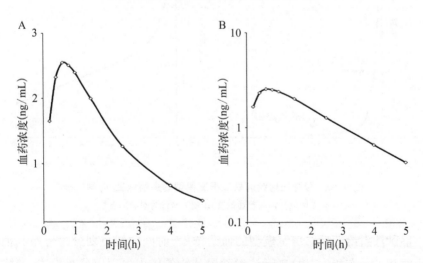

图3－2　血管外给药后一房室模型的血药浓度-时间曲线

A 图纵坐标为普通刻度;B 图纵坐标为对数刻度

（1）静脉注射—房室模型—级动力学过程的数学公式：

$$C = C_0 e^{-Kt} \tag{3-3}$$

式中，t 为给药时间，C_0 为 $t = 0$ 时的血药浓度（即初始浓度），K 为消除速率常数。

（2）血管外给药—房室模型—级动力学过程的数学公式：

$$C = A(e^{-Kt} - e^{-K_a t}) \tag{3-4}$$

式中，A 为经验常数，K_a 为吸收速率常数。

（二）二房室模型

二房室模型将整个机体划分为两个房室：血流量多、血流速度快的器官组织构成中央室，血流量少、血流速度慢的器官组织构成周边室。并假设药物进入每一房室后立刻均匀分布，且房室间的药物转运可以瞬时取得平衡。

大多数药物的体内过程可近似地根据二房室模型进行分析。图 3 - 3、图 3 - 4 反映了不同给药途径二房室模型的血药浓度-时间曲线。

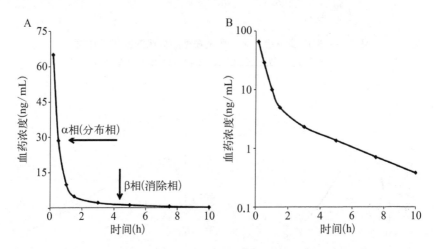

图 3 - 3 静脉注射给药后二房室模型的血药浓度-时间曲线

A 图纵坐标为普通刻度；B 图纵坐标为对数刻度

静脉注射给药后二房室模型的血药浓度-时间曲线可划分为分布和消除两个时相。分布相（α 相）表示该时间段药物的体内过程以分布为主，消除过程不占主导地位；消除相（β 相）表示该时间段药物的体内分布达到平衡，此时

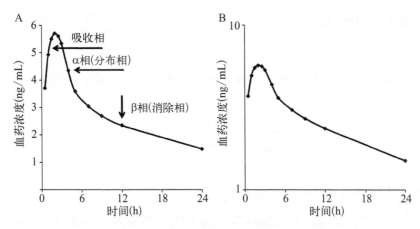

图 3 - 4　血管外给药后二房室模型的血药浓度-时间曲线

A 图纵坐标为普通刻度；B 图纵坐标为对数刻度

药物的体内过程以消除为主。

血管外给药后二房室模型的血药浓度-时间曲线可划分为吸收、分布和消除 3 个时相。吸收相表示该时间段体内药物的吸收、分布与消除过程以吸收为主；分布相表示该时间段体内药物的吸收、分布与消除过程以分布为主；消除相表示该时间段体内药物的吸收基本结束，分布达到平衡，此时药物的体内过程以消除为主。

血药浓度-时间曲线时相的划分与房室模型密切相关，在实际计算中，不同时相的数据越准确，所获得的有关药动学参数就越可靠。

（1）静脉注射二房室模型一级动力学过程的数学公式：

$$C = Ae^{-\alpha t} + Be^{-\beta t} \tag{3-5}$$

式中，α 为 α 相速率常数，β 为 β 相速率常数，A、B 为经验常数，t 为给药时间。

（2）血管外给药二房室模型一级动力学过程的数学公式：

$$C = Ae^{-\alpha t} + Be^{-\beta t} + Ge^{-K_a t} \tag{3-6}$$

式中，K_a 为吸收速率常数，G 为经验常数。

在药动学研究中，通常是根据实际获得的血药浓度-时间数据结果，判断是选择房室模型还是选择非房室模型进行相应参数的计算，并进一步分析其特点。

三、药动学参数的计算

（一）达峰时间与血药峰浓度

达峰时间（T_{max}）指药物在吸收过程中出现最大血药浓度的时间，可由下式算出：

$$T_{max} = \frac{1}{K_a - K} \ln \frac{K_a}{K} \tag{3-7}$$

式中，K_a 为吸收速率常数，K 为消除速率常数。

血药峰浓度（C_{max}）指药物在吸收过程中出现最大血药浓度，可由下式算出：

$$C_{max} = \frac{FD}{V_d} e^{-KT_{max}} \tag{3-8}$$

式中，F 为生物利用度，D 为给药剂量，FD 为总吸收量，V_d 为表观分布容积。

血管外给药后，可采用 T_{max} 与 C_{max} 反映药物从某制剂吸收进入全身血循环的速度。C_{max} 与吸收速率常数、消除速率常数、给药剂量有关，而 T_{max} 仅取决于吸收速率常数、消除速率常数，与给药剂量无关。在消除速率常数一定时，吸收速率越快，C_{max} 越高，T_{max} 越短。

（二）血药浓度-时间曲线下面积

1. 曲线下面积的概念及意义

以血药浓度为纵坐标，以相应时间为横坐标，绘出的曲线为血药浓度-时间曲线（简称药-时曲线，图 3-5），坐标轴和血药浓度-时间曲线之间所围成的面积称为血药浓度-时间曲线下面积，简称曲线下面积（area under the curve，AUC）。AUC 可间接反映药物在体内的总量，是获得药物生物利用度的基础，也是"统计矩"理论相关参数的基础。

2. AUC 的计算

（1）梯形法：不需要判断房室模型，直接将 AUC 根据每个血药浓度-时间数据划分成若干个区域，每个区域可近似地看作一个梯形（图 3-5），将计算出的每一个梯形的面积相加，则得到 AUC 的值。

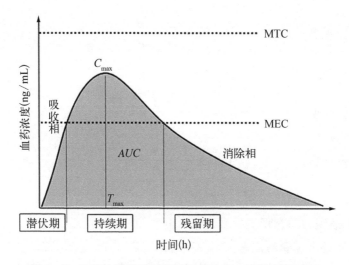

图3-5　单次血管外给药后的血药浓度-时间曲线示意图

AUC,曲线下面积;C_{max},血药峰浓度;T_{max},达峰时间;MTC,最低中毒浓度;
MEC,最低有效浓度

应用梯形法计算AUC,在药动学、药物生物利用度和生物等效性等研究中最为常用。其公式为

$$AUC_{0-t} = \sum_{i=1}^{n} \frac{C_{i-1} + C_i}{2}(t_i - t_{i-1}) \qquad (3-9)$$

式中,C_{i-1}为上一时间点血药浓度,C_i为下一时间点血药浓度。

$$AUC_{0-\infty} = \sum_{i=1}^{n} \frac{C_{i-1} + C_i}{2}(t_i - t_{i-1}) + \frac{C_t}{K} \qquad (3-10)$$

式中,C_t为给药时间t的血药浓度。

在计算AUC时,为了减少误差,一般要求获得3个以上消除半衰期的血药浓度-时间数据。在选用梯形法时,血药浓度的时间间隔越短,结果越准确。当然,采血时间间隔也不是越短越好,方案设计时应对技术上的困难、伦理方面的问题以及科学层面的必要性等进行综合考虑,应全面、合理。

（2）积分法:当根据房室模型的方法获得相关药动学参数时,即可根据相应的血药浓度-时间函数用积分法导出的公式,计算$AUC_{0-\infty}$。

1）静脉注射给药

一房室模型:
$$AUC = \frac{C_0}{K} \qquad (3-11)$$

二房室模型：
$$AUC = \frac{A}{\alpha} + \frac{B}{\beta} \qquad (3-12)$$

2）血管外给药

一房室模型：
$$AUC = A\left(\frac{1}{K} - \frac{1}{K_a}\right) = \frac{FD}{KV_d} \qquad (3-13)$$

二房室模型：
$$AUC = \frac{A}{\alpha} + \frac{B}{\beta} + \frac{G}{K_a} \qquad (3-14)$$

（三）表观分布容积

1. 表观分布容积的概念

药物进入机体后，不同组织与体液中的实际药物浓度并不相同。但在进行药动学计算时，可设想药物是均匀地分布于各种组织与体液中，且其浓度与血液相同，在这种假设条件下药物分布所需的容积称为表观分布容积（apparent volume of distribution，V_d）。因此，表观分布容积是一个数学概念，并不代表具体的生理空间，用来估算在给予一定剂量的药物后，机体接触药物的程度与强度。它是反映给药剂量或体内药物总量与血浆药物浓度相互关系的一个比例常数。

$$V_d = \frac{D_t}{C_t} \qquad (3-15)$$

$$D_t = V_d \times C_t \qquad (3-16)$$

式中，D_t 指给药 t 时间后机体内总药量；C_t 指给药 t 时间后血浆药物浓度。

2. 表观分布容积的计算

（1）静脉注射给药

一房室模型：
$$V_d = \frac{D}{K \cdot AUC_{0-\infty}} \qquad (3-17)$$

二房室模型：
$$V_d = \frac{D}{\beta \cdot AUC_{0-\infty}} \qquad (3-18)$$

（2）血管外给药

一房室模型：
$$\frac{V_d}{F} = \frac{D}{K \cdot AUC_{0-\infty}} \qquad (3-19)$$

二房室模型：
$$\frac{V_\mathrm{d}}{F} = \frac{D}{\beta \cdot AUC_{0-\infty}}$$
(3-20)

3. 表观分布容积的应用

（1）估算血容量及体液量：某些药物只分布在某一部分体液中，其表观分布容积等于该体液的容积。例如，伊文思蓝的分布只限于血浆内，故测定其表观分布容积即可求得机体的总血容量；安替比林分布到全身体液中，可根据其表观分布容积的变化，判断机体是水潴留还是脱水。

（2）反映药物分布的广度和药物与组织结合的强度：许多酸性有机药物，或因脂溶性小，或因与血浆蛋白结合力高，不易进入组织，其表观分布容积值常较小，为 0.15~0.3 L/kg；与此相反，碱性有机药物如苯丙胺、山莨菪碱等，易被组织所摄取，血液中浓度较低，表观分布容积值常超过体液总量（60 kg 的正常人体液约 36 L，即 0.6 L/kg）。例如，地高辛的表观分布容积值达 600 L（10 L/kg），说明药物大量储存在深部组织。因此，当药物具有较大的表观分布容积时，其消除缓慢，蓄积毒性通常要比表观分布容积小的药物更应得到重视。

（3）根据表观分布容积调整剂量：不同患者应用同一药物制剂后，因表观分布容积的不同而有不同的血药浓度。通常，药物的表观分布容积与体表面积成正比，故用体表面积估算剂量比较合理，尤其是在小儿用药或使用某些药物（如抗癌药物）时。

对于每种药物，表观分布容积是一个常数。在某些病理情况下，如果药物的分布发生变化，药物的表观分布容积可能会改变。例如，在水肿时，体内总水分和细胞外总水分增加，高水溶性药物表观分布容积增加。同样，总体重和脂体重的变化（通常，随着年龄的增长，脂体重会增加）也可能影响表观分布容积。

（四）半衰期

1. 半衰期的概念

生物半衰期（half-life time，$t_{1/2}$）指药理效应下降一半所需的时间。

消除半衰期指消除相时血浆药物浓度降低一半所需的时间，可以表示药物在体内（包括排出、代谢或其他途径的消除）消除速度。经过 5~7 个半衰期,体内的药物绝大部分已被消除。

药物半衰期受用药剂量、年龄、蛋白结合率、合并用药、疾病(特别肝和肾)、影响排泄的 pH 等因素的影响。因此,药物的消除半衰期是制订或调整给药剂量、给药间隔时间等的重要参数。

2. 消除半衰期的计算

$$t_{1/2} = \frac{0.693}{K} \qquad (3-21)$$

式中,K 为一房室模型消除速率常数。

$$t_{1/2\beta} = \frac{0.693}{\beta} \qquad (3-22)$$

式中,β 为二房室模型 β 相消除速率常数。

从以上两式可见,当药物在体内符合一级动力学过程时,其消除半衰期不受血药浓度水平的影响。

(五) 清除率

1. 清除率的概念

清除率(clearance, Cl)指单位时间内机体清除药物的速率,其单位为 L/h、mL/min 等。总清除率包含肾外清除率和肾清除率。总清除率等于各器官清除率的总和。

2. 清除率的计算

(1) 根据给药剂量与 AUC 的比值计算清除率。

静脉给药:
$$Cl_{\text{总}} = \frac{D}{AUC} \qquad (3-23)$$

式中,$Cl_{\text{总}}$ 为总清除率,D 为给药剂量。

血管外给药:
$$Cl_{\text{总}} = \frac{FD}{AUC} \qquad (3-24)$$

式中,FD 为总吸收量。

其中,通过血管外途径给予的药物,其 F 值一般是未知的,其表观清除率常表示为

$$\frac{Cl_{总}}{F} = \frac{D}{AUC} \qquad (3-25)$$

（2）根据药物中央室分布容积与药物消除速率常数的乘积计算清除率。

一室模型：
$$Cl = KV_{d} \qquad (3-26)$$

二室模型：
$$Cl = K_{10}V_{1} \qquad (3-27)$$

式中，K_{10} 为中央室消除速率常数，V_{1} 为中央室表观分布容积。

（3）根据药物的排泄数据计算清除率。

药物肾清除率（Cl_{r}）指每分钟有多少毫升血浆中的药物被肾清除，当药物部分或全部以原型从肾排泄时，可以用下式计算：

$$Cl_{r} = \frac{UV}{C} \qquad (3-28)$$

式中，U 为尿液药物浓度，V 为每分钟尿量，C 为血药浓度。

（六）稳态血浆浓度

1. 多次给药后血药浓度达稳态的特点

临床应用药物，往往需要连续多次给药才能达到有效的治疗目的。在一定给药间隔时间重复给药时，可产生一个"篱笆"型的血浆药物浓度-时间曲线。如果给药间隔短于完全清除药物的时间，药物可在体内积累；随着给药次数的增加，药物在体内的积累越来越多；当一个给药间隔内的摄入药量等于消除药量时，此时的血浆浓度达到稳态水平，称为稳态血药浓度（steady state plasma concentration，C_{SS}）。

稳态时，任一间隔内的药物浓度-时间曲线基本相同，但血药浓度在一定范围内波动。在每一次给药后都会出现最高稳态血药浓度（稳态峰浓度 peak concentration，$C_{max,SS}$）和最低稳态血药浓度（稳态谷浓度 trough concentration，$C_{min,SS}$）。稳态峰浓度与稳态谷浓度的大小与单位时间的用药量有关（给药速率），即与给药间隔时间（τ）和给药剂量（维持剂量，D_{m}）有关。

对于多次给药，一般而言：

（1）维持剂量一定时，给药间隔越短，给药速率（mg/h）越大，稳态血药浓度越高，波动越小。

（2）给药间隔一定时，给药剂量越大，稳态血药浓度越高，但最高稳态血药浓度与最低稳态血药浓度的比值不变。

（3）不管给药间隔与给药剂量的大小如何，经过 5 个半衰期后，血药浓度趋近稳态水平；6~7 个半衰期后，血药浓度达到稳态水平。

药物到达稳态的时间只与其半衰期的长短有关。因此，对于半衰期长（如半衰期为 24 h，则需要 6~7 天达到稳态）的药物，或因临床治疗需要，为了使血药浓度尽早达到稳态发挥疗效，常常先给予一个负荷剂量，然后给予维持剂量。

临床使用药物时，最佳效果是维持药物的最高稳态血药浓度低于药物的最低中毒浓度，最低稳态血药浓度高于药物的最低有效浓度。

2. 多次给药达稳态时的血药浓度计算

（1）最高稳态血药浓度（$C_{\max,\,SS}$）

$$C_{\max,\,SS} = \frac{C_{\max,\,1}}{1 - e^{-K\tau}} \qquad (3-29)$$

式中，$C_{\max,\,1}$ 为第 1 次给药的血药峰浓度。

（2）最低稳态血药浓度（$C_{\min,\,SS}$）

多次静脉注射给药：

$$C_{\min,\,SS} = \frac{D}{V_d} \frac{e^{-K\tau}}{1 - e^{-K\tau}} \qquad (3-30)$$

多次血管外给药：

$$C_{\min,\,SS} = \frac{FDK_a}{V_d(K_a - K)} \frac{e^{-K\tau}}{1 - e^{-K\tau}} \qquad (3-31)$$

（3）平均稳态血药浓度（$C_{av,\,SS}$）

多次静脉注射给药：

$$C_{av,\,SS} = \frac{D}{V_d K \tau} = 1.44 \frac{D}{V_d} \frac{t_{1/2}}{\tau} \qquad (3-32)$$

多次血管外给药：

$$C_{av,\,SS} = \frac{FD}{V_d K \tau} = 1.44 \frac{FD}{V_d} \frac{t_{1/2}}{\tau} \qquad (3-33)$$

不考虑给药途径：

$$C_{av,SS} = \frac{AUC_{SS}}{\tau} \tag{3-34}$$

（4）静脉输注的稳态血药浓度（C_{SS}）

$$C_{SS} = \frac{k_0}{VK} \tag{3-35}$$

式中，k_0 为输注速率。

（七）积累系数

积累系数（R）又称为积累因子，用来反映多次给药后药物在机体内的积累程度。

$$R = \frac{C_{max,SS}}{C_{max,1}} = \frac{C_{min,SS}}{C_{min,1}} = \frac{1}{1 - e^{-K\tau}} = \frac{AUC_{SS}}{AUC_{0-\tau,1}} \tag{3-36}$$

药物的积累程度与药物的消除速率常数或半衰期及给药间隔有关。半衰期不同的药物，临床治疗时其用药间隔时间也会不同。药物积累系数乘以每次给药量即可得其稳态时的体内平均药量。

（八）波动百分数

波动百分数（percent of fluctuation，PF）又称波动系数，可通过最高稳态血药浓度与最低稳态血药浓度之差对最低稳态血药浓度的百分数来计算，反映达到稳态后，药物浓度的波动幅度。

$$PF = \frac{C_{max,SS} - C_{min,SS}}{C_{min,SS}} \times 100\% \tag{3-37}$$

（九）达稳（坪）分数所需时间

达稳（坪）分数（f_{SS}）所需时间（t）即指达到稳态浓度（坪浓度）某一百分数所需的时间。

$$t = -3.32t_{1/2}\log(1 - f_{ss}) \qquad (3-38)$$

式中，f_{ss} 为达稳(坪)分数。

由上式可推算，达到稳态血药浓度 90% 所需的时间约为消除半衰期的 3.3 倍，达到稳态血药浓度 95% 所需的时间约为消除半衰期的 4.3 倍。达到稳态血药浓度 96.88% 所需的时间约为消除半衰期的 5.0 倍。达到稳态血药浓度 99% 所需的时间约为消除半衰期的 6.6 倍。

(十) 负荷剂量

1. 负荷剂量的概念

临床上为了使药物浓度尽快到达稳态从而尽早发挥疗效，可先给予一个比维持剂量大的剂量使药物浓度迅速达到稳态水平，然后在预定的给药间隔时间给予维持剂量维持稳态水平，这个在第一次使用的较大剂量称为负荷剂量(loading dose，D_L)。

2. 负荷剂量的计算

静脉注射给药：

$$D_L = \frac{D_m}{1 - e^{K\tau}} \qquad (3-39)$$

式中，D_m 为维持剂量。

血管外给药：

$$D_L = \frac{D_m}{(1 - e^{K\tau})(1 - e^{K_a\tau})} \qquad (3-40)$$

当 $\tau = t_{1/2}$ 时，上述两个公式均可简化为 $D_L = 2D_m$。这是"给药间隔时间等于药物的半衰期，首剂加倍"负荷剂量用药规律的依据。

(十一) 生物利用度

1. 生物利用度的概念

生物利用度指药物从制剂释放后，被吸收进入全身血循环的速度和程度，是生物药剂学的一项重要参数，是评价药物制剂质量的重要指标，也是选择给药途径的依据之一。

2. 绝对生物利用度与相对生物利用度

血管外给药后,可通过绝对生物利用度与相对生物利用度反映药物从制剂释放后,被吸收进入全身血循环的程度。绝对生物利用度指血管外给药后,吸收进入血循环的药物量占所给予的药物总量的比例;相对生物利用度指通过血管外途径给予两种制剂,在等剂量条件下,受试制剂与参比制剂吸收进入血循环的药物量的比值。

$$绝对生物利用度(F) = \frac{AUC_{血管外}}{AUC_{静脉注射}} \tag{3-41}$$

$$受试制剂相对生物利用度(F_r) = \frac{AUC_{受试制剂}}{AUC_{参比制剂}} \tag{3-42}$$

第二节　以统计矩理论为基础的非房室模型

统计矩原理又称矩量分析或矩量法。药动学研究可基于概率统计理论,以药物分子在体内的滞留时间作为随机变量,将药物的吸收、分布、代谢和排出过程看作随机变量相应的总体效应。即将血药浓度-时间曲线看作药物在体内的滞留时间的概率分布曲线。

因此,统计矩用于药动学研究的计算主要依据血药浓度-时间曲线下面积,不需要对药物假设专门的房室,也不必考虑药物的体内房室模型特征,可适用于任何房室模型的计算,属于非房室分析法。

统计矩的基本概念

(一) 零阶矩

零阶矩(S_0)定义为血药浓度-时间曲线下面积(AUC)。

$$S_0 = AUC = \int_0^\infty C\mathrm{d}t \tag{3-43}$$

$$AUC = \int_0^t C\mathrm{d}t + \frac{C_t}{K} \tag{3-44}$$

$$AUC_{0-t} = \sum_{i=1}^{n} \frac{C_i + C_{i-1}}{2}(t_i - t_{i-1}) \qquad (3-45)$$

（二）一阶矩

一阶矩（S_1）定义为时间与血药浓度的乘积与时间曲线下的面积（$AUMC$），即 $tC-t$ 作图所得的曲线下面积。

$$S_1 = AUMC = \int_0^\infty tC\mathrm{d}t = \int_0^{t_n} tC\mathrm{d}t + \int_{t_n}^\infty tC\mathrm{d}t = \int_0^{t_n} tC\mathrm{d}t + \int_{t_n}^\infty tA\mathrm{e}^{-kt}\mathrm{d}t$$

$$= \int_0^{t_n} tC\mathrm{d}t + \left(\frac{A}{K^2} + \frac{At_n}{K} \mathrm{e}^{-Kt_n}\right) = \int_0^{t_n} tC\mathrm{d}t + \left(\frac{C_n}{K^2} + \frac{t_n C_n}{K}\right) \qquad (3-46)$$

其中，

$$\int_0^{t_n} tC\mathrm{d}t = \sum_{i=1}^{n} \frac{t_i C_i + t_{i-1} C_{i-1}}{2}(t_i - t_{i-1})$$

（三）平均滞留时间

平均滞留时间（MRT）指所有的药物分子滞留在体内的平均时间，也称为平均通过时间或平均逗留时间。药物分子的滞留时间遵从"对数-正态分布"曲线，平均值发生在对数-正态分布累积曲线的63.2%处，平均滞留时间所反映的时间即为被机体消除给药剂量的63.2%所需要的时间，其值为血药浓度-时间曲线一阶矩与零阶矩的比值。

$$MRT = \frac{AUMC}{AUC} = \frac{\int_0^\infty tC\mathrm{d}t}{\int_0^\infty C\mathrm{d}t} \qquad (3-47)$$

（四）二阶矩

二阶矩（S_2）定义为时间的平方和血药浓度的乘积与时间曲线下的面积，即 t^2C-t 作图所得曲线下面积。

$$S_2 = \int_0^\infty t^2 C\mathrm{d}t = \int_0^{t_n} t^2 C\mathrm{d}t + \frac{C_n}{K}\left(t_n^2 + \frac{2t_n}{K} + \frac{2}{K^2}\right) \qquad (3-48)$$

其中,

$$\int_0^\infty t^2 C \mathrm{d}t = \sum_{i=1}^n \frac{t_i - t_{i-1}}{2}(t_i^2 \cdot C_i + t_{i-1}^2 \cdot C_{i-1})$$

(五) 平均滞留时间的方差

平均滞留时间的方差(VRT)定义为药物在体内的 MRT 的方差,表示 MRT 的变化程度。

$$VRT = \frac{\int_0^\infty (t - MRT)^2 C \mathrm{d}t}{\int_0^\infty C \mathrm{d}t} = \frac{\int_0^\infty (t - MRT)^2 C \mathrm{d}t}{AUC} \qquad (3-49)$$

一般仅 AUC、$AUMC$、MRT 用于药动学计算。高阶矩因误差大,S_2、VRT 很少应用。

第三节 药动学与药效学的模型

在药物体外试验(酶、转运体、微生物、离体组织器官等)、体内试验(动物、人体)中,药理效应(E)与浓度(C)之间存在相互关系,具体表现为梯度效应、全或无效应、单剂量效应等。

1. 梯度效应

药物浓度的连续变化相应地导致药效强度的连续变化,具有可逆性。临床大多数药物的 $E-C$ 关系表现为梯度效应。

2. 全或无效应

全或无效应指体内药物浓度的变化引起药效强度的变化是不连续的,要么有效,要么无效,没有过渡阶段或其他变化。例如,LD_{50} 的测定指标是生存或死亡,没有第 3 种选择;又如,心律失常的抑制(如普鲁卡因治疗心律失常等),要么抑制,要么不抑制。全或无效应的关系可以用作用频率作柱状图来表示。

3. 单剂量效应

单剂量效应指某些药物单次给药就能达到治疗效果,如麻醉药麻醉、硝酸甘油治疗心绞痛等。

只有具有梯度效应的药物才能进行药动学-药效学模型的研究与评价。

一、药效学模型

从药物给药到在体内出现药理效应的过程可如图 3-6 所示。

$$D \xrightarrow[K_a]{\text{吸收}} D \xleftrightarrow{\text{分布}} R+D \longleftrightarrow RD \longleftrightarrow E_1 \longleftrightarrow E_2$$

图 3-6　从药物给药到在体内出现药理效应的过程
R 为受体,D 为药物分子,RD 为药物-受体复合物,E_1 为原发药理
效应,E_2 为继发药理效应

E 与 C 之间的相关性主要取决于:① 受体与药物的作用是否可逆;② 疗效指标是原发性还是继发性药理效应。只有当受体与药物的作用是可逆的,且药理效应为原发性时,E 与 C 之间的关系才比较密切,才有利于建立模型。常见的药效学模型有线性模型、对数模型、米氏方程(非线性模型)、Hill's 方程等。

(1)线性模型:可以表达为

$$E = E_0 + K_r C \tag{3-50}$$

式中,E 为药效强度,E_0 为基础药效强度(通常为 0),K_r 为比例常数,C 为药物浓度。线性模型只能反映 C 较小时 E 与 C 之间的相关性,一般适用于描述药效强度 80% 以下的范围。

(2)对数模型:可以表达为

$$E = K_r \ln C + I \tag{3-51}$$

式中,I 为方程系数。对数模型只能反映 C 适当时 E 与 C 之间的相关性,一般适用于描述药效强度为 20% ~ 80% 的范围。

(3)米氏方程(非线性模型,最大效应模型):许多药物是通过与受体非共价键结合而发挥药理作用的,米氏方程(非线性模型)可用于描述这种药理效应,因此,这种基于药物受体理论的模型又称为最大效应模型。可以表达为

$$E = E_0 + \frac{E_{\max} C}{EC_{50} + C} \tag{3-52}$$

式中，E_{max} 为最大药效强度的增量（最大药效强度 $= E_{max} + E_0$），EC_{50} 为药效强度达到最大药效强度一半时的药物浓度。米氏方程能反映 C 处于各种情况时 E 与 C 之间的相关性，一般适用于描述药理效应全范围，包含了上述 2 种方程。

（4）Hill's 方程（S 形最大效应模型）：可以表达为

$$E = E_0 + \frac{E_{max}C^r}{EC_{50}^r + C^r} \tag{3-53}$$

式中，r 为形状因子（与受体结合的药物分子数量有关，可影响与模型拟合曲线的斜率，是曲线陡度参数）。Hill's 方程包含了上述 3 种方程，米氏方程是其特殊形式（当 $r = 1$ 时）。当 r 值非常大时，可反映药物分子与受体之间的"变构或协同作用"。

二、药动学-药效学模型

药动学和药效学是按时间同步进行的两个密切相关的动力学过程。前者着重阐明机体对药物的作用，即药物在体内的吸收、分布、代谢和排泄的过程；后者描述药物对机体的作用，即效应随着时间和浓度的变化而变化的动力学过程，更具有实际临床意义。药动学、药效学进行结合建模，可同时探讨机体对药物的作用（药动学）及药物对机体的作用（药效学），即浓度、时间、效应三者之间的相互关系，有助于更为全面和准确地了解药物的效应随剂量（或浓度）及时间而变化的规律。

药效学模型主要描述了药物浓度和药理效应之间的关系，但没有反映不同时间药理效应、浓度与时间变化过程。因此，根据药动学与药效学数据，如果可以建立药动学-药效学模型，就可以定量反映和预测药理效应-浓度-时间的变化过程。

药动学-药效学模型具有多样性，单纯按不同属性划分出来的不同模型之间没有明确的界限，往往存在相互交叉的情况。药动学-药效学模型的关联方式有以下多种类型。

1. 直接连接药动学-药效学模型和间接连接药动学-药效学模型

（1）直接连接药动学-药效学模型：指给药后血药浓度与作用部位的药物浓度能很快达到平衡，血药浓度与药理效应之间有明确的连接关系，药物峰浓度和最大效应同步,药理效应没有滞后现象,血药浓度可直接作为药理效应的输入函数,建立药动学-药效学模型。

(2)间接连接药动学-药效学模型:指给药后血药浓度与作用部位的药物浓度没有直接相关性,药理效应反应明显滞后于血药浓度,药动学-药效学需要经过一定时间方可达到动态平衡。间接连接药动学-药效学模型以效应室的药物浓度(假设的作用部位的药物浓度)作为药理效应输入函数,间接连接血药浓度。Hill's 方程最为常见。

直接连接药动学-药效学模型和间接连接药动学-药效学模型都反映了药物的药理效应与其作用部位的药物浓度是直接相关的,只是血药浓度与作用部位的药物浓度相关性不同。

2. 直接效应药动学-药效学模型和间接效应药动学-药效学模型

(1)直接效应药动学-药效学模型:指药物到达作用部位后立即产生药理效应,没有药理效应延迟或提前的现象。

(2)间接效应药动学-药效学模型:指药物的药理效应与其作用部位的浓度没有直接相关性,相对于药物的浓度等暴露参数会有一定的延迟,其药物的浓度-效应曲线分别呈顺时针滞后环和逆时针滞后环特征。

3. 非时间依赖性药动学-药效学模型和时间依赖性药动学-药效学模型

(1)非时间依赖性药动学-药效学模型:指药物的药理效应只取决于作用部位的药物浓度,药效学参数不随时间而变化。大部分药物可以用这种模型描述。

(2)时间依赖性药动学-药效学模型:指作用部位的药物浓度相同的情况下,不同时间可产生不同的药理效应。该模型可用于阐释药物(如抗菌药物)的如增敏或耐受现象。

三、群体药动学-群体药效学模型

(一)群体药动学

群体药动学(population pharmacokinetics,PPK)指将药动学基本原理和统计学方法相结合,对药物体内过程的群体规律、药动学参数统计分布及影响因素等进行研究,是药动学的群体分析法。

群体药动学主要研究药动学特性中存在的变异性,即确定性变异和随机性变异。确定性变异又称固定效应(fixed effect),通常在一定时间内较为固定,如年龄、性别、身高、体重、合并用药、种族、肝肾功能、饮食、吸烟、病理因素等。随机性变异又称随机效应(random effect),如个体间差异、个体内变异、测定误差等。固定效应(结构)模型用于定量考察固定效应对药动学参数的影响,而统计学模型则主要用于表达个体间变异和个体内变异。群体药动学研究有着独特的优越性(如只需要群体中的个体提供 1~2 个标本),可为临床科学制订个体化给药方案、为提高合理用药水平提供关键依据。目前,在新药研发(Ⅰ期、Ⅱ期、Ⅲ期临床试验)、治疗药物监测等方面得到越来越广泛的应用。

群体药动学基于经典药动学房室模型与统计学原理,研究患者给药后体内药动学行为的总规律及个体间药物浓度差异来源和相关性。与经典药动学相比,群体药动学可使用大量临床患者的零散血药浓度数据,利用统计学的原理将其整合,考察种族、性别、年龄、体重等人口学资料,血浆蛋白、尿酸、肌酐、转氨酶等生理生化指标,代谢酶、转运体的基因多态性,以及疾病进程和合用药物等临床因素对药动学参数个体间差异的影响,识别目标人群血药浓度差异的来源和影响,并根据模型对不同状态个体的给药后血药浓度进行预测,为制订科学合理的给药方案提供依据。群体药动学模型有助于在治疗开始前依据个体情况预测其可能的暴露量,从而指导起始剂量选择。

(二) 群体药动学-群体药效学模型

群体药动学-群体药效学(population pharmacokinetics-population pharmacodynamics, PPK‐PPD)模型将经典的药动学、药效学或药动学-药效学模型与群体统计学模型相结合,分析药动学-药效学模型特性中存在的变异情况,反映个体参数的离散程度与分布特征,估算各种药动学-药效学参数的均值与标准差,以预测单个患者的药动学-药效学参数,并研究各种病理生理状态下对药动学-药效学的影响。群体药动学-群体药效学参数估算的方法常用为:① 非线性混合效应模型法(nonlinear mixed effect model, NONMEM),将经典的药动学模型、药效学模型或药动学-药效学模型、各固定效应模型,以及个体间差异、个体内变异的统计模型结合起来,直接计算群体参数,是目前国际上应用最为广泛、功能开发最为成熟的方法。② 二步法(two-step, TS),能够对群体特征进行充分估算,但存在方差和协方差估计过高、均值估计无偏差等缺点。

第四节　药动学计算相关软件

数学方法与软件技术的进步,是药动学发展的关键支撑。药动学研究方案的拟订与调整、数据的处理、参数的计算、模型构建与模拟及结果的阐述等均与数学方法与软件技术有关。目前,国内外不少相关专用软件广泛应用于药动学计算及定量药理学模拟等,代表性的有 WinNonlin、GastroPlus、NONMEM 等经典软件。

一、WinNonlin 软件

Phoenix WinNonlin(Phoenix 为软件数据处理平台)为美国 Certara 公司的产品,是国际最常用的药动学-药效学数据分析软件,广泛应用于药动学、药效学分析。WinNonlin 软件以微软视窗为操作系统,界面友好,数据处理功能强大,兼容性好,使用灵活。WinNonlin 软件有标准版、专业版、企业版不同版本,其中标准版包含了药动学与药效学分析的各种工具;专业版和企业版较标准版增加了几个功能模块,主要用于商业用途。由 Certara 公司供应的 WinNonlin 配套产品还包括 Phoenix NLME 软件(用于群体药动学-群体药效学研究数据处理和建模)和 IVIVC Toolkit 软件(用于体内-体外相关性分析工具)。

二、GastroPlus 软件

GastroPlus 软件是全球应用最广泛的生理药动学-药效学及制剂模拟软件,可用于验证新药及仿制药的数据合理性、评估用药风险等;可考察药物的体内吸收与处置过程,为新药与仿制药的制剂开发提供决策,指导临床研究的开展等;可进行机制研究,指导研究设计,减少盲目摸索,提高研究效率。GastroPlus 具有多种吸收模型、生理药动学模型等,可较好地预测药物在动物和人体内的吸收、分布、代谢和排泄过程。

三、NONMEM 软件

NONMEN 软件基于非线性混合效应模型理论进行编写,主要应用于群体药动学的参数估算及分析,是群体药动学分析的主流软件。NM－WIN 是其

Windows 版本,NONMEN 程序本身就是一个通用的(非交互式的)用于拟合各种数据的回归程序。群体药动学核心程序则包括一系列可以利用 NONMEN 对群体药动学进行预测的子程序。其最新版本包括一些新的模型估算方法,如最大期望法(expectation-maximization algorithm)、马尔可夫链蒙特卡洛法(Markov chain Monte Carlo,MCMC)及经验贝叶斯法。NONMEM 采用以前的计算机语言编写,需要附带的软件进行模型编写与优化,再通过 NONMEM 提供的算法进行数据建模分析,因此,NONMEN 软件应用对操作者有更高要求。

(钟国平)

| 参考文献 |

黄民,2017.临床药理学.广州:中山大学出版社.
蒋新国,2009.生物药剂学与药物动力学.北京:高等教育出版社.
尹莉芳,张娜,2022.生物药剂学与药物动力学.6 版.北京:人民卫生出版社.

治疗药物监测

第一节　治疗药物监测概述

一、概述

　　治疗药物监测(therapeutic drug monitoring，TDM)是以药动学与药效学理论和方法为基础,并将研究结果应用于临床以提高药物治疗效益风险比的一门临床实践药学学科。治疗药物监测是近年来临床药物治疗学发展较迅速的一门实践学科,也是药动学的一个重要应用部分,其核心是个体化药物治疗,即借助日趋发展的分析技术测定患者生物样品(体液或组织)中的原型药物或活性代谢物浓度,旨在优化患者的临床用药方案,保证药物浓度维持在治疗窗内,最终实现药物治疗效果最大化及不良反应的最小化。治疗药物监测内容耦合了药物分析学、药理学、药剂学等多个二级学科的基础理论,其主要工作内容包括原型药物或其活性代谢物的浓度计算、结果分析或预测、临床干预等3个部分,为临床个体化治疗方案的制订提供客观的试验依据。在临床实践过程中,临床医生和临床药师可以通过治疗药物监测手段监测药物或活性代谢物浓度,并结合患者临床特征(如疾病状态、生理特点及合并用药等因素)进行患者治疗方案的优化。目前,治疗药物监测研究领域主要涉及免疫抑制药物、抗肿瘤药物、神经系统与精神药物、抗感染药物(尤其是抗菌药物)等;按监测群体分,可分为儿童、妊娠期妇女、老年人、肝肾功能不全者及重症患者等,本章将就治疗药物监测的相关理论及临床意义进行概述,并结合不同研究药物的临床应用与监测流程展开介绍。

二、治疗药物监测的临床意义

（一）合理优化目标患者的个体化用药方案，提高临床治疗水平

临床医生通常按照传统经验给药模式为临床患者开具固定剂量的处方，但药品说明书中的给药方案往往仅针对一般群体或亚群体层面，就个体而言，无法达到量体裁衣式的个体化用药效果。患者由于个体间的遗传特征（如基因分型）、生理及病理特征（如性别、体重、年龄、肝肾功能）和用药情况（如合并用药）等存在差异，进而导致同一种药物在不同个体体内的药动学行为具有显著性差异，是导致药物反应个体差异的原因之一。例如，治疗药物监测显示，在服用固定剂量丙戊酸的 206 例癫痫患者中，仅 58% 的患者丙戊酸暴露量处于治疗窗内，而其余有 29% 的患者体内药物浓度低于有效浓度，13% 的患者体内药物浓度高于治疗窗上限值且伴有不良反应。在实施治疗药物监测后，癫痫控制率可由 39.2% 提高至 78.9%。可见，通过对患者实施治疗药物监测个体化用药优化方案后，可以使药物治疗更趋科学合理，避免盲目性。因此，基于治疗药物监测获得的药物暴露量信息，以精准化药物治疗窗为目标，结合患者的临床特征调整、优化患者用药方案并评价负荷剂量是治疗药物监测的重要任务。

（二）规避不良反应/药物毒性反应，提高患者用药安全性

随着临床诊疗系统中个体化用药服务的逐步深入，许多药物的量-效关系在临床应用过程中被不断挖掘、拓宽及实践，尤其是治疗窗狭窄的药物或中毒症状与疾病状态相似的药物，治疗药物监测有助于降低因药物过量暴露所致的毒性反应，及时根据体内暴露量调整个体用药方案并提高患者用药的安全性。例如，用苯妥英治疗癫痫，药物本身过量中毒时亦可致微抽搐，中毒现象与疾病症状相似。又如，拓扑替康稳态血药浓度与血小板下降有关，长春碱类药物血药浓度-时间曲线下面积与神经毒性有关；铂类药物血药浓度-时间曲线下面积与血液毒性、骨髓抑制有关。此外，得益于临床药师主导的抗菌药物治疗药物监测管理计划，与对照组相比较，采用治疗药物监测支持治疗策略的重症监护患者，医院死亡率（$P = 0.007$）和多药耐药率（$P = 0.037$）均显著降低。因此，治疗药物监测可显著提高窄治疗窗药物的安全性并提高有效性。

（三）确定合并用药原则，保障用药合理性

治疗药物监测亦可避免因药物-药物联用引起的不良反应，确定合并用药的基本原则，尤其是新药的药物相互作用在上市初始阶段尚不明确，基于治疗药物监测结果可以避免因盲目合并用药所致的药源性不良反应。例如，伊马替尼是一种口服酪氨酸激酶抑制剂，平均绝对生物利用度为98%，口服后伊马替尼血药浓度-时间曲线下面积的变异系数波动在40%～60%；伊马替尼的血药浓度与疗效和不良反应有着紧密的联系，随着其血药浓度的增加，血液学不良反应（中性粒细胞减少、血小板减少、贫血等）发生的概率也随之增加。同时，药物联用会影响伊马替尼的血药浓度，如环孢素、利福平、苯妥英、卡马西平等降低伊马替尼血药浓度，而酮康唑、伊曲康唑、克拉霉素、甲硝唑等使伊马替尼血药浓度升高。因此，在伊马替尼用药过程中进行血药浓度监测不仅可以降低不良反应发生率，还可以在药物联用时有计划地调整给药剂量从而保障用药安全。

（四）甄别对药物治疗具有非典型响应的患者群体

虽然部分药物血药浓度与治疗效应具有较好的相关性，但实际上患者的临床用药可能已达较大剂量，但疗效却未达预期，这可能是药物受体敏感性改变或受体部位发生药物相互作用（如药物竞争受体）等原因所致。临床药物治疗时，部分患者在浓度低于治疗窗下限值时就已显示出疗效，但部分患者在药物起效时就已经出现中度或重度毒性反应，故开展治疗药物监测研究对于评价临床决策调整具有重要意义。炎性肠病患者接受生物制剂治疗（如肿瘤坏死因子-α 抑制剂英夫利昔单抗、阿达木单抗等）以维持临床症状的缓解，然而此治疗对约 1/3 患者无效，对约 1/3 患者初始有效而继发失效。基于已有临床试验数据，治疗药物监测是监测患者对生物制剂治疗反应的有用手段，对于疗效不达标者，治疗策略包括增加给药剂量、缩短给药间隔及联用其他免疫抑制药物等。2019 年，在肿瘤坏死因子-α 克罗恩病研究中的个体化用药（personalised anti-TNF therapy in Crohn's disease study，PANTS）临床研究中，与 955 例炎性肠病患者对英夫利昔单抗治疗无应答相关的唯一因素是患者在第 14 周时较低的谷浓度，研究显示第 14 周英夫利昔单抗的最优谷浓度（7 μg/mL）与第 14、54 周的内镜缓解相关（图 4-1）。因此，通过治疗药物监测研究甄别药物治疗响应不佳的群体并及早调整用药方案，可提高治疗有效率并节约临床治疗成本。

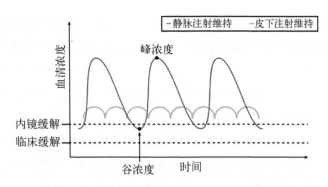

图 4 - 1　炎性肠病患者静脉注射/皮下注射生物治疗后
血清浓度与临床缓解的关系示意图

（五）治疗药物监测研究可作为判断和提高患者用药依从性的重要手段

患者依从性差是治疗无效的主要原因之一，治疗药物监测对于识别依从性较差的患者极为有效。目前，评价患者的依从性主要通过患者的自我报告、治疗药物监测和药丸计数等途径，其中治疗药物监测优于其他评价患者依从性的方法。通过开展治疗药物监测可及时发现患者减量、超量用药甚至是停药的现象，并采取措施改善和提高患者的用药依从性。部分药物需要长期维持使用以达到预防疾病的作用，如苯妥英钠可预防患者癫痫的发作，但部分患者忽略连续服药的必要性，根据常规治疗药物监测的结果发现仅有 37.5%（30/80）的患者严格遵从医嘱服药。当然，治疗血药浓度监测结果低于预期亦有可能是机体对药物处置过程的差异，或是联合用药导致对应的药物吸收减少，又或是由于患者的基因多态性的差异导致药物在体内的代谢差异，临床医生需要结合实际情况综合判断。

三、血药浓度与药理效应

药物经吸收进入体循环后，随血液流通分布到体内相应的效应组织或器官中，药物分子与目标靶受体结合继而产生药理效应（治疗效应和毒性作用），同时通过生物转化或排泄方式消除并排出体外。

从药物体内处置的过程（图 4 - 2）我们可以得知，增加给药剂量可以增加药物体内暴露量继而影响药物作用强度，但仅围绕剂量与效应的关系就无法解释以下问题：为什么有些患者在接受最高给药剂量的时候仍缺乏疗效？为什么有些患者在最适剂量条件下却出现了严重不良反应？为什么有些患者在最高剂量条件下有治疗作用但却无不良反应？因此，通过考察药物全身暴露与药物反应的关系，而非剂量与疗效的关系可以更好地诠释上述问题。药物作用强弱与效应组织或器官部位中的药物浓度相关，然而在临床上很难直接测定效应部位的药物浓度。实际工作中，临床治疗药物监测通常测定的为生物样品中的总药物浓度，并非游离型药物浓度。事实上，只有游离型药物才可透过细胞膜分布到作用部位，而药物的分布、消除和药理效应都依赖于游离型药物浓度。当药物浓度达到稳态时，血液中的药物浓度、细胞内外的药物浓度与靶组织或器官的药物浓度维持动态平衡。虽然血液与靶组织或器官部位浓度并不相同，但对于多数药物而言，尤其是以被动转运方式分布的药物，其血药浓度与组织或器官部位浓度的比值是恒定的。换言之，药理效应与血药浓度间存在一定的关系，即构成了治疗药物监测体系基础。

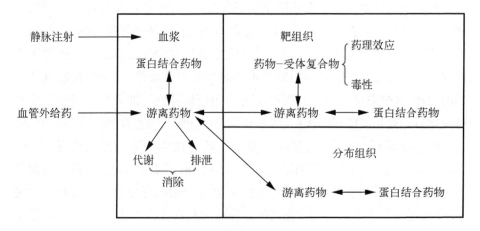

图 4-2　药物体内处置过程

大多数药物在体内作用过程中，药理效应与血药浓度密切相关，血药浓度与药理效应的关系往往较为复杂，通常而言，血药浓度和药理效应的关系有梯形效应、全或无效应及单剂量效应。梯形效应即血药浓度的连续变化可导致药理效应的连续变化，主要由血药浓度与药理效应强度密切对应（图 4-3A），药理效应强度滞后于血药浓度（图 4-3B），以及血药浓度滞后于药理效应强度。其中，药理效应强度滞后于血药浓度的情况较为常见，滞后原因可能与药物分布的靶点有关（如地高辛），也可能与药物与受体结合发挥滞后性药效作用有关（如华法林可抑制凝血酶原复合物的合成，不影响其分解；给药后体内

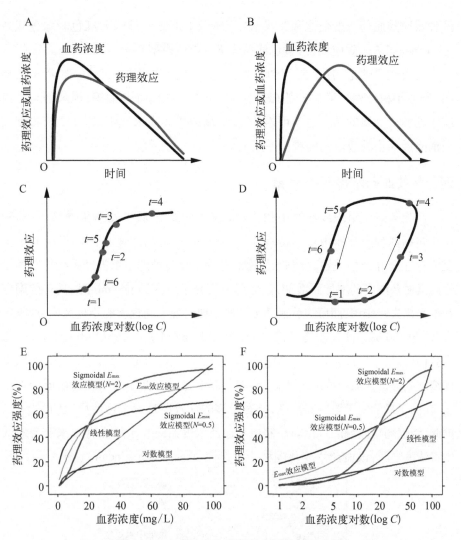

图 4-3 血药浓度和药理效应的关系示意图

仍存在的凝血酶原复合物继续发挥作用,数天后体内凝血酶原复合物合成减少,才逐渐达到最大的抗凝活性)。当药效指标是原发性的药理效应,且药物与受体的作用是可逆的,就可采用药效学方程描述血药浓度-药理效应关系,包括线性模型、对数模型、米氏方程及 Hill's 方程。线性模型指血药浓度与药理效应呈线性关系,药理效应随着药物浓度的增加而逐渐增强,最终达到最大值(图 4-3E、F 蓝色线条);对数模型通常 20% 左右的效应强度与其所对应的血药浓度量效关系呈线性相关;米氏方程及 Hill's 方程则可以用 S 形曲线描述药理效应随血药浓度呈饱和曲线增加的现象(如图4-3E、F红色和绿色线条为 Sigmoidal E_{max} 效应模型;黄色线条为 E_{max} 效应模型)。

需要注意的是,有些药物的作用效应与血药浓度并无关联,如阿司匹林(抑制血小板作用)、某些抗胆碱酯酶药、单胺氧化酶抑制剂等,因药物与靶组织中的酶或受体的结合是不可逆的,新的酶或受体尚未产生,即使血药浓度完全消除后药物的效应仍能维持一段时间。

四、有效血药浓度与治疗窗

药物与效应组织或器官中的作用靶点相互结合后可发挥生物活性,药物作用包括药物治疗作用和不良反应,多数药物的血药浓度与治疗作用或不良反应存在良好的相关性。例如,抗癫痫药物苯妥英钠的中枢神经系统抑制程度会随其血药浓度的增加而增加,其血药浓度介于 $10\sim20~\mu g/mL$ 时,具有抗癫痫和抗心律失常作用,而后随着血药浓度的增加出现不同程度的不良反应,如眼球震颤($20\sim30~\mu g/mL$)、步态共济失调($30\sim40~\mu g/mL$)及嗜睡($>40~\mu g/mL$)。通常我们定义,可以产生临床药物治疗作用的最低血药浓度为最低有效浓度,低于此浓度则评价为血药浓度未达标;能够引起中毒的最低血药浓度为最低中毒浓度,在高于最低中毒浓度的范围,虽有足够的疗效但是产生毒性反应的风险大。据此,治疗药物监测的目标即控制患者血药浓度始终介于最低有效浓度与最低中毒浓度之间,该血药浓度范围称为治疗窗(therapeutic window)(图4-4),并

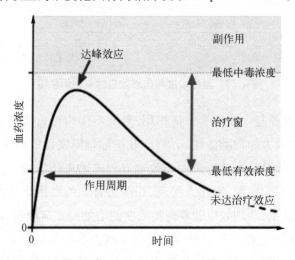

图4-4 血药浓度-时间曲线图与治疗窗示意图

以此范围作为患者的给药方案设计、给药剂量调整的基本依据。

目前,采用数学及统计学方法研究血药浓度变化与药理效应之间关系的方法较多,除前所述的线性模型、对数模型、米氏方程及 Hill's 方程等方法外,还有较常使用的固定效应模型,并通常以此来确定药物的治疗窗。固定效应模型主要适用于治疗窗窄的药物,首先将治疗效应固定,调节剂量或血药浓度以达到预期效应,在达到固定效应时,所监测的药物浓度即为有效浓度。通常使用以下公式表示:

$$E_{\text{fix}} = \{Dose\} \tag{4-1}$$

式中,E_{fix} 为固定效应,$Dose$ 为达到 E_{fix} 时所需要的剂量或药物浓度。

当 E_{fix} 为药物相关的毒性指标时,主要观察的现象为该研究群体中给药剂量或浓度所致 E_{fix} 的概率,而非一定是研究对象是否出现毒性反应。在利用固定效应模型分析有效浓度时,采用的较为严谨的数据处理方法为分析受试者操作特征(receiver operating characteristic, ROC),该方法可以确定有效者与无效者,发生不良反应与未发生不良反应群体间的最佳阈值,即确定药物治疗有效浓度范围及相应的 95%CI。例如,地高辛有效浓度的确认主要采用洋地黄中毒作为指标,发现在 2 ng/mL 时洋地黄中毒发生率为 50%,因此地高辛的血药浓度一般要求控制低于 2 ng/mL;伊马替尼有效谷浓度的推荐值是根据稳态谷浓度(第 29 天)的四分位间距将胃肠道间质瘤患者划分为 4 个不同的组,并评价不同组间的客观反应率、不良反应等指标,最终发现伊马替尼的谷浓度高于四分位数阈值 1 100 ng/mL 的患者临床获益较高。

需要明确的是,有效血药浓度范围只是一个统计学结论,是建立在临床观察的基础之上且针对多数人而言的,适用于目标治疗群体中的典型患者,并非所有患者在接受该药物治疗后的血药浓度均应维持在目标范围内。不同研究获得的有效血药浓度范围可能有所不同,它仅能作为研究所纳入人群的一个粗略参考范围,表示界定于此范围内,特定的患者群体对某种药物出现预期疗效反应的发生频率高,而出现不可耐受的毒性反应的频率较低。所以并不能简单地认为,统一的药物治疗窗对所有患者均是安全有效的。事实上,患者对药物的有效浓度和中毒浓度也存在着个体差异。临床上会出现诊断相同、一般情况类似、用药相同且血药浓度均在治疗窗范围内,但临床疗效相差甚远的情况;临床观察发现监测的血药浓度超过最低中毒浓度时,仅部分患者出现严重的不良反应,而其他患者未出现不适;也有部分患者处于有效浓度以下,却表现出良好的药物控制状态。例如,地高辛的有效治疗浓度为 0.50~2.0 ng/mL,虽然部分患者血药浓度低于有效浓度下限值,但却出现了恶心、呕吐、室性期前收缩和房室传导阻滞等中毒症状。采用常规的治疗药物监测并不能很好地解释和解决这些问题,临床药理学研究进展提示多种因素(如遗传因素、种族差异、疾病类型、合并用药等)均可影响药物浓度和效应的关系,采用统一化的血药浓度治疗窗指导临床个体化应用并未达到立竿见影的作用。而药物基因组学的引入为临床用药个体化差异带来了更为深入的解释和前瞻性的指导。药物基因组学从基因组水平出发,是一门研究遗传因素与药理效应多样性之间相互关系的学科,即通过个体基因多态性进行基因分型,包括检测药物代谢酶、药物受体和药物转运蛋白水平上的基因缺失、单核苷酸多态性和基因拷贝重复等。不同种族群体间遗传因素具有显著差异,如硫唑嘌呤类药物代谢酶调控基因 *TPMT* 和 *NUDT15* 的突变类型与频率在亚洲和欧美人群中显著不同,中国人群 *TPMT* 基因常见突变类型 *TPMT ∗ 2C* 的突变频率仅为 1%,而 *NUDT15* 基因突变高发,导致种族间活性代谢物水平显著差异。这意味着基于欧美人群建立的治疗窗-巯嘌呤活性代谢物浓度小于 450 pmol/(8 · 10^8 RBC) 的范围并不适合中国人群,呈现出明显的局限性。因此,有必要改变传统治疗药物监测中使用统一化治疗窗指导用药的现状,临床医生或药师应将治疗药物监测结果与个体遗传因素、药动学信息、个体化生理病理信息等结合以确定给药方案,制订合理可行的用药方案,实现药物临床治疗的安全、有效和经济。

再者,随着各药学基础研究的迅速发展及组学技术的推陈出新,多交叉学科的融合也为实现个体化用药和精准医学迈出了新的步伐,极大地丰富了治疗药物监测的监测内容,进一步提高为特定亚群(不同基因类型、代谢表型、合并用药/疾病类型分层等)建立精准药物治疗窗、制订个性化最佳给药方案的能力。基于治疗药物监测的用药治疗策略已不仅仅依赖于传统的统一化治疗窗,更多的是切实个体患者的异质性,将传统监测模式与多交叉学科融合,前瞻性导向个体患者的药物合理使用,真正做到为用药患者"量体裁衣",为患者提供更加精准的医疗服务。

五、治疗窗的临床评价案例

基于药物浓度与疗效及不良反应的相关性,治疗药物监测可通过血药浓度调整患者的剂量从而获得最大的疗效和最小的不良反应。一般来说，单抗类药物具有较大的药动学个体差异、直接的药效学测量方式有限、剂量调整灵活的特点，具备了进行治疗药物监测的前提条件；并且由于单抗药物价格昂贵，避免过高的剂量可以有效降低治疗费用。炎性肠病是一种病因未完全明确的慢性非特异性肠道炎症性疾病，包括克罗恩病和溃疡性结肠炎。炎性肠病的治疗药物主要包括肾上腺皮质激素、免疫抑制剂、氨基水杨酸类制剂和生物制剂等。肿瘤坏死因子-α 是单核巨噬细胞产生的一种具有多种生物学效应的促炎细胞因子，在炎性肠病的发病中起关键作用，抑制肿瘤坏死因子-α 的生物活性可阻断其促炎作用以达到治疗炎性肠病的目的。近 20 年，英夫利昔单抗、阿达木单抗、赛妥珠单抗和戈利木单抗等针对肿瘤坏死因子-α 的单克隆抗体均已在全球范围内获得批准，用于中度至重度活动性克罗恩病和（或）溃疡性结肠炎的诱导和维持治疗。随着单抗药物的深入研发和临床使用，临床问题也逐渐显现，不同个体对于单抗药物的响应有显著差异。

目前，约 1/3 的炎性肠病患者在诱导期 8~12 周出现原发性无应答（primary non-response，PNR），同样也有 20%~40% 初始治疗有反应的患者在治疗过程中出现响应丢失的情况，从而导致疾病进展，此类患者被定义为继发性无应答者（secondary loss of response，SLR）。初始治疗响应的个体差异及响应丢失的具体机制尚不明确，存在较多的影响因素，如病理机制、血清中单抗药物浓度、抗药物抗体浓度（antidrug antibodies，ADA）及使用药物后的免疫原性等因素相关。临床研究表明，早期优化抗肿瘤坏死因子-α 单抗治疗可预防一些与药动学问题（低药物浓度）相关的原发性无应答，并且可以使患者短期和长期获益；同时，炎性肠病患者血清中维持较高的抗肿瘤坏死因子抗体浓度可提高治疗反应率和促进黏膜愈合，并降低复发率、减少住院/手术次数和减少并发症。因此，在炎性肠病患者抗肿瘤坏死因子-α 的治疗中，基于治疗药物监测来监测患者体内的药物浓度及产生抗药物抗体的水平，可为炎性肠病患者抗肿瘤坏死因子-α 单抗的精准治疗提供有效手段。在抗肿瘤坏死因子-α 单抗新药上市后的初始阶段，基于治疗药物监测方式指导治疗决策的研究和指南尚不完善，有待进一步基于大量的基础和临床研究确证单抗类药物的体内暴露与临床疗效之间的关系以及对特定治疗群体的治疗窗建立提供循证依据。在众多单抗类药物中，英夫利昔单抗应用广泛，在炎性肠病治疗领域中已经有了多年的临床应用和丰富的相关临床研究。因此，本节摘选了英夫利昔单抗临床研究中具代表性的治疗药物监测案例,旨在说明其治疗窗确定的研究方法及步骤。

（一）英夫利昔单抗的药动学特征

英夫利昔单抗（infliximab，IFX）是一种特异性阻断肿瘤坏死因子-α的人鼠嵌合的免疫球蛋白 G1 亚类单抗,包括 25% 鼠源的轻链及重链可变区和 75%人源的轻链及重链恒定区,可与 T 细胞、巨噬细胞表面表达的肿瘤坏死因子-α高亲和力结合,抑制肿瘤坏死因子-α与受体的结合,并通过补体依赖性及抗体依赖性细胞毒作用发挥其药理作用。英夫利昔单抗是最早应用于炎性肠病治疗的单克隆抗体药物,也是目前国内应用最广泛的生物制剂,已被证实对炎性肠病患者的诱导缓解和维持治疗有明显的效果。与传统小分子药物相比,英夫利昔单抗体内的药动学行为存在较大的差异。英夫利昔单抗为蛋白质类药物（分子质量约为 149 100 Da）,血管通透性较差,在胃肠道中不稳定,一般静脉给药,主要经淋巴循环吸收,吸收速率较慢,达峰时间一般在 1~8 天,半衰期为 7~10 天。

英夫利昔单抗分子质量高且极性大,导致其难以通过扩散的方式分布进入组织,其分布局限于血流和细胞外间隙。目前认为,其主要是通过跨细胞转运或是细胞旁路转运到组织。跨细胞转运是依赖胞吞作用释放单抗药物进入组织液,主要包括 Fc 受体介导的内吞、抗原介导的细胞内吞、血管上皮细胞的吞噬等;而细胞旁路转运是依赖血管内皮细胞间隙向组织液转运。英夫利昔单抗稳态分布容积较小,仅为 3~6 L。

英夫利昔单抗的分子质量较大,完整的免疫球蛋白难以通过肾小球滤过,几乎不出现肾清除现象,主要在血液循环过程中经蛋白水解酶分解代谢。单抗药物进入体内后作为抗原可以刺激机体产生针对药物的抗体（即抗药物抗体浓度）,抗药物抗体浓度可以与药物结合并增加药物清除。抗药物抗体浓度一般出现在给药后期,是导致药动学曲线末端弯曲的重要因素。英夫利昔单抗的消除机制主要包括由网状内皮系统的巨噬细胞进行蛋白分解代谢、抗体与 Fcγ 受体（FcγR）的结合、Brambell 受体（FcRn）介导的循环,以及通过与膜结合的肿瘤坏死因子-α结合在溶酶体中内化和降解等。英夫利昔单抗与肿瘤坏死因子-α结合后的复合物被网状内皮系统巨噬细胞吞噬并被溶酶体降解,因此单抗药物的消除过程会受靶标抗原量的影响。随着抗体药物的增加,未被结合的靶标抗原逐渐减少,药物的清除率下降,可能表现出非线性药动学特征。英夫利昔单抗的 Fc 段与细胞表面的 Fc 受体结合,导致一部分单抗被内吞到细胞后在溶酶体中被降解,还有一部分通过 Fc 段结合新生儿 Fc 受体,避开降解途径重新进入循环。

(二)英夫利昔单抗治疗窗的研究实例

1. 试验目的

2014 年研究者对两项多中心、随机、双盲、安慰剂平行对照的Ⅲ期活动性溃疡性结肠炎临床研究(active ulcerative colitis trials, ACT, 分 ACT-1 和 ACT-2;临床试验注册号:NCT00036439, NCT00096655)的英夫利昔单抗药动学数据事后分析(post hoc analysis),研究目的在于评估溃疡性结肠炎患者血清中英夫利昔单抗浓度与不同临床治疗终点之间的关系,并分析获得英夫利昔单抗对中度至重度活动性溃疡性结肠炎患者的治疗窗。

2. 研究设计

(1)目标人群

1)纳入标准:入组患者确诊为中度至重度活动性溃疡性结肠炎;Mayo 评分为 6~12 分(范围为 0~12;评分越高表明疾病活动性越严重);联用皮质类固醇、硫唑嘌呤/6-巯基嘌呤(ACT-1 和 ACT-2)或美沙拉嗪(仅限 ACT-2)等药物的患者可纳入,且在入组后合并用药维持剂量不变。但皮质类固醇需要在诱导后和维持治疗期间(即从第 8 周开始)逐渐停药。

2)排除标准:确诊为未定型结肠炎、克罗恩病或临床表现提示为克罗恩病的患者(如活检发现瘘管或肉芽肿)需要剔除。

ACT-1 和 ACT-2 入组的受试者可以在任意时期主动退出或被要求退出试验。受试者签署知情同意书。

(2)分组情况:受试者被随机分为试验组和对照组,英夫利昔单抗剂量分别为 5 mg/kg 和 10 mg/kg;本研究仅纳入试验组数据进行事后分析。ACT-1 和 ACT-2 试验组入组患者在第 0、2 和 6 周静脉输注英夫利单抗,后续 ACT-2 试验组患者每 8 周给药 1 次,持续给药至第 22 周;ACT-1 试验组患者每 8 周给药 1 次,持续给药至第 46 周。

(3)疗效评价指标:研究于第 8 周(ACT-1 和 ACT-2)、第 30 周(ACT-1 和 ACT-2)和第 54 周(仅 ACT-1)评价疗效,其中涉及以下疗效指标。

1）临床应答（clinical response）：定义为 Mayo 评分相对于基线值的降幅≥30% 及 ≥3 分，而且便血的分项评分降幅≥1 分或该分项评分为 0 分或 1 分。

2）临床缓解（clinical remission）定义为 Mayo 评分为 2 分或更低，且分项评分不超过 1 分；黏膜愈合定义为内镜评分为 0 或 1 分。

（4）样本采集时间

1）ACT-1 组：入组患者于第 0、2、6、14 和 46 周给药前及给药后 1 h，第 30 和 38 周给药前，以及第 8 周和第 54 周非给药就诊时采集样本测定英夫利昔单抗浓度及抗英夫利昔单抗抗体浓度。

2）ACT-2 组：入组患者于第 0、2 周给药前以及给药后 1 h，第 6 和 14 周给药前，以及第 8 周非给药就诊时采集样本测定英夫利昔单抗浓度及抗英夫利昔单抗抗体浓度。

3. 结果

（1）不同临床疗效患者的血清英夫利昔单抗水平：回顾性分析中采用两组独立样本双侧威尔科克森秩和检验（two-sample Wilcoxon rank sum test）评估第 8、30、54 周治疗有效组和无效组间血清英夫利昔单抗浓度的差异。结果发现，临床应答/黏膜愈合组患者在诱导期第 8 周的血清英夫利昔单抗浓度中位值显著高于治疗未达标患者；以临床缓解为访视终点，5 mg/kg 剂量条件下临床缓解患者与未缓解患者的血清英夫利昔单抗浓度中位值无统计学意义的差异（35.1 μg/mL $vs.$ 30.8 μg/mL，$P = 0.097\ 1$）。维持期第 30 周和第 54 周的疗效评估中，不同剂量给药条件下达到访视终点患者（包括临床应答、黏膜愈合和临床缓解）与未达标患者组间的血清英夫利昔单抗浓度差异具有统计学意义（结果可见表 4-1）。

（2）血清英夫利昔单抗浓度四分位间距划分后的疗效结局：采用四分位间距划分血清英夫利昔单抗浓度为 Q1、Q2、Q3 和 Q4，并应用单侧科克伦-阿米蒂奇（Cochran-Armitage）趋势检验评估 Q1～Q4 等 4 个浓度区间中达到访视终点（包括临床应答、黏膜愈合和临床缓解）患者的比例。英夫利昔单抗浓度按 Q1、Q2、Q3 和 Q4 等 4 个区间划分评估，5 mg/kg 和 10 mg/kg（图 4-5）剂量方案中患者临床应答、黏膜愈合和（或）临床缓解发生率通常随着血清英夫利昔单抗浓度的增加而增加，呈现显著正相关。血清英夫利昔单抗浓度最低的 Q1 组患者表现出临床应答、临床缓解或黏膜愈合的可能性较低，且成功率接近安慰剂组患者的观察结果。

表4-1　ACT-1和ACT-2入组患者血清英夫利昔单抗浓度的中位数(四分位间距)与疗效指标的关联性分析

疗效评估	统计参数	英夫利昔单抗诱导治疗后第8周的临床疗效评估								
		5 mg/kg 剂量组 (n=230)		10 mg/kg 剂量组 (n=216)		合并剂量组 (n=446)				
		达标	未达标	达标	未达标	达标	未达标			
临床应答	n(%)	160(69.6)	70(30.4)	153(70.8)	63(29.2)	313(70.2)	133(29.8)			
	SIC	35.0(25.0~50.5)	25.8(17.8~39.5)	82.6(56.7~108.4)	52.4(26.1~91.0)	51.6(31.7~85.8)	33.5(20.8~64.4)			
	P值	0.001 2		<0.000 1		<0.000 1				
黏膜愈合	n(%)	146(63.5)	84(36.5)	142(65.7)	74(34.3)	288(64.6)	158(35.4)			
	SIC	36.1(25.8~51.6)	26.0(17.9~38.8)	83.6(57.2~109.8)	52.5(31.6~90.5)	53.1(33.2~88.2)	33.5(21.2~63.1)			
	P值	<0.000 1		<0.000 1		<0.000 1				
临床缓解	n(%)	87(37.8)	143(62.2)	71(32.9)	145(67.1)	158(35.4)	288(64.5)			
	SIC	35.1(24.7~49.0)	30.8(20.4~46.5)	89.6(68.2~117.3)	68.3(39.5~96.6)	49.0(32.1~89.6)	42.3(24.5~77.6)			
	P值	0.097 1		0.000 2		0.015 6				
疗效评估	统计参数	英夫利昔单抗诱导治疗后第30周的临床疗效评估								
		5 mg/kg 剂量组 (n=190)		10 mg/kg 剂量组 (n=184)		合并剂量组 (n=374)				
		达标	未达标	达标	未达标	达标	未达标			
临床应答	n(%)	119(62.6)	71(37.4)	130(70.7)	54(29.4)	249(66.6)	125(33.4)			
	SIC	3.9(0.7~7.6)	1.2(0.1~3.6)	10.9(3.9~18.3)	2.2(0.1~4.8)	6.2(2.0~15.2)	1.2(0.1~4.4)			
	P值	0.000 6		<0.000 1		<0.000 1				

续 表

英夫利昔单抗诱导治疗后第 30 周的临床疗效评估

疗效评估	统计参数	5 mg/kg 剂量组 (n=190)		10 mg/kg 剂量组 (n=184)		合并剂量组 (n=374)	
		达标	未达标	达标	未达标	达标	未达标
黏膜愈合	n(%)	117(61.6)	73(38.4)	124(67.4)	60(32.6)	241(64.4)	133(35.6)
	SIC	4.1(1.1~8.4)	1.0(0.1~3.0)	11.5(3.9~18.5)	2.3(0.1~5.5)	6.5(2.4~15.3)	1.2(0.1~4.7)
	P值	<0.000 1		<0.000 1		<0.000 1	
临床缓解	n(%)	72(37.9)	118(62.1)	85(46.2)	99(53.8)	157(42.0)	217(58.0)
	SIC	5.0(2.3~10.8)	1.2(0.1~4.6)	13.3(6.3~18.3)	3.7(0.2~7.8)	8.0(3.5~16.7)	2.0(0.1~6.5)
	P值	<0.000 1		<0.000 1		<0.000 1	

英夫利昔单抗诱导治疗后第 54 周的临床疗效评估

疗效评估	统计参数	5 mg/kg 剂量组 (n=78)		10 mg/kg 剂量组 (n=80)		合并剂量组 (n=158)	
		达标	未达标	达标	未达标	达标	未达标
临床应答	n(%)	53(68.0)	25(32.1)	52(65.0)	28(35.0)	105(66.5)	53(33.5)
	SIC	5.0(2.5~9.3)	0.7(0.1~2.5)	10.5(4.8~19.1)	0.4(0.1~5.4)	6.1(3.0~14.9)	0.7(0.1~4.2)
	P值	0.000 8		<0.000 1		<0.000 1	
黏膜愈合	n(%)	54(69.2)	24(30.8)	55(68.8)	25(31.3)	109(69.0)	49(31.0)
	SIC	5.1(2.5~9.8)	1.1(0.1~2.7)	10.5(4.6~18.9)	0.1(0.1~3.1)	6.5(3.0~14.9)	0.7(0.1~3.1)
	P值	<0.000 1		<0.000 1		<0.000 1	
临床缓解	n(%)	42(53.9)	36(46.2)	41(51.3)	39(48.8)	83(52.5)	75(47.5)
	SIC	5.0(2.6~9.8)	1.9(0.1~6.5)	10.9(5.9~19.2)	2.2(0.1~11.1)	6.8(3.2~15.0)	2.1(0.1~8.1)
	P值	<0.000 1		<0.000 1		<0.000 1	

注：SIC，血清英夫利昔单抗浓度，浓度单位为 μg/mL；P 值为两组独立样本双侧威尔科克森秩和检验结果。

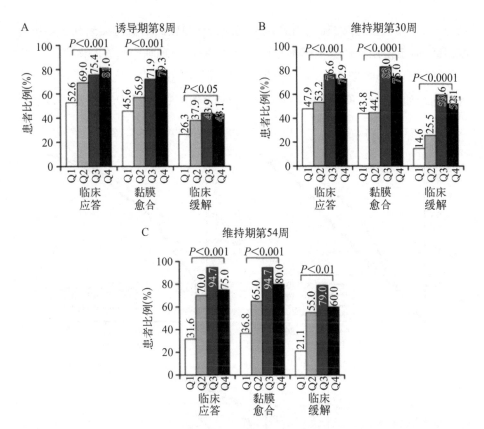

图 4-5 ACT-1 和 ACT-2 患者英夫利昔单抗四分位浓度间距达到访视终点患者的比例

A. 诱导期第 8 周英夫利昔单抗浓度按 Q1、Q2、Q3 和 Q4 区间划分为<21.3 μg/mL(n=57)、处于 21.3~33.0 μg/mL(n=58)、处于 33.0~47.9 μg/mL(n=57)和≥47.9 μg/mL(n=58);B. 维持期第 30 周英夫利昔单抗浓度按 Q1、Q2、Q3 和 Q4 区间划分为<0.1 μg/mL(n=48)、处于 0.1~2.4 μg/mL(n=47)、处于 2.4~6.8 μg/mL(n=47)和≥6.8 μg/mL(n=48);C.维持期第 54 周英夫利昔单抗浓度按 Q1、Q2、Q3 和 Q4 区间划分为<1.4 μg/mL(n=19)、处于 1.4~3.6 μg/mL(n=20)、处于 3.6~8.1 μg/mL(n=19)和≥8.1μg/mL(n=20)

(3) Logistic 回归分析和英夫利昔单抗浓度阈值的确定:采用多变量 Logistic 回归分析协变量(体重、年龄、白蛋白、C 反应蛋白、Mayo 评分、性别、抗药物抗体状态、免疫抑制剂和糖皮质激素的联用等)对诱导期和维持期血清英夫利昔单抗浓度的影响,以确定可能影响英夫利昔单抗暴露-应答关系的协变量;同时,根据受试者操作特征曲线确定诱导期和维持期英夫利昔单抗浓度阈值,采用正确诊断指数(约登指数)选择最佳阈值,使受试者操作特征曲线的特异性和敏感性之和最大化。

Logistic 回归模型显示,诱导期第 8 周的血清英夫利昔单抗浓度、体重和性别与第 8 周的临床疗效独立相关;维持期第 30 周较高的血清英夫利昔单抗浓度、基线时不使用皮质类固醇治疗可增加第 30 周出现临床应答的概率。

诱导期和维持期 5 mg/kg 或 10 mg/kg 剂量组患者临床终点的受试者操作特征曲线如图 4-6 所示,图 4-6 中根据不同的访视时间和访视终点可以确定

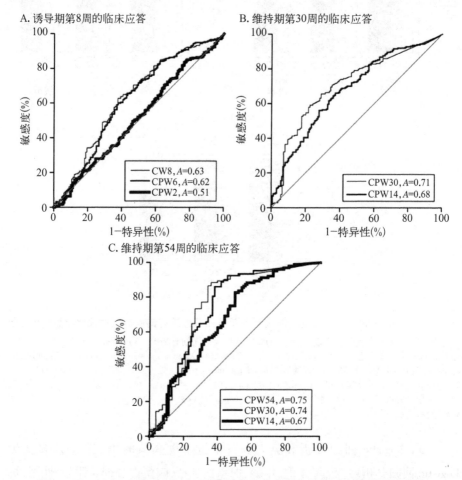

图 4-6 5 mg/kg 或 10 mg/kg 剂量组患者临床终点的受试者操作特征曲线

A. 诱导期第 8 周临床应答:第 2 周注射前英夫利昔单抗浓度(the pre-infusion concentration at week 2, CPW2),第 6 周注射前英夫利昔单抗浓度(the pre-infusion concentration at week 6, CPW6)及诱导第 8 周英夫利昔单抗浓度(concentration at week 8, CW8)工作曲线下面积(A)分别为 0.51、0.62 和 0.83;B. 维持期第 30 周临床应答:第 14 周注射前英夫利昔单抗浓度(the pre-infusion concentration at week 14, CPW14)和第 30 周注射前英夫利昔单抗浓度(the pre-infusion concentration at week 30, CPW30)工作曲线下面积(A)分别为 0.66 和 0.71;C. 维持期第 54 周临床应答(仅 ACT-1):第 14 周注射前英夫利昔单抗浓度(the pre-infusion concentration at week 14, CPW14),第 30 周注射前英夫利昔单抗浓度(the pre-infusion concentration at week 30, CPW30)和第 54 周注射前英夫利昔单抗浓度(the pre-infusion concentration at week 54, CPW54)工作曲线下面积(A)分别为 0.67、0.74 和 0.75

不同的英夫利昔单抗目标阈值(表 4-2)。实现诱导期第 8 周临床应答所需的最低血清英夫利昔单抗浓度为 41.2 μg/mL,其敏感性、特异性和阳性预测值(PPV)分别为 63%、62% 和 80%。实现维持期第 30 周临床应答,英夫利昔单抗浓度应高于最低阈值 3.7 μg/mL,其敏感性、特异性和阳性预测值分别为 65%、71% 和 82%。

表 4-2　5 mg/kg 或 10 mg/kg 剂量组患者不同临床评估时间的受试者操作特征曲线结果

疗效评估时间	英夫利昔单抗浓度监测时间	受试者操作特征分析结果	估计值
诱导期第 8 周临床应答	诱导期第 8 周浓度	阈值(μg/mL)	41.2
		敏感度	63%
		特异性	62%
		NPV	42%
		PPV	80%
	第 6 周注射前浓度	阈值(μg/mL)	22
		敏感度	60%
		特异性	62%
		NPV	41%
		PPV	78%
维持期第 30 周临床应答	第 14 周注射前浓度	阈值(μg/mL)	5.1
		敏感度	66%
		特异性	63%
		NPV	54%
		PPV	74%
	第 30 周注射前浓度	阈值(μg/mL)	3.7
		敏感度	65%
		特异性	71%
		NPV	51%
		PPV	82%
维持期第 54 周临床应答(仅 ACT-1 试验)	第 14 周注射前浓度	阈值(μg/mL)	3.5
		敏感度	82%
		特异性	50%
		NPV	72%
		PPV	63%

续 表

疗效评估时间	英夫利昔单抗浓度 监测时间	受试者操作特征 分析结果	估计值
维持期第54周临床应答 （仅 ACT‐1）	第30周注射前浓度	阈值（μg/mL）	2.4
		敏感度	86%
		特异性	62%
		NPV	77%
		PPV	76%
	第54周注射前浓度	阈值（μg/mL）	1.7
		敏感度	89%
		特异性	64%
		NPV	74%
		PPV	83%

注：NPV，阴性预测率；PPV，阳性预测率。

（三）英夫利昔单抗治疗窗的研究进展

英夫利昔单抗广泛应用于多种自身免疫性疾病，在溃疡性结肠炎、克罗恩病、类风湿性关节炎、银屑病关节炎、脊椎关节炎和银屑病等治疗中发挥了重要作用。患者对英夫利昔单抗治疗没有足够的应答，或者随着时间的推移失去应答的主要原因是标准剂量的血清药物浓度及免疫原性的个体间差异显著。单抗类药物治疗药物监测是一种基于药物浓度和抗药物抗体评估的个体化治疗策略，从临床和经济的角度来看，是辅助单抗类药物临床应用较为合理的一种优化工具。英夫利昔单抗治疗药物监测可分为两类，其中被动性（reactive）治疗药物监测用于监测治疗失败后的药物浓度和抗药物抗体浓度，用于帮助治疗无应答患者进行治疗策略的调整；而主动性（proactive）治疗药物监测则指常规监测药物浓度和抗药物抗体浓度，用于进行剂量调整以达到预定的目标水平（也适用于静止期疾病患者）。然而，英夫利昔单抗针对不同治疗群体的确切治疗窗口尚未明确，且对于主动性或被动性治疗药物监测在不同阶段应用的必要性仍存在较大的争议。

炎性肠病患者英夫利昔单抗采用的治疗药物监测支持调整治疗策略的大部分证据来自在原发性无应答和继发性无应答患者的临床回顾性队列研究，主要是在维持治疗期间。尽管不同研究所定义的临床终点和目标药物浓度存在异质性，不同研究获得的有效血药浓度范围可能有所不同。但大多数研究表明,在克罗恩病和溃疡性结肠炎中,英夫利昔单抗的治疗药物监测具有重要意义,其血清浓度增加与临床和(或)内镜下应答或缓解的可能性增加有关。一项随机对照谷浓度适应英夫利昔单抗治疗(trough concentration adapted infliximab treatment, TAXIT)试验($n=263$)对比了在炎性肠病患者中基于治疗药物监测或临床症状优化给药的两种治疗策略的疗效、成本效益和安全性;结果发现,对英夫利昔单抗浓度低于 3 μg/mL 的患者增加给药剂量,约 91%(69/76)患者的浓度可提高至 3~7 μg/mL,而相应的临床缓解率显著高于剂量调整之前(88% vs. 65%,$P=0.020$)。英夫利昔单抗浓度监测的重要性也在溃疡性结肠炎中得到证实,研究发现第 54 周时可监测到的血清英夫利昔单抗浓度与缓解率(69% vs. 15%,$P<0.001$)和内镜改善率(76% vs. 28%,$P<0.001$)的增加相关;第 54 周血清英夫利昔单抗浓度低于检测限则是后期患者行结肠切除术的预测因子($OR=9.3$,$P<0.001$)。前述列举英夫利昔单抗治疗窗建立的临床研究实例,推荐中度至重度活动性溃疡性结肠炎患者在使用英夫利昔单抗诱导期第 8 周血清浓度 >41 μg/mL 最为适宜,而维持期稳态谷浓度 >3.7 μg/mL 可使者获益最大。接着,PANTS 研究在 2019 年共入组 955 名克罗恩病患者,发现与原发性无应答独立相关的唯一因素是第 14 周的英夫利昔单抗浓度较低(最佳阈值为 7 μg/mL),第 14 周的英夫利昔单抗浓度和第 54 周临床缓解相关。此外,有研究表明英夫利昔单抗谷浓度≥10 μg/mL 可使瘘管性克罗恩病患者获益,或英夫利昔单抗谷浓度>8.3 μg/mL 与治疗 1 年后的内镜愈合有关。

基于大量的基础和临床研究(部分汇总结果见表 4-3),2017 年 12 月澳大利亚炎性肠病工作组基于治疗药物监测,在肿瘤坏死因子-α 抑制剂治疗炎性肠病中的应用发表共识,共识依据澳大利亚国立健康与医学研究理事会(National Health and Medical Research Council of Australia, NHMRC)指南的制定方法,广泛邀请成人及儿科胃肠道专科医生、临床药理学家、药剂师及免疫学家等成员组成评估小组,采用改进的德尔菲法(Delphi method)对大量研究结果进行调查,最终由理事会成员执笔撰写指南。该指南建议:① 对于维持治疗期响应丢失的患者采用治疗药物监测的方式指导临床决策的证据水平最高,相对应临床缓解的患者不建议进行治疗药物监测。② 对于瘘管性炎性肠病患者,英夫利昔单抗稳态谷浓度建议控制在 3~8 μg/mL。③ 当检测抗药物抗体时,抗药物抗体的定量检测意义高于检测阳性或阴性的定性报告,反复多次监测抗药物抗体有助于判断抗药物抗体的产生是持续性或是一过性,但是指南目前仍然没有推荐可耐受药物的抗药物抗体检测方法。由上述的指南建议可见,对于继发性失效患者建议采用被动治疗药物监测的方式。与被动性治疗药物监测相比,英夫利昔单抗的主动性治疗药物监测对提高临床实用性是有益的,但还需要更多的研究来证明。主动性治疗药物监测可在更早的时间点评估体内的药物浓度,以便在抗肿瘤坏死因子-α治疗期间或之后立即调整用药治疗,治疗策略包括降低患者联合治疗的剂量、增加时间间隔和(或)停止免疫制剂的联合应用,对药物浓度高于治疗浓度的患者实施降级等,最终提高生物治疗的成本效益和安全性。

表4-3 不同临床研究的目标血清英夫利昔单抗浓度阈值

炎性肠病类型	治疗药物监测时间点	浓度阈值($\mu g/mL$)	治 疗 结 局	治疗结局时间
克罗恩病	第2周	>16.9 >20.4	临床应答 临床缓解	第14周
溃疡性结肠炎	第2周	>11.5 >15.3	临床应答 临床缓解	第14周
溃疡性结肠炎	第14周	≥5.1 ≥6.7	黏膜愈合(MES<2) 黏膜愈合(MES=0)	第30周
克罗恩病	第14周	≥2 ≥6.1 ≥7.2	CRP正常化 瘘管应答 瘘管应答且CRP正常化	第14周
克罗恩病	第14周	>9.4 >11.5	FC<250 $\mu g/g$ FC<100 $\mu g/g$	第14周
克罗恩病	维持期	≥2.2 ≥9.7 ≥9.8	CRP正常化 内镜缓解 组织学缓解	维持期
克罗恩病	维持期	>0.6 >1.1 >4	CRP正常 FC正常 黏膜愈合	维持期
克罗恩病	维持期	>1.5 >3.4 >5.7	临床缓解 CRP正常 FC正常	维持期

续　表

炎性肠病类型	治疗药物监测 时间点	浓度阈值 （μg/mL）	治　疗　结　局	治疗结局 时间
溃疡性结肠炎	维持期	≥7.5	黏膜愈合	维持期
		≥10.5	组织学缓解	
溃疡性结肠炎/克罗恩病	维持期	>2.1	临床缓解	维持期
		>2.9	临床缓解且 CRP 正常化	
		>3.9	临床缓解且 FC<250 μg/g	
		>4.9	临床缓解，CRP 正常化且 FC<50 μg/g	

注：MES,Mayo 评分；FC,钙卫蛋白；CRP,C 反应蛋白。

综上，基于治疗药物监测的方式来指导英夫利昔单抗的用药调整，将有助于实现个体化给药。然而，上述指南针对部分炎性肠病患者的英夫利昔单抗治疗窗虽已有相关的建议，但是不同研究的临床终点、访视终点、疾病类型、合并用药（免疫抑制剂/糖皮质激素）、种族差异、Fcγ 受体基因多态性等因素，以及药物作用靶标和其他分子标志物等因素的影响，不同研究所获得的推荐治疗窗无法适用于所有群体，故后续仍需要针对精细化亚组建立特定的治疗窗以使更多的患者受益。

第二节　治疗药物监测的临床应用

一、治疗药物监测的临床指征与原则

（一）治疗药物监测的临床指征

并非所有的临床药物治疗均需要开展治疗药物监测。药物浓度的测定属于一个间接指标，当药物反应本身具有客观而良好的临床指标时，就不必进行血药浓度监测，此时简便的临床效应指标比血药浓度监测更有意义。例如，血糖指标是评价降糖药治疗疗效好坏的客观指标，观察血糖的下降程度即可了解使用的降糖药物选择、剂量是否合适；同理，抗高血压药、抗凝血药、利尿药等的临床疗效指标明确、获取简便，一般不需要开展治疗药物监测。对于已明确药理效应与血药浓度相关的药物,若存在以下情况则需要考虑进行治疗药物监测。

（1）治疗窗范围较窄的药物。这些药物的治疗指数小,治疗浓度与中毒浓度较为接近,治疗药物监测有助于保障用药的有效性和安全性,这些药物有地高辛、洋地黄毒苷、奎尼丁等。

（2）具有非线性药动学特征的药物,尤其是非线性动力学过程发生在最低有效治疗浓度以下或在治疗窗范围内。例如,苯妥英钠、阿司匹林和氨茶碱等药物的血药浓度与剂量不呈线性关系,消除半衰期不恒定,当剂量增加至阈值后,剂量的略微上调可使血药浓度显著改变。

（3）血药浓度个体差异大的药物,如三环类抗抑郁药阿米替林、丙米嗪等。

（4）肾功能/肝功能不全或衰竭患者应用主要经肾排泄(氨基糖苷类抗生素)或肝代谢(地高辛、利多卡因)的药物,可能会影响药物体内的处置过程并增加药物毒性作用的发生。

（5）难以区分疾病病状和药物的毒性反应症状。药物剂量不足所致的病情加剧与中毒症状较难准确辨别,如苯妥英钠中毒所致的癫痫发作与抽搐;抗心律失常药物普鲁卡因胺过量可致心律失常。

（6）针对不同治疗目的需要控制血药浓度于不同的范围。

（7）合并用药,药物相互作用可能影响药物体内的吸收、分布、代谢及消除过程,最终可能影响疗效。

（8）长期使用药物后产生耐药性引起药物疗效降低或患者依从性降低、肝药酶抑制剂/诱导剂影响药物浓度,以及未知原因所致的药物疗效降低或毒性增加。

（9）存在严重的不良反应或可导致患者发生不可逆的器官损害甚至死亡时,可通过治疗药物监测来规避不良反应的风险。

（10）怀疑因用药不依从所致的治疗失败。

（二）治疗药物监测的原则

治疗药物监测是保障临床合理用药的手段,不是常规化检测要求,并非在任何时候均需要进行治疗药物监测,监测需求应以其临床指征进行综合判断。当明确以下临床指征时,治疗药物监测才是有意义和合理的。

（1）患者是否接受了对症治疗的最佳药物治疗?

（2）药物是否有明确的、易获取的临床疗效指标?

（3）血药浓度与药效的关系是否符合病情？

（4）药动学参数是否受患者的个体内变异或其他因素干扰？

（5）患者在治疗期间是否受益于治疗药物监测？

（6）血药浓度监测结果是否可以显著提高临床决策并提供更多信息辅助患者治疗。

二、治疗药物监测的开展流程

个体化给药方案包括初始的经验给药方案和治疗药物监测后剂量调整的给药方案,治疗药物监测的主要目的是根据监测药物在体内的暴露情况结合患者实际情况调整用药方案。治疗药物监测全过程包括治疗药物监测申请,样本采集(采集时间与采集类型)、储存与运输,生物样品测定,数据处理与结果解释,个体化用药建议报告,具体流程如图4-7所示。

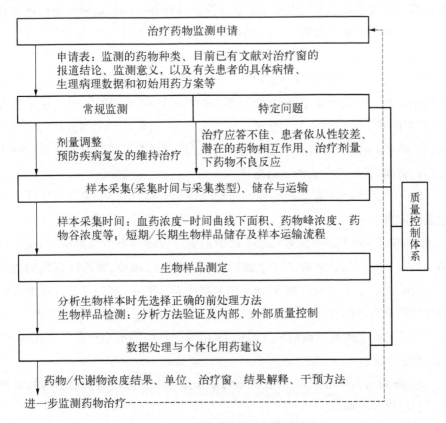

图4-7   治疗药物监测的开展流程图

（一）治疗药物监测申请

临床医生在明确患者疾病诊断后,根据治疗药物监测的临床指征确定是否需要开展治疗药物监测并提出申请,一般应填写相关的申请表,内容包括监测的药物种类、目前已有文献对治疗窗的报道结论、监测意义等,且应详细填写有关患者的具体病情、生理病理数据和初始用药方案(药物种类、给药剂量、途径以及间隔时间等)等,以供分析结果参考。

（二）样本采集（采集时间与采集类型）、储存与运输

1. 样本采集

（1）采集时间:样本采集时间关系着测定结果的偏差,是开展治疗药物监测需要考量的基本问题。目前确定样本采集时间的药动学指标有血药浓度-时间曲线下面积、药物峰浓度及药物谷浓度,血药浓度-时间曲线下面积监测常规需要完整的采血时间点以覆盖血药浓度-时间曲线图,以明确血药浓度在患者体内呈动态变化过程。不同的药物存在不同的动力学特性,实际采样时间应根据每个药物的药动学特征而定。测定药物的峰浓度,样品采集时间的选择应取决于给药途径,如静脉给药后几分钟内血药浓度即可达峰;而血管外给药则需要参考文献对各不同给药方式的具体达峰时间的报道。通常情况下,谷浓度是下一给药前的药物浓度。在临床上,通常监测大多数药物的谷浓度,为了对谷浓度进行合理有意义的解释,应注意标本采集的时间及最后一次给药的时间、日期和药物的给药途径。

1）单剂量给药:根据药物体内药动学特征,通常选择采集谷浓度样本测定血药浓度。

2）多剂量给药:临床多采用多次给药治疗以维持有效血药浓度,按一级消除动力学的药物通常4~6个半衰期达到稳态血药浓度,常选择在用药达稳态血药浓度后于下次给药前30 min内采集样本。但是,需要综合患者的实际情况选择多剂量稳态谷浓度的采血时间。例如,地高辛的半衰期为1.6天,治疗7天后达到了地高辛血清浓度的稳态,但对于肾功能不全的患者,可能需要3周才能达稳态。

3）怀疑用药剂量偏高,应在达峰时间采集样本;怀疑用药剂量不足,应在稳态谷浓度采集样本。

4）对缓释制剂或半衰期特长的药物,在给药间隔时间内的任意时间点采

血对结果无明显影响。

5）特殊情况：如怀疑患者出现药物中毒或需要急救，可根据需求随时采样；或在给药间隔时间内随机采集样本，测定的血药浓度使用群体药动学模型估算药物的总暴露量或稳态谷浓度。

（2）采集类型：根据药物在体内作用的过程特点，选择合适的生物体液，常用的体内药物分析生物样品包括血液（全血、血清和血浆）、唾液、尿液和粪便，某些特定情况下可采集乳汁、羊水、胆汁、泪液、脊髓液及各组织样本。目前，治疗药物监测主要是测定血液样本中的药物浓度，在药物的体内吸收、分布、代谢和排出过程中，循环系统中的药物起了中央枢纽的作用，绝大多数药物在体内达到平衡后，血药浓度和作用部位药物浓度呈比例关系。血浆和血清是最常用的血液样本，区别仅在于前者含有纤维蛋白原，因此，多数药物测定血清和血浆的结果较一致。部分药物因主要分布在红细胞内，监测全血样本的浓度可与药理效应更好地对应，如免疫抑制剂药物环孢素、他克莫司等。干血斑为特殊群体（新生儿、婴儿和其他特殊患者群体）提供了更为简便的治疗药物监测样本分析来源。一次性采血针扎指尖、耳垂或足后跟等部位得到的全血滴在滤纸上形成干血斑样本用于临床血药浓度检测，具有微创、减轻患者负担、样本易于储存和运输等优势。唾液样本中药物几乎以游离态存在，并与血浆中游离药物浓度呈一定的比例关系，可用以反映作用部位药物浓度。可用唾液作为治疗药物监测的药物有苯妥英、氨茶碱、对乙酰氨基酚、水杨酸类等药物。此外，得益于分析检测技术的发展，DNA 也可作为治疗药物监测样本，抗代谢类抗肿瘤药物（嘌呤和嘧啶拮抗物）在体内作为基础嘌呤/嘧啶核苷的类似物插入 DNA 中，干扰核酸的生物合成，即药物作用最终的疗效指标为药源性嘌呤/嘧啶核苷。通过监测 DNA 样本中抗代谢物最终插入的药源性核苷可有效预测肿瘤患者的预后，如巯嘌呤或硫鸟嘌呤用于治疗急性淋巴细胞白血病，DNA 中结合的脱氧巯基鸟嘌呤水平是预测急性淋巴细胞白血病患者复发发生率的重要指标。

通常所说的测定药物浓度为总的药物浓度，在体内发挥药理作用的为游离型药物，对于大多数药物而言，当药物在体内吸收达到平衡后，测定的总药物浓度与游离型药物浓度呈恒定关系。当治疗药物与血浆蛋白的结合率大于80% 时推荐测定游离型药物浓度，如抗逆转录病毒药物与 α_1-酸性糖蛋白结合率大于 90%，此时测定游离型药物浓度具有更强的临床指导意义。此外，在某些病理情况下也会测定血液中未与血浆蛋白结合的游离型药物浓度。例如,严重肝肾功能不全患者、低蛋白血症患者,其体内药物与血清蛋白的结合率大为降低,而游离型药物浓度显著增加。又如,苯妥英用于蛋白尿患者时,虽然检测的药物总浓度没有显著变化,但由于患者的白蛋白浓度较低,游离型苯妥英浓度大大增加,容易产生不良反应。此外,某些药物存在具有与原型药物相同药理作用的活性代谢物,应同时监测代谢物浓度,如利多卡因、丙米嗪、环磷酰胺等药物原型与代谢物浓度应分别测定。因此,在治疗药物监测中,需要根据患者临床特征及药物特征有选择性地监测总的药物浓度或游离型药物浓度。

2. 样本储存和运输

生物样本储存和运输的条件(包括温湿度、是否避光等)应根据采集的样本类型及待测物质的性质共同确定,须进行验证并符合相关生物样品处理指导原则的要求。生物样本中所监测的原型药物或活性代谢物,若具有光不稳定性,生物样本从采集到储存过程全程需要采用避光操作;若对温度敏感,生物样本从采集到储存过程中需要采取冰浴措施;对于易发生降解的待测物质,可在样本采集后额外加入使其待测药物稳定的溶液。

生物样品应先根据治疗药物监测所使用的类型进行分装处理,除全血样本为避免冻存溶血,设置储存温度为 2~8℃;其他类型样本若无特别说明可保存在−20℃或−80℃冰箱中。治疗药物监测实验室应配备专用的冷藏/冷冻设备或设施用于生物样品的储存,并相应配备用于监测冷藏设备或设施的温度、湿度监控系统;应对相关系统、设备及设施进行使用前验证、使用期间定期验证及停用时间超过规定时限的验证;应对储存、运输设备进行定期检查、清洁和维护,并建立相应的操作记录和档案。

生物样本的运输除另有规定外,应采用全过程冷链运输。冷链运输过程中所使用的运输设备或设施应进行验证,并设专人定期检查;运输温度应依据生物样本的稳定性实验结果确定,并在治疗药物监测项目开展前验证运输样本可允许的脱冷链时间和可接受的温度限度。

(三)生物样品测定

生物样品需要选择经过正确的前处理方法处理后才能进行适当的检测分析,前处理方法是分析过程中重要而繁复的工作。生物样品中含各种体内内源性物质,形式种类多样、待测药物浓度或活性代谢物浓度较低等,因此生物样品前处理方法应根据目标药物的理化性质、生物样品类型、检测限要求、检测仪器及定量分析方法进行选择,保证目标待测物可被良好地分离与测定。常用的样本前处理方法有蛋白沉淀法(有机溶剂沉淀、酸性沉淀剂等)、液-液萃取法、衍生化法、酶消化法等。

治疗药物监测的开展首先依赖于准确、灵敏、精密的生物样品分析方法,常用的检测分析方法有以下几种。

1. 免疫法

免疫法包括酶放大免疫法、放射免疫法、荧光免疫法、化学发光免疫分析法及荧光偏振免疫法等。免疫法多有市售的商品化试剂盒,具有操作简便、样品无须前处理、检测迅速、分析样品量少等优点,在临床急需结果时较适用。但是,由于免疫法一般是用标记的药物与待测药物竞争抗原,待测药物与标记抗原-抗体复合物的量呈负相关,使得在检测过程中无法完全区分同样具有抗原决定簇的代谢物和原型药物。

2. 色谱法

色谱法包括高效液相色谱法(high performance liquid chromatography)、气相色谱法(gas chromatography)等。色谱法的专属性强、灵敏度高、分离效果好,可同时检测生物样品中的多个药物,减少分析时间。目前,临床治疗药物监测对于分析多种药物及其代谢物的测定常利用灵敏度高、分离效果好、可确定分子结构的液相色谱/气相色谱-质谱联用方法,该定量、定性方法可确定待测物质分子量和分子结构,尤其对药物的代谢物鉴定具有优势。缺点是样本前处理较复杂、对仪器使用者的专业性要求高等。

3. 光谱法

(1)原子吸收光谱法(atomic absorption spectrometry)和火焰发射光谱法(emission flame spectrometry):灵敏度、专一性均较高,但仅适用于测定含微量金属离子如卡铂、顺铂等铂类化合物和锂盐的检测。

(2)荧光分光光度法和可见光、紫外分光光度法:灵敏度、特异性较低,易受生物样品中其他内源性物质的干扰,但该法设备操作简单、价格低廉、操作简单且易于推广。目前,仅适用于灵敏度要求不高、测定给药后体内血药浓度较高的药物。

除上述介绍的传统的治疗药物检测方法外,随着检测分析技术的日益更新,越来越多的新技术应用于治疗药物监测。传统的治疗药物检测方法依赖于特殊的监测仪器(免疫分析仪、色谱仪、质谱仪等),仪器维护费用昂贵、需要复杂的样本制备过程、分析和结果处理时间较长,还需要经过专业培训的操作人员来实施完成,大大限制了治疗药物监测在实践中的应用。即时检测(point-of-care testing, POCT)技术是一种在患者床旁进行的快速检测分析技术,能够在病房、门诊或检验实验室之外的诊疗现场开展,具有快速检测、操作简便等优点,对重症监护治疗病房、儿童监护病房、麻醉病房等内的患者实施实时快速的药物监测可以减少因检测周期过长所带来的药物调整滞后性,更加方便临床指导个体化用药。常用的即时检测技术有以下几种。

(1)荧光免疫层析:是一种成熟的可定量的即时检测技术,是基于抗原抗体特异性免疫反应的新型膜检测技术;该方法除可应用自动荧光免疫定量分析仪快速获取药物浓度(15 min 内)外,还可开发成免疫层析检测试剂盒,检测结果与酶联免疫检测方法具有高度的一致性,现已开发有万古霉素、地高辛、霉酚酸、茶碱、甲氨蝶呤等药物的试剂盒。

(2)微流控平台:指将治疗药物监测分析过程的样品制备、分离、检测等基本操作单元集成于一块 $1\sim2~cm^2$ 的芯片中,自动完成分析的全过程;现已开发了抗菌药物即用即抛型微流控平台,可在术中实时检测患者体内抗菌药物的药动学变化。

(3)表面等离子体共振(surface plasmon resonance, SPR):通过生物传感芯片中待测物与配体的相互作用情况反映药物浓度水平,具有免标记测试、快速检测及灵敏度高的特点。已开发的高度集成传感器和表面等离子体共振检测试剂可用于检测甲氨蝶呤和阿米卡星等药物。

(4)小型化学发光:利用化学反应释放的化学能激发发光物质,从量子水平的变化对物质进行定量分析。例如,基于萤光素酶系统的生物发光蛋白传感器可检测甲氨蝶呤、西罗莫司的半极限信号响应浓度。

(5)电化学生物传感器:以生物体本身(细胞器、细胞、组织等)或生物体成分(抗体、抗原、激素、酶等)作为敏感元件,电极作为转换元件,以电流或电势为特征检测信号的传感器。例如,酶催化电化学生物传感器可实时监测抗肿瘤药物伊立替康浓度,线性范围为 $10\sim10~000~ng/mL$;羊毛甾醇 14α-去甲基化酶抑制分子类抗真菌药物的生物传感器可实时监测伏立康唑、泊沙康唑、伊曲康唑及氟康唑等药物。

（四）数据处理与个体化用药建议

数据处理与个体化用药建议是治疗药物监测实施的关键,在获取治疗药物监测结果后,选择不同方法定量测定的药物和(或)其代谢物的浓度,可根据实际药物的监测指标依据药动学分析转化为二级药动学参数(如血药浓度-时间曲线下面积)与目标治疗窗对比分析。由医生与临床药师对结果进行共同的决策性分析。首先应明确所检测药物的目标治疗浓度范围、患者的采样时间、样本类型(血清、血浆、全血、尿液或其他体液)、药物浓度检测方法类型及检测结果的准确性和可靠性、药物的药理学作用和体内药动学特征及影响药动学-药效学的生理/病理因素等问题,还应结合患者的疾病状态和临床药物使用情况,如性别、年龄、种族、体重、患者治疗药物监测指征、肝肾功能水平及白蛋白水平等基本信息;结合临床药物使用情况,如最后一次给药时间/剂量,药物联合应用种类与剂量、治疗周期、药物相互作用等进行分析。如若所得治疗药物监测结果与初始用药剂量的预计结果,或药物浓度与药效的相互关系不一致时,需要从实际情况综合并解释可能的原因,分析导致差异的原因并针对性制订新的给药方案,在进行对应治疗后,重新监测药物浓度,以确保患者的药物治疗在治疗窗范围内,保障临床患者用药的安全性和有效性。

随着个体化精准用药的实施,目前临床治疗药物监测项目的开展较为普遍,已形成了形式各异、规模不一的实验室,不同医院的分属不同,多隶属于药学部临床药学室或检验科。而错误的结果必然误导给药方案的判定与设计,不合理的用药干预会对患者的治疗有恶劣的影响。因此,治疗药物监测全流程质量控制具有重要的价值。

治疗药物监测的质量控制评价工作逐步推广,治疗药物监测治疗控制标准及技术指导文件/干预指南的制定、药物体内分析方法质量验证、治疗药物监测实验室的质量控制评价及各机构间学术交流活动的开展均使质量评价的施行得以保证。质量控制是治疗药物监测项目开展重要的组成部分,质量控制可以有效地识别临床应用的不合理性、检测结果的系统误差及人为误差,最终确保治疗药物监测结果的准确性及临床干预的合理性。

实验室的全面质量控制分为两大部分,即室内质量控制和室间质量评价。室内质量控制是室间质量评价的前提。室间质量评价主要指由卫生部门统一发起的年度室间质评(或由多家专业机构/组织联合发起),是检验实验室内部质量控制实施效果的手段。两者相辅相成,互为基础,可逐步提高实验室治疗药物监测的检测质量。治疗药物监测的质量保证应关注所有可能影响监测结果的因素,并针对各环节制定相应的质量控制标准以提高测定结果的准确性,具体保证措施如下:

1. 加强实验室管理

治疗药物监测实验室应建立并健全规章制度及责任体系,包括岗位责任制度,质量控制文件(检测标准操作规程,操作/检测结果双人核查制度,检测方法的室内/室间质量控制指标,从业人员的上岗资质认定标准,实验室环境控制及记录,仪器使用、维护及校准制度等),治疗药物监测项目申请与开展流程,实验室安全管理制度,应急预案措施等。质量控制文件应由岗位专业人员起草,质量控制管理负责人审批后,并经机构办相关委员会讨论后方可在日常工作中开展。通过规范化的标准操作规程及严格制度的实施,可以有效降低差错事故的发生率,同时随时根据实际工作中面临的问题补充和完善制度规程。

2. 提高人员专业素质

治疗药物监测实验室应设置质量控制岗位,如设立质量控制负责人和(或)质量控制员,相关人员定期参加具有资质证明的质量管理机构或治疗药物监测专业组织举办的相关培训。进行治疗药物监测项目的技术人员应具有一定的医学或药学相关背景,在正式开展工作前应进行系统培训,培训内容包括治疗药物监测开展的临床意义、检测方法的测定原理与方法、质量控制实施的全过程、测定结果的临床意义及解释、异常血药浓度数据的处理方法等。同时,还必须具有较高的临床药理学、药动学及临床沟通等多方面的知识技能。

3. 设备及仪器的管理

建立并健全设备及仪器管理及使用制度,大型的精密仪器应由专人严格按照标准操作规程操作,并设立独立的使用登记记录表;仪器应每天记录使用情况,同时定期维护和保养,及时登记检查结果和维护情况,详细记录仪器故障及维修时间、对应的解决方案。

4. 测定方法的开发与验证

实验室内部建立的检测方法应严格按照相关的生物样品分析方法指导原则进行验证,内容包括特异性、线性、精密度与准确度、提取回收率、基质效应评价、稳定性等,各项评价指标应符合指导原则要求。对于目前存在较多的商品化试剂盒,在引入实验室后应通过方法学验证方可使用。

5. 标准品及试剂

治疗药物监测项目使用的标准品及试剂应从法定机构获得,达到检测所需的纯度。检测过程中配制的标准溶液、自制试剂需要定量准确,并在适合的保存条件下放置,定期检查有效期。

6. 检测样品

样品从临床科室输送至检测实验室,在实验室内部流转的全过程需要制定合理的制度。首先应根据不同药物监测项目确定生物样品的转运条件(温度、时间等),进入实验室后应根据样本接收制度,双人核对治疗药物监测项目申请单、标本及报告单的一致性,避免发生混淆;核对测定项目要求与实际样品(样品类型、采血管)是否一致;需要放置冰箱冷藏或冷冻的样品,除测全血浓度外,均应离心后保存,测定前应放置室温一段时间平衡,并充分混匀。

临床干预是治疗药物监测实施的最终目的。治疗药物监测的临床干预是基于准确的治疗药物监测数据,对符合监测指征的患者进行合理的药物治疗方案优化。具体保证措施如下:

(1)根据医院具体临床科室的患者群体及实际用药方案,制订符合医院特色、具体的治疗药物监测指征,需要符合安全、有效、经济的临床药物治疗原则并切合以个体化精准用药为核心的药物监测目标。

(2)加强临床干预全流程的管理:临床干预应建立并健全规章制度及责任体系,包括治疗药物监测结果的收集与复核、浓度的定量分析及数据结果管理,并建立相应的标准操作规程、临床药师应用治疗药物监测进行药学服务的管理制度、监测项目危急值的管理制度(危急值的设立与调整、报告基本环节的流程与岗位责任、临床科室危急值处理流程及报告应急预案等)以及治疗药物监测的临床用药指引的制度等内容。

(3)治疗药物监测临床干预工作指导文件的建立,应由临床药学与治疗药物监测实验室技术人员共同撰写制订,并通过临床科室、药理学、药动学、护理学等多学科部门人员评价,在机构办相关委员会讨论后方可执行。临床干预相关指导文件应随着工作实践和学科发展验证,并定期通过规范的程序修订或补充。

三、常见的治疗监测药物

近年来,随着个体化药学服务在临床实践中的深入研究,治疗药物监测在临床治疗中的指导优势越加明显,主要涉及抗癫痫药物、神经系统与精神类药物、抗免疫排斥药物、心血管类药物、抗肿瘤药物及抗感染药物(尤其是抗菌药物)等。目前,临床上较多需要进行监测的药物见表4-4,下文就临床常见的治疗监测药物种类进行介绍并列举部分药物治疗药物监测实施规范。

表4-4 临床需要进行治疗药物监测的药物

药物类型		药 物 名 称
抗癫痫药物		卡马西平、丙戊酸钠、苯妥英钠、苯巴比妥、拉莫三嗪、左乙拉西坦、乙琥胺、锂盐、奥卡西平、托吡酯、布利伐西坦、唑尼沙胺、普瑞巴林
神经系统与精神类药物		阿米替林、去甲替林、多塞平、氟西汀、西酞普兰、舍曲林、帕罗西汀、文拉法辛、三唑仑、米氮平、丙米嗪、阿普唑仑、氯丙嗪、氟哌啶醇、氟奋乃静、奋乃静、舒必利、氯氮平、奥氮平、利培酮、阿立哌唑、扑米酮、乙氧嘧啶、非巴氨酯、加巴喷丁、吡拉西坦、卢非酰胺、替加宾、氨己烯酸、碳酸锂、卡马西平
免疫抑制剂		环孢素、他克莫司、吗替麦考酚酯、硫唑嘌呤、硫嘌呤、硫鸟嘌呤、咪唑立宾、西罗莫司、依维莫司、英夫利昔单抗、阿达木单抗、抗胸腺细胞球蛋白(Antithymocyte globulin)、来氟米特、白消安
心血管类药物		地高辛、毛花苷 C、洋地黄毒苷、毒毛花苷 K、利多卡因、普鲁卡因胺、胺碘酮、奎尼丁、丙吡胺、妥卡尼、氟卡尼、美西律、维拉帕米、普萘洛尔
抗菌药物	氨基糖苷类药物	庆大霉素、阿米卡星、异帕米星、依替米星、卡那霉素、链霉素、妥布霉素
	糖肽类药物	万古霉素、替考拉宁
	碳青霉烯类药物	亚胺培南、美罗培南、厄他培南
	抗真菌药物	伏立康唑、泊沙康唑、伊曲康唑、氟康唑、卡泊芬净、两性霉素 B
抗肿瘤药物		甲氨蝶呤、5-氟尿嘧啶、紫杉醇、多西他赛、奥沙利铂、他莫昔芬、来曲唑、伊马替尼、吉非替尼、阿帕替尼、厄洛替尼、拉帕替尼、帕唑帕尼、克唑替尼、艾乐替尼、阿昔替尼、舒尼替尼、曲美替尼、维莫非尼、尼罗替尼、贝伐珠单抗、利妥昔单抗、曲妥珠单抗、纳武利尤单抗、乌司奴单抗、维多珠单抗
麻醉类药物		丙泊酚、芬太尼、舒芬太尼、瑞芬太尼
抗结核类		利福平、异烟肼、吡嗪酰胺、乙胺丁醇
抗哮喘药		茶碱
抗病毒药物		阿比多尔、茚地那韦、奈非那韦、沙奎那韦、安普那韦、洛匹那韦、利托那韦、利巴韦林、齐多夫定、拉米夫定、依法韦仑
其他		利奈唑胺、替加环素、氯霉素、多黏菌素、达托霉素、羟基氯喹

（一）抗癫痫药物

癫痫是常见的神经内科疾病，主要的治疗手段为药物治疗，治疗药物监测对于癫痫的治疗具有重要价值。抗癫痫药物（antiepileptic drug，AED）作用于中枢神经系统以控制癫痫发作，但它们也可能引起中枢神经系统毒性，更有甚者可能诱发癫痫，故较难区分其治疗效果和毒性效果。对癫痫患者进行治疗药物监测，可快速确定接受药物治疗后体内的药物暴露水平是否达到目标治疗窗范围；长期监测可基于患者既往的血药浓度基线水平，确定患者癫痫发作是否稳定控制并预防可能出现的不良反应。丙戊酸、苯妥英钠、苯巴比妥和卡马西平等为常规的经典抗癫痫药物，但由于其治疗窗狭窄，不良反应发生率高（肝损害、牙龈增生等），此类药物的治疗药物监测对于优化患者管理至关重要。目前，经典的抗癫痫药物日常药物浓度监测较为成熟，免疫法的商品化试剂盒可快速、便捷获得监测结果。自1993年以来，有14个新型抗癫痫药物获批上市，相比经典抗癫痫药物，新型抗癫痫药物具有更好的药动学特征及耐受性，较少发生药物相互作用，多数新型抗癫痫药物无须进行频繁的监测。

丙戊酸（valproic acid）为二丙基乙酸，抗癫痫药，临床广泛用于治疗各型癫痫、三叉神经痛、偏头痛、运动障碍与双相情感障碍、偏头痛等。

（1）药动学特点：丙戊酸钠口服吸收迅速，一般2~3 h达药物峰浓度，血浆蛋白结合率高（80%~94%）。丙戊酸代谢符合一级动力学过程，主要在肝中发生葡糖醛酸化，经CYP450酶介导氧化代谢等，主要活性代谢物为2-丙基-4-戊烯酸和2-丙基-2-戊烯酸。丙戊酸主要经肾由尿液排出体外，丙戊酸半衰期为15~17 h，幼儿相比成人，其生长发育未成熟（如葡糖醛酸转移酶），其半衰期通常更短，而在伴有肝功能不全的患者中的半衰期则显著延长。

（2）治疗窗：目前的研究认为，丙戊酸的目标治疗范围为50~100 μg/mL，常规监测要求在固定剂量连续给药1周后于下一次服药前采集稳态谷浓度样本［无抗凝管或乙二胺四乙酸（EDTA）抗凝管采血］。

（3）监测频率：维持治疗期每1~3个月测定1次，急性期每1~2周测定1次。当出现以下情况时应及时监测：① 与可影响丙戊酸钠的药物联用时应监测血药浓度；② 患者采用丙戊酸长期维持治疗但疾病控制不佳或耐药时应及时监测；③ 当怀疑患者吞服大量药物时应立即监测；④ 患者发生疑似因药物浓度过高所致的不良反应时应立即监测。

苯妥英钠（phenytoin sodium）为乙内酰脲类，适用于治疗癫痫持续状态、复杂部分发作和全身强直阵挛发作,对小发作无效。

(1)药动学特点:苯妥英钠口服吸收缓慢且无规则,口服生物利用度约为79%,85%~90%经小肠吸收,达峰时间为4~12 h,连续给药6~10天血药浓度才能达到稳态。苯妥英钠主要与白蛋白结合,结合率为88%~92%。常规剂量下苯妥英钠为非线性动力学药物,半衰期为7~42 h,剂量超过4~5 mg/(kg·d)后,肝代谢能力趋于饱和则按零级动力学消除,半衰期可延长至20~60 h,长期服用苯妥英钠的患者半衰期可延长至95 h甚至更长。苯妥英钠主要在肝脏经CYP450酶代谢为无药理活性代谢物,并表现出显著的肝肠循环。

(2)治疗窗:苯妥英钠的参考范围为10~20 μg/mL,当苯妥英钠血药浓度<10~20 μg/mL时,抗癫痫治疗效果显著减弱;当血药浓度超过20 μg/mL时,可致患者眼球震颤;血药浓度超过30 μg/mL时,患者则表现出共济失调;血药浓度超过40 μg/mL时往往产生严重的毒性反应。常规监测要求连续治疗15天后于下一次给药前采集谷浓度样本(EDTA抗凝管采血)。

(3)监测频率:患者连续给药治疗15天后达稳态血药浓度,于下一次给药前采稳态谷浓度样本;处于妊娠期的患者则每月监测一次、产后每周监测一次血药浓度以制定剂量调整方案。

(二)神经系统与精神类药物

神经系统与精神类药物稳态血药浓度个体差异极大,可达几倍至数十倍,其原因可能有患者的年龄、性别、合并用药、共患病症及药物相关代谢酶遗传特性等方面。治疗药物监测可通过血药浓度测定结合患者临床症状改善情况来进行患者个体的剂量滴定,从而获得最佳的治疗效应。目前,临床已有相当一部分的神经系统与精神类药物采用治疗药物监测结果对临床用药进行管理。神经精神药理学与药物精神病学协会制定的《神经精神药理学治疗药物监测共识指南:2017版》中推荐的128种药物中,治疗药物监测必要性分级中有15种神经系统与精神类药物被定义为强烈推荐、52种药物为"推荐"、44种药物为"有用"及19种药物为"可能有用"。治疗药物监测被强烈推荐用于大多数三环类抗抑郁药物(如阿米替林、多塞平、去甲替林等)、非典型抗精神病药物(如奥氮平、氯氮平和利培酮等)、典型抗精神病类药物(氟奋乃静、奋乃静和氟哌啶醇等)、情感稳定剂或抗躁狂药物[如卡马西平、锂盐(如碳酸锂)等]。

碳酸锂(lithium carbonate)用于治疗急性躁狂症和双相情感障碍等,可预防躁狂症反复发作。

(1)药动学特点:碳酸锂口服给药后胃肠道吸收迅速、完全,达峰时间为2~4 h,口服生物利用度可达100%。碳酸锂给药后随体液广泛分布于全身,与血浆和组织中的蛋白不发生结合,锂盐的药动学为典型的二房室模型,唾液与血浆中有相似的药动学特性。锂盐在体内无代谢,近80%经肾排泄,单剂量给药后15 min即可在尿液中检测出锂离子,24 h可累计排泄出50%~75%。常规剂量下半衰期为12~24 h,而肾功能不全患者或长期使用锂盐患者的半衰期有所延长,需要调整用药剂量。

(2)治疗窗:长期治疗的有效参考浓度为0.5~0.8 mmol/L,急性期可调整至0.5~1.2 mmol/L;当血药浓度超过2.0 mmol/L即出现中毒症状,血药浓度超过3.0 mmol/L可危及生命。

(3)监测频率:碳酸锂连续治疗5天后于下一次给药前采集稳态谷浓度样本,后续每周监测1次,在维持期及康复期可延长至4~6周监测一次。

(三)免疫抑制剂

免疫抑制剂是组织、器官移植及术后控制宿主排斥反应的必要药物,并提高了移植成功率。但大多数免疫抑制剂治疗窗窄,因此,治疗药物监测是该过程中必不可少的工具,测定药物的血药浓度,监测药物的体内暴露并及时调整剂量以防止排异反应,或将药物浓度保持在适合的低浓度水平以保证治疗作用的同时避免产生毒性作用,如环孢素、他克莫司、吗替麦考酚酯、西罗莫司和依维莫司等药物。

环孢素(ciclosporin A,CsA)为多肽类的免疫抑制剂,适用于预防同种异体肝、肾、肺、心肺联合、胰、骨髓移植等组织或器官移植时所产生的排斥反应。除此之外,其还可用于治疗难治性或复发性免疫性血小板减少症、再生障碍性贫血等疾病。常见不良反应有肾毒性(尿素氮和血清肌酐升高)、肝毒性、高血压等。因其有效治疗窗浓度与中毒浓度存在部分重叠,个体代谢差异较大,故需要对其进行血药浓度监测。

(1)药动学特点:环孢素口服吸收不规则且吸收不完全,口服后达峰时间为3.5 h,生物利用度为20%~50%,主要受患者年龄、移植后时间、食物、器官移植种类等影响,且具有时间依赖性。环孢素在血中与红细胞、血浆蛋白结合率较高,正常人全血和血浆中的环孢素浓度比例约为 2∶1,而肾移植、肝移植患者中的环孢素浓度比例为 1.36∶1、1.32∶1,其在红细胞中的亲和力比血浆蛋白大,故临床监测常采用全血样本。环孢素在体内分布广泛,表观分布容积在不同的研究报道中差异较大。其消除半衰期为 6~30 h,肝功能不全患者的半衰期可能延长;该药在肝中经 CYP3A4、CYP3A5 代谢,部分代谢物具有免疫抑制活性;原型药物和代谢物进入胆汁随粪便清除体外。

(2)治疗窗:患者出现环孢素吸收异常时主要表现为低吸收和延迟吸收,低吸收者在给药后 2 h 的血药浓度较低,但浓度高于后续时间点浓度;而延迟吸收者则在用药后 2 h 血药浓度降低且浓度小于后续时间点浓度。因此,临床通常采集抗凝全血样本测定稳态谷浓度(C_0),并部分结合监测给药后 2 h 的浓度(C_2),标本采集使用 EDTA 抗凝管,检测全血样本浓度。环孢素的目标参考范围因不同的器官移植患者、不同移植术后时间而有所不同。成人肾移植患者移植术后 1 个月内的 C_0 为 300~350 ng/mL,移植术后第 2 个月的 C_0 为 250~300 ng/mL,移植术后第 3~6 个月的 C_0 为 150~250 ng/mL,移植术后第 7~12 个月的 C_0 为 125~200 ng/mL,移植术后大于 12 个月的 C_0 为 75~125 ng/mL;儿科肾移植患者移植术后 1 个月内的 C_0 为 200~250 ng/mL,移植术后 1~2 个月的 C_0 为 150~200 ng/mL,移植术后 2~3 个月的 C_0 为 100~150 ng/mL,移植术后大于 3 个月以上的 C_0 为 80~100 ng/mL;成人肝移植患者移植术后第 1~2 个月内的 C_0 为 250~275 ng/mL,移植术后第 3~6 个月的 C_0 为 200~250 ng/mL,移植术后 6~9 个月的 C_0 为 150~200 ng/mL,移植术后 9~12 个月的 C_0 为 120~150 ng/mL,移植术后大于 12 个月的 C_0 为 100~125 ng/mL;非器官移植患者使用环孢素,其血药浓度参考值范围相对器官移植来说更低,一般建议 100~200 ng/mL 或者更低,具体视临床表现来调整剂量。

(3)监测频率:通常在移植术后短期内隔日检测,直至达到目标浓度;更改环孢素的厂家、用法用量或受者出现病理生理变化(如感染、肾功能下降提示有肾毒性或排斥反应)时应立即测定。

他克莫司(tacrolimus,FK506)是一种具有强效免疫抑制特性的大环内酯类钙调磷酸酶抑制剂,主要用于预防器官移植排斥反应,适用于肝、肾、骨髓、心肺及角膜移植等。然而,他克莫司因治疗窗狭窄、个体间药动学差异大、口服生物利用度低等问题阻挠临床应用。他克莫司谷浓度过高会引起毒性反应,过低则增加急性排斥反应发生的风险,因此结合治疗药物监测手段,使个体患者体内他克莫司的暴露量维持在目标范围内,可以提高移植器官生存期。

（1）药动学特点：胃肠道上部是他克莫司主要的吸收部位,首过效应明显,口服给药后吸收不完全;他克莫司胶囊的平均生物利用度为25%（波动范围5%~93%）,达峰时间为0.5~2 h,食物可降低其生物利用度;患者服用他克莫司缓释剂型后,1 h内其在胃内和（或）近侧小肠开始崩解,9 h内在远端小肠或结肠完全崩解,在肾移植患者中的达峰时间约为6 h,生物利用度可达40%。他克莫司体内分布广泛,蛋白结合率高,约99%药物在血浆中与血浆蛋白结合,进入血液后85%~95%与红细胞结合。主要由肝经CYP3A4、CYP3A5及其他CYP3A7、CYP3A43等CYP450酶,少部分在肾脏及肠道代谢;他克莫司的半衰期差异较大（3.5~40 h）,80%~95%经粪便以代谢物形式排出体外。

（2）治疗窗：他克莫司体内的系统暴露量与谷浓度具有较好的相关性,采用监测谷浓度的方法替代血药浓度-时间曲线下面积可提高患者依从性,节约治疗成本;临床采集EDTA抗凝静脉全血样本测定他克莫司全血浓度;通常,他克莫司的浓度目标范围为5~20 ng/mL,为降低他克莫司的毒性反应,应尽可能使其谷浓度低于20 ng/mL,具体目标治疗窗应根据移植术后时间,联合用药情况共同判断。

（3）监测频率：推荐移植术后早期监测频率为每周2次,之后在维持治疗周期内定期每月监测1次。同时,在改变治疗方案或患者出现排斥反应症状或毒性反应,以及联用可能影响他克莫司药动学的药物时均应及时监测。

吗替麦考酚酯（mycophenolate mofetil）是从青霉菌中提取纯化而获得的一种微生物产物,是霉酚酸（mycophenolic acid, MPA）的酯类衍生物,常与钙调磷酸酶抑制剂（他克莫司等）及糖皮质激素（泼尼松等）联合用于预防和治疗肝、肾、骨髓和心脏移植的排斥反应。

（1）药动学特点：霉酚酸酯主要在人体内经胃部和近端小肠吸收后可形成具有免疫抑制活性的代谢物霉酚酸,口服给药后霉酚酸血药浓度在0.8~2 h首次达到峰值;由于霉酚酸的主要代谢物7-O-葡糖酸苷转运至胆汁后,随胆汁排入肠道经细菌分解为霉酚酸,形成肝肠循环,因此在给药6~12 h后出现第二次峰值。霉酚酸酯胶囊的平均口服生物利用度约为94%,霉酚酸酯肠溶片的生物利用度约为72%。相比胶囊制剂而言,肠溶片吸收延迟,可减少胃肠道不良反应（如恶心、呕吐等）。霉酚酸与血浆蛋白的结合率可达到97%,但当患者出现高胆红素血症时,游离型药物浓度显著增加;霉酚酸主要在肝经葡糖醛酸转移酶代谢为无活性产物 $7-O-$ 葡糖酸苷,其次是肾脏和小肠。$7-O-$ 葡糖酸苷血浆蛋白结合率约为 82%,可与霉酚酸竞争血浆蛋白的结合,因而血浆中 $7-O-$ 葡糖酸苷升高时会导致游离霉酚酸的升高。约 93% 霉酚酸经尿液排出,其中多数以葡萄糖苷的形式($7-O-$ 葡糖酸苷)随尿液排泄,极少量以霉酚酸酯原型(不足剂量的 1%)排出,6% 左右经粪便排出体外。

(2)治疗窗:目前仍然认为霉酚酸的 $0\sim12\,h$ 给药间隔的血药浓度-时间曲线下面积($AUC_{0-12\,h}$)是口服霉酚酸酯血药浓度监测的金标准;然而,常规测定一个完整的 $AUC_{0-12\,h}$ 值,需要在给药即刻及给药后间隔一定时间采取外周血,但该方法患者依从性差及检测费用高且耗时。有限采样方案则可弥补上述不足,根据 AUC 与不同时间点的血浆霉酚酸浓度的回归模型分析,获得最优的采血方案($1\sim5$ 个采血点),但是现有的优化采血方案未经过多中心的临床研究验证,暂无定论。儿童肾移植患者的目标治疗窗:霉酚酸的 $AUC_{0-12\,h}$ 为 $37\sim70\,mg\cdot h/L$(酶放大免疫法),霉酚酸的 $AUC_{0-12\,h}$ 为 $30\sim60\,mg\cdot h/L$(高效液相色谱法);谷浓度则为 $1.3\sim4.5\,mg/L$(酶放大免疫法),$1.0\sim3.5\,mg/L$(高效液相色谱法)。肝移植患者的目标治疗:霉酚酸 C_0 为 $1.0\sim3.5\,mg/L$(酶放大免疫法);心脏移植患者的目标治疗:接受以他克莫司为基础治疗方案的移植受者的霉酚酸 C_0 为 $1.2\sim3.5\,mg/L$(高效液相色谱法),$C_0\geq2\,mg/L$(酶放大免疫法)。

(3)监测频率:在器官移植术后 3 天、7 天、$10\sim14$ 天、$3\sim4$ 周进行霉酚酸的血药浓度监测,在用药期间或当患者出现排斥反应症状或毒性反应,以及联用可能影响霉酚酸酯药动学的药物时均应及时监测,了解患者的霉酚酸暴露状况。

(四)心血管类药物

心血管类药物由于已确定其血清药物浓度与药理反应之间的相关性,部分心血管类药物治疗窗狭窄,中毒量与治疗量非常接近,故需要通过治疗性药物监测以进行用药方案调整及避免药物所致的严重毒性。目前,国内外报道的有必要进行血药浓度监测的药物有强心苷类药物如地高辛、毛花苷 C、洋地黄毒苷和毒毛花苷 K 等,抗心律失常药物如奎尼丁、普鲁卡因胺、利多卡因等,必要时需要进行监测的药物有妥卡尼、氟卡尼、美西律、维拉帕米、普萘洛尔和胺碘酮等。同时,对心血管疾病患者的治疗往往不是单一用药,而是合并两种或两种以上药物,由于不同药物间体内药动学、药效学的相互影响,可能影响患者体内的药物暴露量,从而可能会降低治疗效果或引发中毒反应。因此,临床应用时对于治疗安全范围小的药物需要进行血药浓度常规监测,以实现用药剂量的个体化。

地高辛(digoxin)临床用于高血压、先天性心脏病、心房颤动伴有快速心室率的心力衰竭、心房扑动、阵发性室上性心动过速等。

(1)药动学特点:地高辛口服给药后吸收不规则,主要经小肠上部吸收,口服生物利用度为 60%~85%,一般在服药 0.5~2.0 h 起效,2~3 h 血清药物浓度达峰。地高辛被机体吸收后在体内分布广泛,部分从胆道排泄后再次经肠壁吸收形成肝肠循环。地高辛与血浆蛋白的结合率为 20%~25%,表观分布容积为 475~500 L,半衰期一般为 1~2 天,较少(13%)在体内代谢,主要以原型药物经肾排泄。地高辛治疗窗狭窄,治疗浓度与中毒浓度接近,容易发生胃肠道反应、中枢性神经系统反应及心脏毒性。

(2)治疗窗:地高辛的目标治疗窗范围一般设定为 0.5~2.0 ng/mL;心律失常患者维持血清地高辛的谷浓度不应超过 1.0~1.2 ng/mL;用于治疗心力衰竭时,应控制其谷浓度为 0.5~0.8 ng/mL;地高辛的血清谷浓度超过 2.0 ng/mL 时中毒风险增加。临床一般在连续给药 5~7 天后监测患者的稳态谷浓度,需要注意的是,肾功能受损的患者在给药 2~3 周血药浓度才能达稳态。

(五)抗菌药物

对于感染性疾病,抗菌药物发挥的药理活性作用主要是清除导致宿主感染的病原微生物,因此,治疗监测的指标为最低抑菌浓度(MIC),即药物体内的暴露水平高于最低抑菌浓度即可发挥治疗效果。根据药物浓度-时间-效应的关系,将不同的抗菌药物划分为时间依赖型抗菌药物及浓度依赖型抗菌药物。时间依赖型抗菌药物监测的最主要参数是血药浓度高于最低抑菌浓度的时间,增加每天给药次数、延长滴注时间或持续给药可有效优化暴露于药物的时间,当血药浓度高于致病菌最低抑菌浓度的 4~5 倍甚至 5 倍以上时,其杀菌效能几乎达到饱和,继续增加血药浓度,其杀菌效应不再增加。而浓度依赖型抗菌药物的评价指标为体内药物暴露量(C_{max} 或 AUC)与最低抑菌浓度的比值,即 C_{max}/MIC 或 AUC/MIC,对致病菌的杀菌作用取决于峰浓度,峰浓度越高,清除致病菌的作用越强。需要注意的是,对于治疗窗比较狭窄的抗生素如氨基糖苷类的药物,应注意在治疗中药物浓度不能超过最低毒性剂量,而过量的氨基糖苷类药物会产生严重的肾毒性和耳毒性。因此,对于抗菌药物的临床应用,需要关注药物在体内的药动学-药效学特点,结合治疗药物监测数据对药物进行用药方案调整。

万古霉素(vancomycin)是由东方拟无枝酸菌产生的一种三环糖肽类抗生素,主要通过抑制细菌细胞壁肽聚糖合成而发挥抗菌作用,此外还可以干扰RNA 的转录与影响细胞膜通透性,适用于耐甲氧西林的表皮葡萄球菌、金黄色葡萄球菌所致的感染。万古霉素是时间依赖型抗生素,具有较长时间的抗菌后效应。

(1)药动学特点:万古霉素口服较难吸收(胃肠道炎症时有少量吸收),肌内注射可致组织坏死和局部剧痛,多采取静脉给药。万古霉素分布较广泛,可分布到体液和各组织中,在血清、腹水、胸腔积液、尿液、心房组织和腹膜透析液中可达有效抑菌浓度;可透过胎盘和乳汁,但难以透过血脑屏障。静脉给药后的表观分布容积为 0.43~1.25 L/kg,血浆蛋白结合率约为 55%。万古霉素在小儿体内的平均半衰期为 2~3 h,肾功能正常者的平均半衰期为 6 h(4~11 h),肾功能不全者半衰期可延长;90%以上的万古霉素经肾排泄,肌酐清除能力可显著影响药物的消除,成人清除率为 0.71~1.31 mL/(min·kg),新生儿清除率为 0.63~1.5 mL/(min·kg)。

(2)治疗窗:给药 24 h 血药浓度-时间曲线下面积与最低抑菌浓度的比值($AUC_{0-24 h}/MIC$)被认为是预测万古霉素疗效的重要指标,因 $AUC_{0-24 h}$ 监测的采血点较多,临床依从性差及监测成本较高,且 $AUC_{0-24 h}$ 与谷浓度具有一定的相关性,故有指南推荐采用谷浓度作为治疗药物监测的替代指标。目标谷浓度参考范围为 10~20 mg/L,复杂性感染应维持在 15~20 mg/L。万古霉素样本采集时间为连续给药 4 剂后药物浓度达稳态后于下次给药前 30 min 采集样本监测谷浓度(无抗凝干燥管采血)。

(3)监测频率:使用万古霉素 3~5 天应至少监测 1 次血药浓度,对于接受低剂量治疗或短期治疗的患者不建议常规监测。

阿米卡星(amikacin)为半合成的氨基糖苷类药物,主要是通过抑制细菌蛋白质的合成而发挥抗菌作用,适用于铜绿假单胞菌及部分其他假单胞菌、变形杆菌属、大肠埃希菌等诱发的严重感染,如败血症或菌血症、下呼吸道感染、胆道感染、细菌性心内膜炎、骨关节感染等;其主要不良反应为耳毒性(耳蜗听神经损害、前庭功能障碍）和肾毒性,停药后症状可缓解或恢复;静脉滴注过快或大剂量胸腹膜内给药,可引起神经肌肉接头阻滞;长期使用可引起念珠菌的二重感染。

（1）药动学特点:阿米卡星肌内注射后吸收迅速,当单次肌内注射给药剂量为 250 mg、375 mg 与 500 mg 时,血药浓度达峰时间为 0.75~1.5 h,达峰浓度分别为 12 μg/mL、16 μg/mL 及 21 μg/mL,6 h 后尿药浓度分别为 560 μg/mL、700 μg/mL 和 830 μg/mL。静脉滴注 15~30 min 后达到峰值;当单次静脉滴注剂量为 500 mg 时,30 min 给药完成时的达峰浓度为 38 μg/mL。药物吸收后主要分布在细胞外液中,但胆汁、房水及支气管中的药物浓度低,腹水中较难预测药物浓度,滑膜液中可达到治疗浓度;正常婴幼儿脑脊液中阿米卡星的浓度可占同时期血药浓度 10%~20%,当脑膜存在炎症时这一占比则可达 50%。5%~15%阿米卡星可再次分布于各组织中,易在内耳淋巴液和肾皮质细胞内蓄积。此外,阿米卡星可透过胎盘进入婴儿体内。阿米卡星的表观分布容积为 0.21 L/kg±0.08 L/kg,蛋白结合率约为 3.5%。阿米卡星在胎儿体内的消除半衰期为 3.7 h;新生儿的消除半衰期为 4~8 h;健康成人的消除半衰期为 2~2.5 h;烧伤患者的消除半衰期为 1~1.5 h;无尿患者的消除半衰期则可长达 30 h。阿米卡星在体内不代谢,主要经肾小球滤过以原型形式随尿液排出,绝大部分原型药物（94%~98%）可每天排出体外。

（2）治疗窗:从开始输注或肌内注射后 1 h 或静脉滴注完成后 30 min 采集样本监测峰浓度;下次给药前 30 min 采集样本监测谷浓度（采用 EDTA 酸抗凝管）。当给药方案为 7.5 mg/kg、每 12 小时 1 次时,谷浓度应维持在 5~10 μg/mL,峰浓度应为 15~30 μg/mL;给药方案为 15 mg/kg、每天 1 次时,其谷浓度应小于 1 μg/mL,峰浓度应为 56~64 μg/mL;治疗医院获得性肺炎时,美国胸科学会建议谷浓度维持在 4~5 μg/mL;当谷浓度>10 μg/mL、峰浓度>40 μg/mL 时易诱发毒性作用。

（3）监测频率:首次用药后 6~14 h 随机监测血药浓度;若疗程大于 5 天则每周监测血药浓度 1~2 次。

（六）抗肿瘤药物

抗肿瘤药物通常采用说明书固定剂量给药,按体重或体表面积计算给药,仅考虑体重和身高的影响,往往忽略了疾病状况、联合用药、遗传特性等因素的影响。因此临床药效及药动学存在较为显著的个体差异,应用治疗药物监测调整药物至目标治疗窗范围内,可提高治疗的有效率及降低药物不良反应的发生率。目前,对于抗肿瘤药物治疗药物监测仍存在一定的争议,主要关注点在于抗肿瘤药物的靶值。受研究入组群体、疾病类型、用药方案的影响,不同的抗肿瘤药物目标治疗窗范围有所差异,在一定程度上限制了治疗药物监测在抗肿瘤领域中的应用。现临床治疗药物监测较常监测的药物有甲氨蝶呤、紫杉醇、伊马替尼及多西他赛等。

甲氨蝶呤(methotrexate, MTX)为二氢叶酸还原酶的竞争性抑制剂,二氢叶酸还原酶是核酸生物合成的关键酶。临床广泛用于治疗白血病、绒毛膜上皮癌、淋巴瘤等恶性肿瘤疾病。甲氨蝶呤治疗指数低,且其相关的毒性反应往往与其血药浓度显著相关,如骨髓抑制、肾小管阻塞和损伤、神经毒性等。因此在临床应用中,尤其是采用大剂量甲氨蝶呤冲击化疗法时应密切关注血药浓度的变化,并准备亚叶酸钙以作为对应的"解救药",可有效提高临床使用的安全性及有效性。

(1)药动学特点:甲氨蝶呤口服给药后在胃肠道迅速吸收,但大剂量吸收不全;肌内注射时可完全吸收。口服剂量为 15 mg/m² 时成人达峰时间为 1～2 h,儿童达峰时间为 0.7～4 h;肌内注射时儿童和成人的达峰时间皆为 30～60 min。生物利用度呈剂量依赖性,成人低剂量(≤30 mg/m²)时口服生物利用度为 60%,儿童的则为 23%～95%;但当成人剂量大于 80 mg/m² 或儿童大于 40 mg/m² 时,其生物利用度随着剂量增加而降低。甲氨蝶呤的蛋白结合率近50%;静脉注射给药后,初始的表观分布容积为 0.18 L/kg,达稳态时为 0.4～0.8 L/kg;甲氨蝶呤主要经体内肝醛化酶、肠羧肽酶代谢;80% 以上经肾以原型形式排出体外,少部分经胆汁排泄;50%～90% 药物在 24 h 内由尿中以原型形式排出体外。甲氨蝶呤在肝、肾及胸腔积液中可滞留数周,可因累积而产生毒性。成人低剂量给药时的半衰期为 3～10 h,高剂量给药时的半衰期为 8～15 h;在急性淋巴细胞白血病儿童(剂量为 6.3～30 mg/m²)体内的半衰期为0.7～5.8 h。

(2)治疗窗:采用低剂量的甲氨蝶呤治疗无须进行治疗药物监测,而大剂量甲氨蝶呤治疗时应进行血药浓度监测以便观察其在患者体内的清除程度,并据此及时给予亚叶酸钙解救方案(表 4-5)及足够的水化量和碱化量。

表4-5 甲氨蝶呤治疗药物监测及对应亚叶酸钙解救方案

测定时间点	治疗窗（μmol/L）	亚叶酸钙的解救剂量
给药后24 h	≤10	当24 h 的血药浓度（C_{24h}）≥ 100 μmol/L 时，解救剂量为 1 000 mg/m²，静脉注射，每6 小时1 次；当10 μmol/L ≤ C_{24h} < 100 μmol/L时，解救剂量为100 mg/m²，静脉注射，每3 小时1 次/每6 小时1 次；当1 μmol/L≤ C_{24h} <10 μmol/L时，解救剂量为 10 mg/m²，口服，每3 小时1 次/每6 小时1 次
给药后48 h	≤1	当48 h 的血药浓度（C_{48h}）≥ 100 μmol/L 时，解救剂量为 1 000 mg/m²，静脉注射，每6 小时1 次；当10 μmol/L≤ C_{48h} < 100 μmol/L时，解救剂量为100 mg/m²，静脉注射，每3 小时1 次；当1 μmol/L≤ C_{48h} <10 μmol/L 时，解救剂量为 100 mg/m²，口服，每6 小时1 次或10~100 mg/m²，静脉注射/口服，每3 小时1 次
给药后72 h	≤0.1	当72 h 的血药浓度（C_{72h}）≥ 10 μmol/L 时，解救剂量为 100 ~ 1 000 mg/m²，静脉注射，每3 小时1 次~每6 小时1 次；当 1 μmol/L≤ C_{72h} <10 μmol/L 时，解救剂量为10~100 mg/m²，静脉注射/口服，每3 小时1 次；当0.1 μmol/L≤ C_{72h} <1 μmol/L 时，解救剂量为 10 mg/m²，口服，每3 小时1 次~每6 小时1 次

（3）监测频率：通常样本采集时间为给药后24 h、48 h 及72 h，对于代谢延迟患者样本的监测时间可至144 h，至甲氨蝶呤目标浓度低于0.1 μmol/L 为止。

紫杉醇（paclitaxel）为一种从红豆杉树皮中提纯的天然生物碱（紫杉烷环的二萜类化合物），临床广泛应用于卵巢癌、乳腺癌、肺癌、胃癌等多种恶性肿瘤疾病，但是在紫杉醇的用药过程中极易发生骨髓抑制（血小板和中性粒细胞减少及贫血）、神经毒性及过敏等不良反应。为优化该药在临床的个体化应用，常对其进行血药浓度监测，使药物达到预期的抗肿瘤治疗效果的同时，尽可能减少不良反应，提高患者的生存质量。

（1）药动学特点：当单次给药剂量为135 mg/m²、静脉滴注3 h 时，达峰浓度为2 170 ng/mL，半衰期为13.1 h；当给药剂量为175 mg/m²、静脉滴注3 h 时，半衰期为20.2 h，达峰浓度为3 650 ng/mL。紫杉醇不溶于水，具有高度亲脂性，且与血浆蛋白结合率为89%~98%，因而人体内的表观分布容积大，为50~650 L/m²。紫杉醇主要经肝内 CYP3A4 和 CYP2C8 代谢为 3′-p-羟基紫杉醇、6α-3′-p-二羟基紫杉醇及6α-羟基紫杉醇等产物，并主要进入粪便以排出体外。紫杉醇的疗效和不良反应与药物暴露量与暴露时间显著相关，紫杉醇血药浓度高于0.05 μmol/L 的时间（$T_{C>0.05}$）可以预测紫杉醇所致的骨髓抑制及周围神经病变等不良反应。

（2）治疗窗：监测给药后 24~30 h 的血药浓度，监测指标为血药浓度超过 0.05 μmol/L 的时间（$T_{C>0.05}$）。具体 1 周治疗方案中的时间参考及剂量调整如表 4-6、表 4-7 所示。

（3）监测频率：通常在每个化疗周期紫杉醇静脉滴注后 24 h±6 h 监测血药浓度，根据具有决策支持的工具（如 MyPaclitaxel）计算对应患者紫杉醇血药浓度高于 0.05 μmol/L 的时间，结合监测结果调整下一周期的剂量。

表 4-6　1 周治疗方案中基于 $T_{C>0.05}$ 的紫杉醇给药剂量调整

$T_{C>0.05}$	剂量调整比例
≥18 h	−25%
14~18 h	−15%
10~14 h	0%
6~10 h	+15%
<6 h	+25%

注：$T_{C>0.05}$，血药浓度超过 0.05 μmol/L 的时间。

表 4-7　3 周治疗方案中基于 $T_{C>0.05}$ 的紫杉醇给药方案

上一周期出现 0~2 级中性粒细胞减少		上一周期出现 3 级中性粒细胞减少		上一周期出现 4 级中性粒细胞减少	
$T_{C>0.05}$	剂量调整	$T_{C>0.05}$	剂量调整	$T_{C>0.05}$	剂量调整
$T_{C>0.05}>50$ h	减少 30%	$T_{C>0.05}>50$ h	减少 30%	$T_{C>0.05}>50$ h	减少 40%
$T_{C>0.05}=41\sim50$ h	减少 25%	$T_{C>0.05}=41\sim50$ h	减少 25%	$T_{C>0.05}=41\sim50$ h	减少 30%
$T_{C>0.05}=31\sim41$ h	减少 20%	$T_{C>0.05}=31\sim41$ h	减少 20%	$T_{C>0.05}=31\sim41$ h	减少 25%
$T_{C>0.05}=26\sim31$ h	剂量不变	$T_{C>0.05}<31$ h	剂量不变	$T_{C>0.05}<31$ h	减少 20%
$T_{C>0.05}=20\sim26$ h	增加 10%				
$T_{C>0.05}=10\sim20$ h	增加 20%				
$T_{C>0.05}<10$ h	增加 30%				

注：$T_{C>0.05}$，血药浓度超过 0.05 μmol/L 的时间。

伊马替尼（imatinib）是一种口服酪氨酸激酶抑制剂，适用于慢性髓细胞白血病或胃肠间质瘤的治疗。患者服用相同剂量的伊马替尼后其体内药动学存在较大的个体差异。其中，清除率的相对标准偏差范围为 17%~88%，血药浓度-时间曲线下面积偏差范围为 21%～66%,稳态谷浓度偏差范围为 25%～64%。目前的研究显示,伊马替尼的体内清除率、体内暴露量与临床疗效和不良反应显著性相关。基于血药浓度指导剂量调整要求在保障临床治疗效果的同时降低不良反应发生率。

(1)药动学特点:伊马替尼口服吸收较好,生物利用度可达98%,血药浓度达峰时间为 2 h,且高脂饮食显著降低伊马替尼的吸收率(峰浓度降低 11%,血药浓度达峰时间延长 1.5 h,血药浓度-时间曲线下面积减少约 7.4%);口服伊马替尼后,血药浓度-时间曲线下面积的变异系数波动在 40%～60%。在 25～1 000 mg 剂量范围内,血药浓度-时间曲线下面积与剂量存在比例关系。伊马替尼在体内分布广泛,但不易透过血脑脊液屏障。伊马替尼主要在肝经 CYP3A4 代谢为具有药理活性的代谢物(N-去甲基哌嗪衍生物),而同时服用 CYP3A4 酶诱导剂或抑制剂及其他经 CYP3A4 代谢的药物(如克拉霉素、酮康唑、伊曲康唑、伏立康唑等)时会影响伊马替尼及其代谢物的血药浓度;原型药物和代谢物的半衰期分别为 18 h 和 40 h。伊马替尼主要经过胆汁和肠道排泄,60%～65%经粪便排出,6%～15%经尿液排出,肾损害同时会影响其在体内的暴露量。

(2)治疗窗:连续给药 28 天后达稳态,于第 29 天采集稳态谷浓度;有指南推荐稳态血浆谷浓度参考范围为 ≥1 110 ng/mL。如若患者需要提前监测血药浓度,可在连续服用伊马替尼 14 天后,于 15 天给药前采集血样监测谷浓度。除此之外,可在处于消除相的随机时间采集样本,并根据公式换算为稳态谷浓度($C_{\min,\,SS}$)结果:

$$C_{\min,\,SS} = C_{\text{measured}} \times 0.5^{\frac{\tau - TAD}{t_{1/2}}} \qquad (4-2)$$

式中,C_{measured} 为实际监测浓度,TAD 为采血时间距上一次服药的时间间隔。

(3)监测频率:推荐伊马替尼起始服药的前 3 个月,每个月监测 1 次血药浓度;随后每 3～6 个月监测 1 次,浓度稳定后,可适当延长监测周期;合用可影响伊马替尼的血药浓度的药物(酮康唑、CYP3A4 诱导剂如卡马西平、苯妥英钠、苯巴比妥、环孢素等)时应监测血药浓度;出现肝功能异常时应随时监测。

(七)麻醉类药物

麻醉类药物指能引起机体或机体的一部分暂时失去对外界刺激反应性的

药物,主要由麻醉药、镇痛药和肌松药组成。麻醉类药物治疗窗狭窄,不良反应发生率高且具有潜在的成瘾风险。为了确保麻醉过程顺利进行,在麻醉镇静过程中对术中维持使用的麻醉类药物进行实时浓度监测显得尤为重要。当前,临床上需要进行药物监测的麻醉类药物主要包括丙泊酚、芬太尼、舒芬太尼和瑞芬太尼。临床实际应用中,靶控输注(target-controlled infusion, TCI)技术得到了广泛发展,辅助麻醉医生及时根据麻醉用药的实测血药浓度进行用药调整。靶控输注设备由内嵌药动学模型的计算机和输液泵组成,以药动学和药效学模型为基础,通过计算机控制输液泵,实时拟合血液循环及药动学各效应房室的浓度,并可以根据患者的实际临床反应及时调整输注速率。麻醉医生设置好目标血药浓度(concentration plasma, C_p)或者效应室浓度(effect plasma, C_e)后,计算机根据模型计算出维持所需目标浓度的输注速率并将其转化为控制输液装置的指令。通过这种方式,靶控输注给药可以自动调整输液速度以维持任何选定的血药浓度。

丙泊酚(propofol, PPF)是一种可以快速起效的静脉麻醉类药物,是当前临床用药的首选,广泛应用于诱导、维持麻醉及重症监护治疗病房镇静中。

(1)药动学特点:丙泊酚是一种亲脂性较强的小分子化合物,蛋白结合率高,容易穿过血脑屏障并导致意识迅速丧失,进入体内后可迅速分布。单次注射或者持续输注后呈现三室分布的特性,三室包括快速平衡的血浆房室、血浆和高度灌注器官(如肺、肝、肾和脑)之间的快速平衡隔室(分布半衰期为1~8 min)以及中枢神经系统和较少灌注的组织(如骨骼肌和脂肪组织)之间缓慢平衡的深层隔室(分布半衰期为30~70 min)。丙泊酚主要经肝代谢,半衰期为1.5~3.1 h,其中约有70%的丙泊酚经 UGT1A9 转化为葡糖醛酸化产物,约29% 经 CYP2B6 和 CYP2C9 等酶羟基化后再进行葡萄糖苷酸转化。丙泊酚大部分以代谢物形式通过尿液排出体外,以原型药物排出的部分不足1%,极少部分可通过呼气排出体外。

(2)靶控输注:丙泊酚具有血浆浓度靶控(Marsh 模式)和血浆浓度靶控(Schnider 模式)两种药动学-药效学模型,相关指南推荐使用血浆靶浓度进行麻醉,对于按美国麻醉医师协会(American Society of Anesthesiologists, ASA)分级标准划分为 ASA Ⅰ~Ⅱ 级的成人患者:诱导期单纯使用丙泊酚时可将其浓度设定为 4~6 μg/mL,复合用药时可将其浓度设定为 3~3.5 μg/mL;麻醉维持期单纯使用丙泊酚时可将其浓度设定为 3~6 μg/mL,复合用药时可将其浓度设定为 2.5~3.5 μg/mL;手术结束时将其浓度调整为 1~1.5 μg/mL。

瑞芬太尼(remifentanil)是一种新型 μ 受体激动剂,具有起效快、作用时间短、镇痛作用强、停药后患者苏醒迅速等特点,广泛地和丙泊酚合用于全麻的诱导及维持。

(1)药动学特点:瑞芬太尼是哌啶衍生物,呈高度脂溶性,静脉注射后起效快,其药动学模型符合三室模型,其分布半衰期($t_{1/2\alpha}$)为 1 min,消除半衰期($t_{1/2\beta}$)为 6 min,终末半衰期($t_{1/2\gamma}$)为 10~20 min。血浆蛋白结合率约为 70%,主要与 α_1-酸性糖蛋白结合。稳态表观分布容积约 350 mL/kg,清除率大约为 40 mL/(min·kg)。瑞芬太尼结构中含有不稳定的甲基酯,易被血液和组织中非特异酯酶代谢,红细胞是瑞芬太尼的主要代谢场所。90%的瑞芬太尼被水解为无生物活性(活性仅为瑞芬太尼的 1/4 600)的羧酸代谢物 GI-90291 即瑞芬太尼酸,少部分瑞芬太尼 N 端去烷基化形成 GI-90291,之后大部分经肾排泄。

(2)靶控输注:瑞芬太尼具有 Minto 模型,目前《(支)气管镜诊疗镇静/麻醉的专家共识(2020 版)》指出,使用丙泊酚与瑞芬太尼双靶控输注时,针对效应室靶浓度进行麻醉控制,瑞芬太尼浓度可设为 1.5~3 ng/mL。

四、特殊人群的治疗药物监测

(一)婴幼儿、儿童患者的治疗药物监测

1. 婴幼儿、儿童的药动学特点

婴幼儿、儿童处于生长发育时期,具有独特的生理特点。儿童消化道处于发育阶段,胃肠蠕动、肠内的药物代谢酶、肠道长度、胆汁酸的产生及其他在胃肠道中的菌群均可影响药物吸收,并且这些因素在不同年龄时期有着显著的不同。例如,在新生儿胃部 pH 为中性,并且在出生几个月乃至 1~2 年,也达不到正常成年人稳定的 pH(pH=1.5~3.0)。这将导致酸不稳定的药物如氨苄西林、萘夫西林、青霉素等的生物利用度提高,弱酸性药物如巴比妥酸盐的生物利用度降低。婴儿中胆汁盐形成减少也降低了亲脂性药物如三环类抗抑郁药和苯二氮䓬类的生物利用度。由于婴幼儿的皮肤角质层较薄,药物易于透过皮肤并吸收入血而发挥药理作用,如含皮质激素的乳膏外用制剂可致全身不良反应。

生长发育过程中,体液总量占体重的比值随年龄的增加而逐渐减少。与儿童和成人相比,新生儿和婴幼儿的体液总量占体重的比值更高,早产儿体液

总量占体重的比值为 80%～90%，足月新生儿为 70%，儿童为 65%，成人为 60%。因此，水溶性药物在新生儿、婴幼儿中存在较大的表观分布容积，在细胞外液常被稀释，血浆药物浓度较低。例如，氨基糖苷类药物，极早产儿和足月新生儿的表观分布容积分为 0.7 L/kg 和 0.5 L/kg，儿童期则减少至 0.3 L/kg。婴幼儿、儿童的血浆结合蛋白(如白蛋白、α_1-酸性糖蛋白或球蛋白)含量往往低于成人，与药物结合的能力较弱，血浆蛋白与药物的结合程度的改变，可改变药物的游离浓度和游离分数，从而影响活性药物扩散至其他隔室的能力。

不同阶段的生长状态对药物的代谢可产生不同的影响。婴幼儿、儿童具有较高的肝/体重值和局部肝血流量，且肝微粒体蛋白含量较低。肠道外排转运蛋白(P-gp、MRP、溶质载体)、Ⅰ相代谢酶(CYP450 酶、黄素单氧化酶、乙醇/乙醛脱氢酶等)和Ⅱ相代谢酶(尿苷二磷酸葡糖醛酸转移酶、N-乙酰基转移酶等)表达在不同发育阶段有所不同。例如，生理药动学研究揭示，早产儿肠道和肝的 CYP3A4 表达较低，从而导致咪达唑仑的生物利用度较成人高。而且，对部分药物的代谢不足可使消除半衰期延长，血药浓度增加，甚至引起蓄积性中毒。例如，婴幼儿因葡糖醛酸结合酶活性低下，可使吗啡和氯霉素(UGT2B7)、对乙酰氨基酚(UGT1A6/1A9)和丙泊酚(UGT11A9)等药物的代谢消除变缓慢。

肾清除药物依赖于 3 个过程：肾小球滤过、肾小管排泄和肾小管重吸收。足月新生儿出生时肾小球滤过率为 10～20 mL/(min·m²)，该值在出生后数周内可迅速增加到 20～30 mL/(min·m²)，且通常在出生后 3～5 个月达到成人水平[70 mL/(min·m²)]。研究者建议，应用主要通过肾小球滤过排泄的药物(如氨基糖苷类)时，需要增加给药间隔或减少初始用药剂量。肾小管排泄在出生时仅为成人的 20%～30%，在出生后 15 个月时成熟。肾小管重吸收则到 2 岁才达到成人水平。肾小管功能发育的延迟可能对某些药物的清除率产生不同的影响，如地高辛在 1 周以下的足月新生儿、3 月龄婴儿和 1.5 岁儿童的平均肾清除率分别为 1.92 L/(h·1.73 m²)、3.94 L/(h·1.73 m²) 和 5.20 L/(h·1.73 m²)。

2. 婴幼儿、儿童的治疗药物监测

长期以来，婴幼儿、儿童临床应用的给药剂量通常以成人研究结果为基础，根据年龄、体重或体表面积折算成儿童的给药剂量。儿童并非可简单地解释为成人的缩小版,其解剖生理、功能代谢、肾清除率、体重与体表面积等方面均随着生长发育的进展而变化,药效学和药动学也与成人存在较大的差异,以成人剂量外推儿童剂量的方法存在一定的局限性。再者,婴幼儿、儿童是一个特殊的群体,临床表现不确切,患病感受不易表达。因此,根据婴幼儿、儿童生理特点制订临床用药方案是儿科临床药动学的重要任务。

患有心、肝、肾及肠道疾病的婴幼儿、儿童应注意监测,即在器官功能受损的情况下,药物在体内清除率减小。此时血液中的药物浓度增加,或可发生蓄积中毒;如婴幼儿、儿童使用相同剂量的庆大霉素给药后,体内血药浓度分别为>12 mg/L 和 5~10 mg/L。

婴幼儿某些肝代谢酶的变化可影响药物治疗效应;如白消安应用于异基因造血干细胞移植患者的移植物抗宿主病,在体内的暴露量与移植物排斥密切相关。静脉滴注白消安后,儿童体内清除率为 4~5 mL/(kg·min),成人体内的清除率为 3.3 mL/(kg·min),儿童体内谷胱甘肽的结合能力较成人高,白消安首过效应增强,从而导致儿童体内白消安清除率较成人体内更高。

使用治疗指数低、毒性反应强、易中毒药物治疗的婴幼儿、儿童应注意监测。急性淋巴细胞白血病儿童使用大剂量甲氨蝶呤($1\sim5$ g/m^2)冲击疗法诱导杀伤白血病细胞,需要监测给药后 24 h、48 h 及 72 h 血清甲氨蝶呤浓度,延迟代谢者需要监测至 144 h。若不及时对延迟代谢患儿采取解救措施,会出现急性肝损伤、消化道黏膜炎、皮肤/口腔黏膜毒性和肾毒性等不良反应,严重者甚至可导致死亡。地高辛治疗新生儿心功能不全及快速心房颤动,地高辛易透过血脑屏障,主要以原型经肾排出;新生儿肾功能及血脑屏障均发育不全,易引发恶心、腹痛、无力等症状。新生儿无法主诉其症状,故使用地高辛时应严格控制剂量并开展治疗药物监测。

存在遗传代谢差异的患儿需要定期行治疗药物监测。在常规剂量下超快代谢个体、快代谢个体可能无效,慢代谢个体可能会出现蓄积中毒;如基因的遗传变异导致 CYP2C19、CYP2D6 等酶活性在不同个体间的差异,根据代谢酶基因分型将不同个体分为超快代谢型、快代谢型、中间代谢型和慢代谢型等,需要在治疗过程中监测相对应的酶底物(氯吡格雷、他莫昔芬等)浓度。

慢性疾病患儿长期用药时,应对其进行定期监测,防止由于饮食、合并用药、环境等引起的血药浓度巨大波动;癫痫患儿的治疗常联合应用新型和经典抗癫痫药物,癫痫得到控制后停用后者,此时新型抗癫痫药物的血药浓度会缓慢上升,并出现慢性中毒,因此应结合治疗药物监测判断药物相互作用的影响。

　　使用短期内难以判断疗效的药物及易成瘾药物时应定期进行监测;如用氨茶碱预防哮喘发作,苯妥英预防癫痫发作,测定稳态浓度可适当调节剂量。舒芬太尼为一种新型的类吗啡强效镇痛药,可与罗哌卡因制成复合制剂,通过硬膜外给药应用于分娩镇痛。分娩前,舒芬太尼可通过脐带血进入胎儿体内产生蓄积效应,胎儿的药物代谢能力较弱,可能产生呼吸抑制等不良反应。可通过监测舒芬太尼的浓度推导舒芬太尼的最佳给药剂量,或可监测母亲初乳中的药物含量,以判断初乳是否可供新生儿食用。

　　使用具有非线性动力学特性药物时应定期进行监测;如苯巴比妥作为预防和治疗新生儿窒息所致的缺氧缺血性脑病的首选药物,也可用于治疗新生儿高胆红素血症;这些药物在用到某一剂量时,体内药物代谢酶或转运载体发生饱和,出现一级和零级动力学的混合过程,此时剂量稍有增加,血药浓度便急剧上升,血浆半衰期明显延长,从而产生中毒症状。

　　随着对机体组织特性、药物体内处置过程及药物相互作用规律等相关研究的增多,以及临床治疗药物监测检测方法朝更加快速、灵敏、精确、便捷的方向发展,儿科治疗药物监测也通过优化样本采集、监测指标等环节而推动儿科群体中的应用。推荐在新生儿、儿童群体中开展更多的无创监测,如通过测定微量血斑、唾液、尿液中药物浓度来代替外周静脉血样本采集,或通过药物基因组学的前瞻性研究来确定患儿的代谢类型;应用有限采样法对浓度-时间曲线下面积进行估算,在减轻患儿痛苦的同时又可满足临床治疗需求。当然,儿科治疗药物监测也有一定的局限性,主要表现为血药浓度受患儿个体生理(如患儿年龄、性别)、病理、遗传(药物代谢酶、药物转运体及血浆蛋白等)、药物相互作用(如丙戊酸与碳青霉烯类抗生素联用可降低丙戊酸的血药浓度)及药物毒性代谢物(如儿童常用抗癫痫药物丙戊酸所致肝毒性与其代谢物 2-丙基-4-戊烯酸和 2,4-二烯-丙戊酸有关)等因素影响,无法仅根据治疗药物监测结果调整临床给药方案。另外,儿童服药依从性较成人差,从而给儿童治疗药物监测带来一定影响。医疗机构常规开展药物监测有助于提高药物治疗水平,尽管生理、病理、遗传、药物相互作用等因素存在一定局限性,但随着药物分析技术的快速发展以及人们对婴幼儿、学龄前儿童、学龄期儿童机体组织特性、药物分布特点及药物相互作用规律认识水平的提高,再结合群体药动学模型和有限采样优化方案的实施,儿童治疗药物监测应用领域将进一步扩大,合理用药水平将进一步提高。

(二) 妊娠期患者的治疗药物监测

1. 妊娠期患者的药动学特点

妊娠过程中体内药动学、药效学等均可能发生改变。妊娠期间进行治疗药物监测的时间取决于所给予的药物。建议大多数药物在妊娠前、妊娠期开始时和妊娠晚期每个月都监测血药浓度,尤其在个体临床无症状时监测妊娠前水平,将妊娠前血药浓度水平作为妊娠期间剂量调整的基线以控制症状和预防毒性,使监测的个体水平更具有代表意义。个体化治疗的预期有助于最大限度地优化母体和胎儿体内的药物暴露量、预防药物所致毒性和其他并发症以及维持对疾病的控制目标。

妊娠期患者在大量雌孕激素的作用下,胃肠道蠕动、胃肠道内生理条件等会发生变化,从而影响药物吸收。妊娠期患者体内黄体酮水平可降低肠道蠕动能力,使胃和肠道排空时间延长 30%~50%,口服药物吸收变慢,达峰时间延迟;胃酸分泌减少 40%,黏液分泌增加,胃 pH 升高,导致弱酸性药物(阿司匹林)离子化增加从而导致吸收延迟;弱碱性药物(镇痛、安眠药)吸收增加。多达 80% 的女性在妊娠早期会出现恶心和呕吐现象,药物未能充分吸收即随呕吐物排出体外,可能导致体内的药物暴露减少。因此,建议妊娠期患者在恶心程度最小的时候服药,尤其是在晚上。妊娠期心排血量和潮气量增加,会导致肺泡对药物的吸收增加。在通过吸入给药时应考虑到经肺吸收的药动学改变特征,如挥发性麻醉剂(氟烷、异氟烷、安氟烷和甲氧氟烷)在妊娠期给药需要减少剂量。

妊娠期患者体液容量的增加可影响药物达峰浓度。妊娠期体液总容积增加 8 L,其中 60% 分配到胎盘、胎儿和羊水,40% 分配到母体组织;如水杨酸盐、免疫球蛋白等给药后迅速分布至全身组织,在妊娠期间达峰浓度降低,具有相对较小的表观分布容积。妊娠晚期,血浆容量的增量超过白蛋白的增量,因此容易产生稀释性低白蛋白血症,影响高蛋白结合药物的结合率。同时,类固醇和胎盘激素占据蛋白结合位点,从而降低某些药物的蛋白结合率,即增加游离型药物浓度。

妊娠期患者体内多种 CYP450 及其他肝药酶发生变化,如 CYP2C9、

CYP2D6、CYP2A6 等代谢酶活性增加，CYP1A2、CYP2C19 等代谢酶活性受抑制。氯沙坦、非甾体抗炎药和口服降糖药（格列吡嗪和格列本脲）等经 CYP2C9 代谢，在妊娠晚期因 CYP2C9 活性增加而降低血浆药物浓度，从而可影响妊娠高血压、糖尿病的治疗；抗抑郁药、抗心律失常药、镇痛药和 β 受体阻滞剂主要的代谢酶为 CYP2D6，有研究表明，与产后相比，妊娠晚期美托洛尔的代谢速率增加 4~5 倍，氟西汀代谢为去甲氟西汀的速率增加；硝苯地平经 CYP3A 代谢，妊娠晚期的清除率增加 4 倍；拉莫三嗪、丙米嗪、阿米替林、多塞平和异丙嗪等药物由尿苷二磷酸葡糖醛酸转移酶（如 UGT1A4）代谢，妊娠早期的生理变化可影响此类药物的代谢；咖啡因主要经 CYP1A2 酶代谢，妊娠期患者体内咖啡因消除半衰期显著长于产后，产后 1 个月即可恢复到妊娠以前的值。

妊娠早期心排血量的增加可增加肾血流量，增加 25%~50%。到妊娠中期，肾血流量和肾小球滤过率可增加 50%，并保持此增量至产后 3 个月。肾功能的显著改变促进主要经肾排泄的药物（肝素、青霉素、地高辛和锂盐等）排出体外。妊娠诱导的肾小管 P-gp、有机阳离子和阴离子转运蛋白的活性增加均可影响药物的清除。由于妊娠期患者体内药物清除速率的增加，基于非妊娠成人药动学数据的给药指南可能会导致药物在妊娠期患者体内浓度偏低，因此，在缺乏可靠的药动学数据支持用药调整的情况下，需要在妊娠期不同阶段行治疗药物监测以监测妊娠期生理变化所致的药动学改变。

2. 妊娠期患者的治疗药物监测

妊娠期属于特殊的阶段，体内的药动学特征随不同妊娠期阶段而有着显著的变化。在必须用药的情况下，应选择最安全的药物及最佳给药方案以适应妊娠期胎儿-母体变化的需求。妊娠期患者的生理变化影响药物的体内处置过程，产生效应的血药浓度增加或降低，临床效应难以预测，测定血药浓度有助于减少或避免因机体吸收、分布、代谢与转化、排泄的变化而引起的血药浓度的波动。当使用受妊娠期生理变化影响显著的药物时应注意密切监测。治疗自身免疫疾病的药物，如抗 IL-12/IL-23 药物（乌司奴单抗）、抗 IL-1 药物（阿那白滞素、卡那单抗和利纳西普）、抗 IL-6 药物（托珠单抗）和整合素靶向药物（维多珠单抗）在妊娠期患者中的药物水平均较非妊娠期患者低，且其中乌司奴单抗等药物可透过母体胎盘进入胎儿体内，脐带血的血药浓度会随着妊娠的进展而增加。此外，研究发现维持治疗的炎性肠病患者在妊娠期中期和晚期对英夫利昔单抗清除率可显著下降 15%,按常规给药方案孕产妇的浓度偏高。

　　某些长期存在的慢性疾病如癫痫、心脏病、高血压、精神性疾病、感染性疾病及产科疾病(早产、子痫等)的妊娠期患者需要持续的药物治疗。抗癫痫药物的蛋白结合率、药物表观分布容积、药物代谢速率、药物清除率在妊娠期均可发生变化,使血药浓度明显降低,从而导致疾病发作频率增加,因此,应在妊娠期适当行治疗药物监测优化剂量以保持血药浓度在有效范围。

　　当预防用药无治疗终点或治疗终点与血药浓度具有明确的关联性时,需要对妊娠期患者,如哮喘、心律失常等疾病的妊娠期患者进行治疗药物监测。妊娠期患者对锂盐的清除率较妊娠前增加近 1 倍,血药浓度降低可增加疾病复发的可能性;因此建议发生妊娠剧吐或脱水患者在妊娠期每月监测 1 次;对于使用锂稳定剂量治疗的妊娠期患者,建议每 3 个月检查 1 次锂水平(0.8~1.0 mg/L),可用于预防在急性疾病(如胃肠炎)或其他导致血容量不足(包括妊娠剧吐)生理学变化期间内发生的锂中毒。

　　妊娠期妇女使用抗人类免疫缺陷病毒药物、麻醉性镇痛药、巴比妥类催眠药等易产生耐药性的药物时,需要监测此类药物的血药浓度以避免耐药性的产生。奈韦拉平作为美国食品药品监督管理局(Food and Drug Administration, FDA)妊娠 C 类药物,可广泛用于感染人类免疫缺陷病毒(human immunodeficiency virus, HIV)的妊娠期妇女,推荐的药物谷浓度为 4 000~8 000 ng/mL;而奈韦拉平浓度过高可增加母亲和婴儿的耐药性,导致婴儿出生后 6 个月治疗的病毒学失败率较高。

　　由于妊娠期患者入组的难度大,在妊娠期患者中进行的大多数药动学研究的样本量较小,因此临床研究证据有限。现使用的治疗窗通常来自非妊娠人群(包括成年男性),研究均假设药动学-药效学关系未根据生理阶段的变化而变化,并且大多数药物的治疗窗尚未在妊娠期间进行验证,将现有的目标浓度范围外推到妊娠期妇女可能会导致不适当的用药治疗。再者,生理和药动学变化在整个妊娠期间是动态的,意味着在妊娠期不同阶段可能需要调整剂量,治疗药物监测也应根据不同妊娠期进行动态调整以适应特定的妊娠期生理变化。妊娠期间其他药物的共同给药可能会混淆药物处理,使妊娠期妇女的治疗更为复杂化。使用治疗药物监测可避免患者因妊娠期发生的相关药动学改变所致剂量不足和低于治疗药物浓度的现象。此外,胎儿药物暴露与母体浓度有关,因此应谨慎避免使用过高的给药剂量。然而,因为母亲和胎盘的不同基因型可能会影响胎盘药物转运,随着药物基因组学的发作,需要将母亲和胎儿的基因型和血浆药物浓度的个体化治疗相互结合用于给药剂量的优化。

（三）老年患者的治疗药物监测

1. 老年患者的药动学特点

老年人随着年龄的增加,胃排空速率减慢,使药物进入小肠延迟,药物的吸收速率常数减小和峰浓度降低,达峰时间和吸收半衰期延长,从而影响药物的疗效。老年人胃壁细胞功能降低,胃酸分泌随着年龄的增加而下降,各消化酶和消化液分泌减少,70岁左右的老年患者胃酸减少可达20%～30%,对在酸性环境水解生效药物的吸收减少且生物利用度减小。65岁以后,老年人心排血量减少,使消化道血流量减少约40%,肝血流及胃肠道血流均较成年人减少40%～50%,药物吸收受到影响,如心功能不全的老年患者对奎尼丁、氢氯噻嗪和地高辛等药物的吸收显著减少。但由于肝血流的减少可减弱肝首过效应,药物消除减慢,口服普萘洛尔后老年患者体内的药物浓度高于成人患者。

老年人体内水分减少,脂肪增多,女性的脂肪组织占体重的48%,男性的脂肪组织占体重的36%,而非脂肪组织(如肝、脑和肾)减少。对于60岁以上的男性和50岁以上的女性患者,由于脂肪组织的增多,水溶性药物易集中于中央室,药物分布容积减小而血药浓度增高,如哌替啶、吗啡、对乙酰氨基酚、安替比林等药物;脂溶性药物(如地西泮和利多卡因)易分布到周边室,主要分布到脂肪组织中,药物蓄积作用时间持久,药物分布容积增大,同时老年人分布容积的改变也会影响给药间隔时间。老年人血浆蛋白含量随增龄而减少15%～20%,特别是患者严重虚弱或患有进行性疾病或营养不良时更为明显。因此,血中与蛋白结合的药物减少,而游离型和非结合的药物增多,白蛋白结合率高的药物药效增强,甚至可能产生药物不良反应。例如,老年患者使用华法林时,药物与蛋白的结合率下降2%左右,可使血浆游离药物浓度显著增加2倍,从而引起出血。此外,药物联用引起的血浆蛋白结合率变化在老年患者中应引起重视,如华法林与保泰松竞争结合白蛋白,两药合用引起严重出血。

药物主要经肝酶系统代谢,随着年龄的增长,肝的重量从20岁至80岁减轻约35%,功能性肝细胞数减少,肝血流量在65岁以上减少达40%,肝药酶活性降低,白蛋白与凝血因子的生成减少,肝功能减退,故老年人对药物的代谢能力减低。因此,老年人应用主要经肝代谢的药物时应适当调整剂量,如成年人与老年人给予等剂量异戊巴比妥、苯巴比妥、三环类抗抑郁药后,老年人的血药浓度高约 1 倍。对少数需要经肝转化才具药理活性的药物,因为老年人肝功能代谢水平的降低,所以应用此类药物需要调整。例如,泼尼松和可的松在肝转化为泼尼松龙和氢化可的松后才能发挥活性作用,故老年人或肝功能不良者应使用泼尼松龙或氢化可的松。

肾是药物及其代谢物排泄的主要器官。随着年龄增长,肾血流量以每年 1.5%~1.9% 的速率递减,老年人的肾血流量仅为成年人的 50%。肾小球滤过率降低,肾小管与集合管的分泌和重吸收功能降低。这些因素均使主要经肾以原型排出的药物或肾毒性大的药物清除率减少,半衰期延长,如地高辛在 20~30 岁患者的半衰期为 51 h,而 73~81 岁老年患者的半衰期为 73 h。对于肾功能不良的老年患者,应根据其肌酐清除率决定给药剂量与给药间隔时间,根据血药浓度水平,及时调整老年患者的用药方案。

2. 老年患者的治疗药物监测

老年患者常多药合用,药物间的相互作用较复杂。当使用治疗窗窄的药物且存在多药联用的情况,需要密切关注治疗药物监测结果。例如,地高辛与奎尼丁合用时,毒性增加,其原因是地高辛在与组织结合时被奎尼丁所置换,致使血液中地高辛浓度增加。临床较为重视药物间毒性增强的反应,而往往忽略了效价减低的药物相互作用。例如,庆大霉素与维生素 C 配合静脉滴注时,外观无明显变化,但对大肠杆菌等的抑菌能力明显降低且庆大霉素在老年人肾清除率降低的情况下,其危害作用增加,故应慎用或禁用于老年患者。

老年患者多合并多种慢性基础疾病,多免疫力低下并伴随各器官功能性减退,加上既往使用抗菌药物,其病原菌数和耐药率逐年上升。抗菌药物的治疗在老年患者中应用较广泛,如阿莫西林、头孢唑林、克拉霉素、美罗培南和替加环素等药物在老年患者(65~75 岁)中清除率均较成人降低,易发生蓄积作用;老年患者常规剂量(600 mg,每天 2 次)使用利奈唑胺可增加血液毒性风险,减少老年患者的利奈唑胺起始剂量并结合治疗药物监测优化可有效使其血药浓度维持在达标范围;老年患者使用阿米卡星的推荐剂量为 15~30 mg/kg,每天 1 次给药,治疗目标需要满足峰浓度 >60 mg/L,谷浓度 < 2.5 mg/L;超过 75 岁的患者($n=56$)给予阿米卡星后,约有 20% 的患者峰浓度达标,约 71%

的患者谷浓度达标,约9%的患者出现了肾功能的损害。因此,建议在给老年患者使用阿米卡星时,应结合患者的病理生理状态,及时进行治疗药物监测,依据结果调整给药剂量与给药间隔,制订个性化的给药方案,并减少合并使用具有肾毒性的药物,尽可能缩短疗程,以确保治疗安全有效。

老年人群因年龄的增长,肾等器官的功能衰减,常规剂量下容易引起药物蓄积毒性反应,或存在特殊治疗时(透析、肾替代疗法等)出现血药浓度不达标甚至治疗失败。老年患者抗癫痫药物的清除率降低30%~50%,甚至最大可降低至90%。肾功能水平影响经肾排泄消除的抗癫痫药物,如卡马西平、普瑞巴林、加巴喷丁、左乙拉西坦和氨己烯酸等药物在老年患者体内的清除率降低。若老年患者需要透析治疗,而许多抗癫痫药在透析期间可被消除,此时应行治疗药物监测以帮助指导控制癫痫发作的维持剂量。

此外,老年患者常服食一些营养补充剂(氨基酸、维生素、微量元素等)补充机体需求,此时若合并使用药物则会使其产生相互作用。治疗药物可影响营养补充剂的吸收、消化和代谢,某些营养补充剂也可产生相互拮抗作用、减少机体对某些药物的吸收或增加药物代谢,降低血药浓度,减弱疗效甚至治疗失败。例如,老年患者服用三环类抗抑郁药后,会增加食欲并偏嗜甜食,这对具有糖尿病基础疾病的患者极为不利。老年患者服用镇静催眠药后,会食欲减退、明显嗜睡;地高辛可使患者产生恶心、呕吐、厌食等症状继而引起营养吸收不足,从而加重老年患者的营养不良。高蛋白膳食可明显增加普萘洛尔和氨茶碱的清除率,增加肝中以普萘洛尔和氨茶碱为底物的混合功能氧化酶,使其代谢加强,故老年患者应用普萘洛尔和氨茶碱时,应控制高蛋白饮食或进食时间与服药时间的间隔。对老年患者用药与饮食进行营养学评估,仔细审查药物与食物、药物与营养补充剂、药物与乙醇不相容的危害性,做到膳食恰当用药合理。

(四)肝功能不全患者的治疗药物监测

1. 肝功能不全患者的药动学特点

肝是药物生物转化的主要部位,其药物代谢作用通过肝细胞内的各类酶系统来完成,其中药物代谢酶CYP450能通过氧化反应将脂溶性复合物转化为水溶性复合物,进而在肝内其他酶的作用下转化为更容易经胆汁或肾排泄的成分。肝病(脂肪肝、肝硬化、肝炎等)及肝受到各种创伤时,CYP450酶的量和活性发生变化,从而影响药物代谢。例如,慢性肝病患者不宜使用地西泮,应将其更换为奥沙西泮。因为地西泮在肝内发生氧化反应,而奥沙西泮则发生葡糖醛酸结合反应。同时,肝是蛋白质合成的重要场所,肝硬化和慢性肝炎患者白蛋白合成减少,从而影响药物的血浆蛋白结合率,使血液中游离药物浓度增加。

肝出现功能性损伤时,可影响药物消除半衰期。Schenker 等比较了氟西汀在正常人与肝硬化患者之间的代谢差异,发现肝硬化患者中氟西汀的平均清除率较正常人降低 50% 以上,代谢半衰期较正常人延长 3 倍,而氟西汀的主要代谢物去甲氟西汀的浓度则比正常人偏低。不同药物在不同肝损害患者中的影响不同,氨苄西林、利多卡因、异烟肼等药物在肝硬化患者中清除率降低,半衰期延长;而美罗培南、奥沙西泮、甲苯磺丁脲、氯霉素等药物在肝硬化患者中清除率和半衰期不受影响。因此,肝功能不全患者应用血中游离药物浓度受肝病影响显著的药物以及主要通过肝生物转化消除的药物时更需要控制用药剂量和途径,必要时进行血药浓度监测。

2. 肝功能不全患者的治疗药物监测

肝功能不全患者使用主要通过肝进行消除的药物需要定期监测以避免加重肝损害,如依维莫司、蛋白酶抑制剂(英地那韦、沙奎那韦、奈非那韦等)、克林霉素、红霉素、林可霉素、普萘洛尔、奎尼丁、利多卡因、丙戊酸、茶碱、苯妥英钠等,此类主要由肝排泄的药物应谨慎应用,必要时可减量。依维莫司主要经 CYP3A4 代谢,肝损害可影响依维莫司的处置。有研究发现,与肝功能正常的人相比,肝损害轻度、中度和重度患者表观清除率分别降低为正常人的 62%、31% 和 28%,浓度-时间曲线下面积分别增加至健康受试者的 1.60 倍、3.26 倍和 3.64 倍。对肝功能受损患者进行重新分类(Child – Pugh 肝功能分类),推荐轻、中、重度肝损害患者剂量调整方案分别为 6.25 mg、3.07 mg、2.75 mg,肝功能严重损害者不建议使用依维莫司,若权衡利弊确实需要使用,应给予每天 1 次不超过 2.5 mg 的剂量。蛋白酶抑制剂用于治疗 HIV 感染,该类药主要是 CYP450 和 P – gp 的底物。大部分 HIV 阳性患者或合并乙型/丙型肝炎的患者,肝功能不全症状多有发现,而治疗药物监测有助于肝功能不全 HIV 阳性患者的剂量调整。肝功能不全 HIV 阳性患者服用奈非那韦后,其个体药动学具有显著差异,与对照组相比,其口服清除率降低,半衰期延长。奈非那韦的代谢物 M8 在慢代谢型患者中血药浓度较低(<5%),中至重度肝损害(根据

Child‐Pugh 分类）患者 M8 浓度也较低（1%~6%）。因此,轻度肝损害、肝药酶指标与正常值上限差值小于 3 倍的患者不需要调整剂量;而中至重度肝损害、肝药酶指标与正常值上限差值超过 3 倍的患者则需调整剂量,并给予 500 mg 首剂量。

严重肝病患者应避免应用对主要经肝代谢或清除但有毒性的药物如氯霉素、磺胺类药物、四环素、两性霉素 B、异烟肼、酮康唑等。

但若某些药物没有不良反应,即便肝功能减退时清除明显减少,也不会影响临床结局。例如,中度和重度肝功能不全患者口服单剂量达沙替尼后,与肝功能正常者相比,其剂量校正达峰浓度和剂量校正浓度-时间曲线下面积分别减小 43%~47% 和 8%~28%。这些变化对临床治疗并无显著影响,因此对于不同等级的肝损伤患者,不需要调整用药。

（五）肾功能不全患者的治疗药物监测

1. 肾功能不全患者的药动学特点

肾是药物排泄的主要器官,肾功能决定肾排泄药物的能力,对于肾功能不全患者,药物经肾排泄的能力降低,药物消除变慢,即药物的消除速率常数减少,清除率降低,生物半衰期延长。当因疾病导致肾功能不全时,由于肾排泄药物的能力降低,药物与蛋白质结合的比例下降,药物游离浓度增多,易出现不良反应。

多数药物的药动学在肾衰竭患者中会发生改变,为达到有效的治疗浓度并减少或避免肾毒性的发生需要谨慎调整用药剂量和给药间隔时间。慢性肾功能不全患者腹膜透析及血液透析的广泛应用也对药物治疗提出了新挑战。此外,某些药物可以导致肾损伤,特别是在原有肾病的基础上更易发生药物诱导的肾损伤。因此,临床上必须合理选择肾功能不全患者所用的药物,并根据肾功能受损程度调整药物的剂量,以及密切观察临床治疗效应和定期监测血药浓度。

2. 肾功能不全患者的治疗药物监测

肾功能不全患者使用药物时应警惕生理变化对药物药动学的影响。若药物主要经肾排泄,则肾功能不全患者可出现血浆浓度增高,发生毒性反应的危险。恶心、呕吐是尿毒症患者的常见症状,可影响某些药物的吸收,某些如四环素等药物具有引起恶心、呕吐的副作用,尿毒症患者在选择时尽量避免此类药物。局部组织水肿或灌注不良可影响肌内注射药物的吸收,应尽量选择静脉给药。肾衰竭时,由于患者血浆中产生抑制因子或低蛋白状态等因素可使某些药物(如青霉素)的蛋白结合率降低,游离血浓度增高。对于尿毒症患者绝大多数药物的分布容积都降低,而清除半衰期延长,因而可根据药物的半衰期来指导肾衰竭患者给药剂量和给药间隔的调整,但它不能代替药物血浆浓度的监测,如危重症患者肾功能不良时应定期监测氨基糖苷类的血药浓度。

肾功能不全时使用剂量需减少的药物,包括多黏菌素类、氨基糖苷类、某些头孢菌素、利巴韦林、美罗培南、万古霉素、5-氟胞嘧啶、乙胺丁醇等。此类药物原型或其代谢物主要经肾排泄,且具有较严重的毒性反应,肾功能不全者应避免使用,如必须应用时应根据肾损害程度调整剂量。例如,丙型肝炎患者易发生慢性肾功能不全并进展至终末期肾病,而利巴韦林的消除过程主要受肾功能影响,因此,根据患者肾功能进行个体化剂量调整显得尤为重要。目前相关治疗指南建议未接受血液透析的中重度肾病患者利巴韦林剂量为 $200 \sim 800$ mg/d,且透析不能将其清除。相关治疗指南表明,肾功能正常[肌酐清除率(Cl_{cr})>80 mL/min]患者的给药方案为利巴韦林 $800 \sim 1\,200$ mg,每天 1 次;中度肾损害(Cl_{cr} $30 \sim 50$ mL/min)患者的给药方案为利巴韦林 600 mg,每天 1 次;重度肾损害(Cl_{cr}<30 mL/min)患者的给药方案为利巴韦林 400 mg,每天 1 次。在重度和中度肾损害组中,分别有 71% 和 53% 的患者因不良事件而重新调整利巴韦林剂量。利巴韦林终末消除半衰期较长,个体差异大,推荐稳态谷浓度高于 2 mg·h/L 可使患者达到较好的病毒缓解率,而若稳态谷浓度>3.5 mg·h/L 则引发贫血的风险增加,需要促红细胞生成素或输血支持。美罗培南主要经肾排泄,其半衰期与肾损害程度成正比,进行治疗药物监测优化给药方案,延长血药浓度高于最低抑菌浓度的持续时间以达到提高治疗效果、减少细菌耐药的发生。

肾功能不全时不宜应用的药物包括四环素类(除多西环素外)、头孢噻啶、磺胺药、呋喃妥因、萘啶酸等。因肾功能减退时药物及其代谢物有积蓄现象,且这些药物均可引起肾损害。

当患者肾损害至无法完成机体的生理需求,出现严重的水和电解质紊乱时,需要采取部分或全部肾替代治疗时,需要根据具体的治疗选择结合治疗药物监测结果调整给药剂量。临床上肾替代治疗主要为透析治疗,透析治疗的模式、滤过膜的材料、吸附性、面积及透析液流速等因素会影响患者使用药物的药动学。一般药物的分子质量超过 500 Da、高蛋白结合率或体内分布广的药物通常不能有效地被透析清除。但某些药物可通过透析膜排出体外，故通常在透析后补充适当剂量，具体可查阅相关指南。若患者感染严重，需要积极抗感染治疗时，可在透析前给予负荷量或维持量，透析后再给予补充量。进行连续性静脉-静脉血液滤过的急性肾衰竭患者，多次给予美罗培南后，连续性静脉-静脉血液滤过可以增加患者机体对美罗培南的清除率，约占机体总清除率的 50%，但与肾功能正常者比较，美罗培南的半衰期显著延长（约 8.7 h）、清除率显著降低（为 3.12 L/h）。此外，研究结果显示，连续性肾脏替代治疗对不同患者美罗培南药动学的影响有较大的个体差异，引起美罗培南谷浓度和清除率大范围波动，波动范围分别为 0~6.7 倍和 0~2.5 倍，导致达到最低抑菌浓度超过 2 mg/L 的时间比率（100% $T>MIC$）<90%。因此，推荐对肾脏替代治疗患者进行美罗培南血药浓度监测，并根据监测结果调整给药方案，在提高疗效的同时降低耐药率。

（六）重症患者的治疗药物监测

1. 重症患者的药动学特点

重症患者病情危重程度不同，个体差异显著，往往表现为特殊的生理病理状态，导致机体对药物的吸收、分布、代谢和排泄均可能发生改变。同时，重症患者常合并多脏器功能障碍、低蛋白血症及应用脏器替代支持治疗，如体外膜肺氧合、连续性血液净化、呼吸机辅助通气等，因而患者存在低代谢或高代谢、灌注不足或脏器高灌注、血流再分布、水钠潴留等现象。此时若依旧按常规经验性治疗方案给药可能会导致患者血浆药物浓度过高或不达标而引起药物不良反应或导致治疗达标率低。因此，为促进临床医师针对重症患者病理生理特异性制订更加合理的个体化治疗方案，治疗药物监测显得越发重要。

重症患者胃排空延迟、血管加压药和饲管的应用可能会显著改变药物的吸收。重症患者最为常见的临床病症为重症感染，重症感染作为一种进行性、急性综合征，是引起多器官功能障碍最重要和最常见的始动原因，其中尤以继发肾功能不全和肝损害最为显著，致死率高达 50% 以上。同时，重症患者存在低蛋白血症，在严重疾病中，白蛋白浓度随着血管通透性增加，蛋白生成减少和分解代谢增加而降低；同时，毛细血管通透性增加、组织水肿，大量的液体复苏导致液体外渗、细胞外间隙液体含量增加，最终使表观分布容积异于健康者。

　　重症患者如脓毒血症、颅内感染、呼吸机相关性肺炎、毛细血管渗漏综合征、血流感染和严重烧伤等的患者同样存在特殊的病理生理变化，从而可影响药动学。在脓毒血症患者中，细菌释放的内毒素可刺激机体产生各种内源性介质，内源性介质作用于血管内皮细胞，可导致血管收缩或舒张引起血流分布不均，损伤血管内皮，增加毛细血管通透性。毛细血管渗漏综合征使患者体液由血管内转移到组织间隙，可增加水溶性药物的表观分布容积，从而降低其血药浓度。严重烧伤、术后体腔引流、低蛋白血症（增加毛细血管渗漏）等都可增加水溶性药物的表观分布容积。同时，在脓毒血症早期，患者多见低血压症状，一般采用血管升压药和补液治疗，可增加心排血量，当不伴有肾功能不全时，血管升压药和补液治疗会增加肾灌注和药物的肾清除率。

　　体外膜肺氧合（extracorporeal membrane oxygenation，ECMO）作为一种利用人工泵和氧合器对患者进行呼吸、循环支持的技术，目前已广泛应用于严重心肺功能不全患者的抢救。与传统的体外循环相比，体外膜肺氧合管路密闭性更强且多为肝素涂层，另外，其无相对静止的血液、维持时间长且预冲量小。随着体外膜肺氧合临床应用增加，重症患者使用体外膜肺氧合过程中复杂的药动学和药效学问题越加凸显。有研究数据表明，体外膜肺氧合可吸附一定量药物，减少药物的代谢；且体外膜肺氧合的循环回路增加了循环容积，增加了药物的表观分布容积，从而导致血药浓度降低。对于治疗窗窄的药物，尤其是抗感染药物，药动学特征的改变可以增加药物不良反应或导致治疗的失败。有研究指出，体外膜肺氧合的吸附特性对药物代谢过程的影响主要体现在对脂溶性药物代谢的影响。例如，脂溶性药物（大环内酯类抗生素、氟喹诺酮类、四环素类、氯霉素和利福平等）吸附率较高，而水溶性药物（β-内酰胺类、氨基糖苷类和糖肽类）吸附率及清除率则较低。与亲脂性抗菌药物相比，亲水性抗菌药物在重症患者中更需要频繁调整剂量。

　　连续性血液净化（continuous blood purification，CBP）是针对合并急性肾损伤的重症感染患者的主要治疗手段，即模仿肾小球滤过的原理，以缓慢的血液流速和透析液流速，通过弥散和对流进行溶质交换和水分清除的血液净化治疗方法。连续性血液净化的模式，治疗剂量，以及滤过膜的材质、通透性、吸附能力、面积等均会影响药物的药动学。通常，滤器的通透性及药物滤过系数随着滤过膜面积的增大而增加，药物的清除速度则随着连续性血液净化治疗剂量的增加而增快。随着目前连续性血液净化治疗时间的逐步延长，治疗剂量的增加以及新型高吸附、高通量、相对面积更大的滤器的使用，重症患者治疗药物的药动学参数受到更大的影响。

2. 重症患者的治疗药物监测

重症患者各种生理屏障受到破坏，感染便成为重症患者常见的合并症。抗真菌药、抗逆转录病毒药、青霉素类、β-内酰胺类、碳青霉烯类、头孢菌素类和喹诺酮类等药物常用于严重感染的患者。治疗药物监测可用于评估患者是否有最佳的治疗暴露以治疗感染并降低病原菌的耐药和药物所致不良反应的发生风险。万古霉素广泛用于重症患者治疗危及生命的细菌感染，包括耐甲氧西林金黄色葡萄球菌，推荐万古霉素谷浓度为 15~20 μg/mL。然而，在严重脓毒血症或感染性休克的危重患者中，由于万古霉素表观分布容积增加和肾清除率增加，较难维持此类患者达到目标万古霉素浓度水平。相反，急性肾损伤的重症患者可能会因万古霉素的肾清除率降低而出现肾毒性。延长的间歇性肾脏替代治疗（prolonged intermittent renal replacement therapy，PIRRT）患者的万古霉素表观分布容积更大，半衰期更长，这可能与万古霉素在透析后的重分布效果差有关。万古霉素在血液透析结束后会从组织向血液重新分布，在间歇性血液透析结束后 4~6 h 万古霉素的血药浓度增加 30%~40%。利奈唑胺对金黄色葡萄球菌具有强大的抗菌活性及高渗透性，被广泛用于危重肺炎患者。当最低抑菌浓度（MIC）>1 mg/L 时，接受利奈唑胺标准剂量治疗的体外膜肺氧合患者或许无法达到治疗目标，需要连续输注利奈唑胺或增加剂量以增加 24 h 血清抑菌浓度-时间曲线下面积（$AUC_{0~24\,h}/MIC$）或给药后血药浓度高于最低抑菌浓度的持续时间（$T>MIC$）。碳青霉烯类在体外膜肺氧合期间发现显著的表观分布容积变化和明显的药物吸附。行体外膜肺氧合的肺移植患者，即使肾功能正常，其体内亚胺培南的谷浓度也是存在高度变异性的，应适当提高给药剂量（4 g/24 h），同时对其进行治疗药物监测，以保证疗效。替加环素血浆蛋白结合率高故不易被血液透析所清除，行连续性肾脏替代治疗的患者不必调整替加环素剂量，因其药量不会因透析而减少；此外，替加环素本身具有很高的表观分布容积，重症患者的分布容积增加可能变化并不明显，但当患者出现低蛋白血症时、合并用药导致竞争结合位点被占据等可使得其游离药物浓度升高，或高灌注导致药物清除增加，造成其药物总浓度降低。

重症患者常使用镇静、镇痛药物，用以缓解术后疼痛、促进放松、缓解焦虑和身体压力、诱导睡眠并减少活动能力和激动。常用的镇静剂包括苯二氮䓬类药物、阿片类药物和巴比妥类药物。治疗药物监测可用于降低此类药物的不良反应的风险,如由呼吸抑制、肝毒性、肾毒性、门静脉高压和胃肠道出血引起的便秘和死亡。然而,临床治疗药物监测指南尚未完善。主要经肝代谢药物的治疗也可能受到肝病的影响,如阿片类药物治疗的生物利用度在慢性肝病或合并肝肾疾病的患者中会有所不同,且可能在重症患者中诱发脑病。

五、根据血药浓度设计初始给药方案与调整给药方案

(一)根据血药浓度设计初始给药方案

1. 确定给药间隔时间

(1)给药间隔时间以药物的半衰期为基础。一般选择一个半衰期为一个给药间隔($\tau = t_{1/2}$),通常而言这种方法对于大多数药物是适用的,这种间隔时间给药不会使药物产生蓄积,故用药相对安全。然而,还需要考察患者体内消除速率常数的变化情况。对于某些半衰期<6 h、有效治疗浓度范围狭窄的药物,若采用一个半衰期时间为一个给药间隔时间,则是大大增加了用药剂量,可能引起药物不良反应,如青霉素,半衰期为 0.75 h,给药间隔时间为 6 h,即 $\tau = 8t_{1/2}$;对于这类药物可采用大剂量和延长间隔给药时间,但是不宜超过每天 4 次,否则最好采用缓释制剂。

(2)半衰期为 6~24 h 的药物,主要考虑临床给药的可行性和治疗指数,临床给药往往希望选取易于控制给药间隔时间(4 h 给药 1 次、6 h 给药 1 次、8 h 给药 1 次、12 h 给药 1 次或 24 h 给药 1 次)的药物;治疗指数低的药物,则需要减少维持剂量同时增加给药次数,以调整目标血药浓度于治疗窗范围内。治疗指数较高的药物,给药间隔时间通常为半衰期。

(3)半衰期超过 24 h 的药物,一般每天给药 1 次,给药间隔时间小于半衰期。

2. 确定负荷剂量及维持剂量

多剂量给药后,药物在体内的蓄积达稳态时,药物消除量与药物摄入量相等,即此时药物的摄入量为维持剂量(D_M)。若希望稳态血药浓度可迅速达到治疗窗范围内,可增加负荷剂量以实现,负荷剂量(D_L)为给药间隔时间内药物在体内的残留部分与维持剂量之和。因此在 D_M 已知时,可通过以下公式计算获得所需的负荷剂量:

$$D_L = D_M \cdot \frac{1}{1 - e^{-K\tau}} \qquad (4-3)$$

患者的稳态血药浓度需要维持在目标治疗窗范围内,治疗窗上限值可定义为 $C_{\max,\,ss}$,下限值为 $C_{\min,\,ss}$,则最大维持剂量($D_{M,\,\max}$)和最大给药间隔时间($\tau_{\max}$)的关系为

$$C_{\min,\,ss} = C_{\max,\,ss} \cdot e^{-K\tau_{\max}} \tag{4-4}$$

进一步转化为

$$\tau_{\max} = \ln(C_{\min,\,ss}/C_{\max,\,ss})/K = 1.44 \cdot t_{1/2} \cdot \ln(C_{\max,\,ss}/C_{\min,\,ss}) \tag{4-5}$$

得到最大维持剂量 $D_{M,\,\max}$ 为

$$D_{M,\,\max} = \frac{V_d}{F(C_{\max,\,ss} - C_{\min,\,ss})} \tag{4-6}$$

式中,F 为生物利用度。

为了便于临床用药,须按需要选择合适的给药顺序,即确定给药间隔 τ,可按下式调整维持剂量:

$$D_M = (D_{M,\,\max}/\tau_{\max}) \cdot \tau$$

3. 根据平均稳态血药浓度设计给药方案

平均稳态血药浓度($C_{av,\,ss}$)计算获得给药方案公式如下,其中对于一种已知药物,其群体平均药动学参数(K、V_d、Cl、F)是基本恒定的,据以下公式,可通过调节给药间隔时间和给药剂量而达到调整血药浓度于治疗窗的目的。

$$C_{av,\,ss} = \frac{FD}{KV\tau} = \frac{FD}{Cl\tau} \tag{4-7}$$

$$D = \frac{C_{av,\,ss} \cdot \tau \cdot Cl}{F} \tag{4-8}$$

式中,D 为给药剂量。

4. 肾损害时的用药方案

评价肾功能的常用指标为肌酐清除率,肌酐清除率(Cl_{cr})可由血清肌酐浓度值求得

$$Cl_{cr,\,m} = (140 - A) \times \frac{BW(\text{kg})}{72 \times Cr_s} \tag{4-9}$$

$$Cl_{cr, f} = Cl_{cr, m} \times 0.85 \qquad (4-10)$$

式中,$Cl_{cr, m}$ 和 $Cl_{cr, f}$ 分别为男性的肌酐清除率和女性的肌酐清除率,Cr_s 为血清肌酐浓度,BW 为体重(kg),A 为年龄。

对于一些主要经肾排泄的药物,如地高辛,当出现严重肾功能受损时,其消除速率常数 K 降低而消除半衰期显著增大,应根据实际患者的肾功能校正参数和调整剂量,避免不良反应的发生。

肾损害时的消除速率常数 K 可通过以下公式校正:

$$K' = K\left(\frac{Cl'_{cr}}{Cl_{cr}} - 1\right) \times F_u \qquad (4-11)$$

式中,K' 和 K 分别为肾衰竭患者和正常人的药物消除速率常数,Cl'_{cr} 和 Cl_{cr} 分别为肾衰竭患者和正常人的肌酐清除率,F_u 为药物由尿中排泄的分数。

另外,也可以用重复一点法求 K',用此法不需要测定 Cl_{cr},就可以较精确地估算患者 K'。

当获得了肾衰竭患者的 K' 后,可根据稳态一点法调整给药方案。即给予患者一个起始剂量 D_0,在消除相的某时刻 t_x 测定血药浓度 C_x,则可求得此时的最低稳态浓度($C_{min, SS, x}$)为

$$C_{min, SS, x} = \frac{\dfrac{C_x}{e^{-K't_x}}e^{-K'\tau}}{1 - e^{-K'\tau}} \qquad (4-12)$$

进一步根据需达到的 $C_{min, SS}$ 调整维持剂量 D_M:

$$D_M = \frac{C_{min, SS}}{C_{min, SS, x}}D_0 \qquad (4-13)$$

（二）根据血药浓度进行给药方案调整

个体药动学参数可以辅助临床医生/药师对患者的用药方案进行合理有效干预,但是目前往往需要较为完善的采血方案以获得完整的血药浓度-时间曲线,从而较大程度地增加了患者的治疗成本,而且连续多个血样的采集对患者心理及生理情况也会造成影响。通过较少的血液样本获取个体患者尽可能多的药动学信息对于患者的个体化诊疗是十分必要的。为此,临床治疗药物

监测的逐步发展过程中衍生了多种简便易行的给药方案设计方法,其中包括稳态一点法、重复一点法及贝叶斯反馈法。

1. 稳态一点法

该方法于 1977 年提出并应用于肝肾功能衰退、急性心肌梗死及水肿等病理状况时的给药剂量调整。具体而言,患者使用一个起始剂量,连续多次给药后在血药浓度达稳态水平时采集血样,再根据所需达到的目标范围计算所需调节的剂量,具体如以下公式。

$$D' = D \times C'/C \qquad (4-14)$$

式中,D' 为校正剂量,D 为原剂量,C' 为目标浓度,C 为测得的浓度。

采用该公式进行计算的前提是给药剂量与血药浓度呈线性关系;公式中测得的浓度 C 必须是连续给药后在下一次给药前采血得到的稳态谷浓度。

2. 重复一点法

稳态一点法方法简单,但准确性较差,继而又有学者提出了重复一点法,该法需要采集两次血样,即可计算得到表观分布容积(V_d)和消除速率常数(K)。具体做法为先后给予患者两次试验剂量,给药后在相同的时间各采血一次并准确测定获得浓度结果,按以下公式求算相关参数:

$$K = \ln\left[\frac{C_1}{C_2 - C_1}\right] /\tau \qquad (4-15)$$

$$V_d = D \cdot e^{-K\tau}/C_1 \qquad (4-16)$$

式中,C_1 和 C_2 分别是第一次和第二次所测定的血药浓度结果,τ 为给药间隔时间,D 为试验剂量。

该法适用于一些药动学参数与群体参数值或正常值差异较大的患者,采用该公式进行计算的前提是实施该方案的时候患者为第一次或第二次用药,药物未在体内达稳态;应用过程中需要注意控制因实验实施所带来的偏差,如采血时间点的一致性、血药浓度检测方法的准确性。该法在计算中有表观分布容积和消除速率常数两个重要的参数,患者存在肝肾功能不全、水肿、肥胖、低蛋白血症和心肌梗死等病理状态时,可能会导致表观分布容积的变化,而肝肾功能不全时还会引起消除速率常数的变化,因此,在应用该公式计算的时候应综合分析患者的生理病理状态是否会影响计算结果的准确性。

3. 贝叶斯(Bayesian)反馈法

该法以群体药动学为基础,首先以前期临床治疗药物监测数据建立不同患者群体的群体药动学模型,模型经验证后可用于个体化药动学参数的预测与模拟;群体药动学模型参数预先编制成计算机程序(非线性混合效应法),贝叶斯反馈法以此为基础结合新收集的血药浓度数据、患者的病理/生理情况,采用渐近法原理不断修正并调整出该个体所需的调整方案,反复多次后获得最适方案。该法的优点有前期根据大样本患者 1~4 个时间点的血药浓度数据,建立相关药物的群体药动学模型,此模型具有群体代表性,如年龄、体重、肾肝功能、心脏功能等;另外,患者采集的血样数量较少,个体药动学参数结果准确性高,可同时考虑心、肝、肾功能对药动学的影响;贝叶斯反馈法对于药动学参数偏离群体值的个体,如婴幼儿、妊娠期妇女、老年人、肝肾功能不全或心力衰竭患者较为适用。

六、给药方案设计研究实例

地高辛为临床常使用的强心苷类药物,具有正性肌力、负性频率的作用,适用于充血性心力衰竭及室上性心动过速等。地高辛的治疗安全范围小,一般治疗量已接近中毒量的 60%,在保证用药安全性的前提下,为使地高辛发挥治疗效应,需要维持药物稳态血药浓度在 1.0~2.0 ng/mL。低浓度条件下,地高辛具有增加心肌收缩力的作用,且作用随着浓度的增加而加强,大多数正常窦性心律的患者在约 0.9 ng/mL 的低谷血清浓度下表现良好;而对于一些患者尤其是新生儿和儿童患者的可耐受能力更强,地高辛血药浓度需要 ≥ 2.5 ng/mL。对于房室结传导良好的心房颤动患者通常需要约 2.0 ng/mL 的血清浓度才能充分控制心室率;对于左室射血分数小于 45% 的心力衰竭男性患者,最佳治疗浓度范围为 0.5~0.8 ng/mL;通常,开始观察到毒性反应的血药浓度阈值为 1.5 ng/mL,但实际上浓度>3.0 ng/mL 才开始出现中毒症状。然而,严格参考治疗范围进行剂量调整往往容易忽略个体患者对地高辛的敏感性差异,临床医生应根据实际患者的临床情况结合治疗药物监测浓度进行判断。

(一) 药动学

1. 吸收

地高辛个体生物利用度差异较大,不同厂家的地高辛生物利用度均不相同;地高辛片剂的生物利用度中位值为 0.63(0.55~0.78)。口服给药后主要在小肠上部吸收,吸收较差且不规则,胃肠道手术几乎不影响地高辛的吸收,禁食的受试者给予地高辛后吸收迅速。口服 0.5~2 h 起效,2~3 h 血药浓度达到峰值,中央室达峰时间为 1 h 左右,药物吸收半衰期为 27.1 min±6.8 min。血中地高辛存在较高的初始浓度不一定会引起心脏毒性,但可见外周不良反应。

2. 分布

地高辛为二房室模型特征药物,心脏为中央室,在不同组织或器官等外周室的地高辛浓度均不同,其中浓度最高的为心肌,心脏手术患者血清中地高辛浓度与心肌组织中地高辛浓度的比值可达 1:67。地高辛口服给药后 6~8 h 完成分布,并在体内广泛分布,但较难在脂肪组织中分布,表观分布容积为 7.3 L/kg,老年人群的表观分布容积为 6 L/kg,严重肾功能减退及心力衰竭患者地高辛的表观分布容积约为<3 L/kg。

3. 消除

地高辛在体内代谢较少,主要以原型形式通过肾消除,尿中代谢物为地高辛摄入量的 50%~70%。地高辛的清除与肾功能密切相关,应随时监测患者的肾功能指标,肾功能正常者的地高辛消除半衰期为 40 h。

(二)群体药动学参数

生物利用度(F):

$$F_{片剂} = 0.63 \tag{4-17}$$

表观分布容积(V_d):

$$V_d = 3.12Cl_{cr} + 3.84 × 标准体重 \tag{4-18}$$

或

$$V_d = 7.13 \text{ L/kg}(不同疾病状态有所区别) \tag{4-19}$$

总清除率(Cl):

$$Cl = Cl_{nr} + Cl_r \tag{4-20}$$

式中,Cl_{nr}为非肾清除率,Cl_r为肾清除率。

也可利用肌酐清除率计算总清除率。

患者存在一定程度心力衰竭时总清除率计算为

$$Cl(\text{L/h}) = 0.053Cl_{cr} + 0.02 \times \text{标准体重} \qquad (4-21)$$

患者心功能正常时的总清除率计算为

$$Cl(\text{L/h}) = 0.06Cl_{cr} + 0.05 \times \text{标准体重} \qquad (4-22)$$

当地高辛稳态浓度为 1.5 ng/mL 时,6 天到 1 岁患者的总清除率计算如下:

$$Cl[\text{L/(h·kg)}] = 0.237 \times (1 + 0.094 + \text{月龄}) \qquad (4-23)$$

当标准体重大于实际体重时,应使用实际体重;当标准体重小于实际体重 20%时,应使用标准体重计算。

(三)影响地高辛治疗浓度的因素

对于地高辛血药浓度的监测结果解释应考虑诸多因素,如血钾(血镁、血钙)水平可影响心肌对地高辛的敏感性,多数利尿药(如吲达帕胺)可导致血钾浓度降低,当出现低血钾(<3 mmol/L)时,无论地高辛浓度为多少均会诱发中毒反应。疾病状态不同,患者对地高辛的耐受性也不同,如肺栓塞、脓毒血症及急/慢性心房颤动患者,即使地高辛浓度高于 2.0 ng/mL 也不易出现中毒现象,然而冠状动脉疾病患者则易在低地高辛浓度时发生中毒。

另外,地高辛在体内的处置过程受许多药物的影响,这些药物与地高辛联用时可能会引起血药浓度发生变化。

(1)减少地高辛在体内吸收的药物:考来替泊、考来烯胺、氢氧化镁、液体氢氧化铝、新霉素等。

(2)提高地高辛生物利用度的药物:如某些抗菌药物可以在肠道内促使地高辛代谢为非活性代谢物,如服用克拉霉素或红霉素等可增加地高辛血清中的浓度,该作用效应可一直持续直至停用克拉霉素或红霉素 2 周后。

(3)抗心律失常药物:如胺碘酮可减少地高辛的非肾消除和肾排泄,导致其生物利用度增加;地高辛和奎尼丁联用后,血清中地高辛浓度可增加 2~3 倍,消除速率降低,地高辛的清除率降低 36%~64%;地高辛与大于 160 mg 的维拉帕米合用,可降低地高辛的总清除率近 30%;硝苯地平、地尔硫草则会产生相反的作用。

（4）利尿剂：如呋塞米、吲达帕胺等利尿剂由于其可产生低血钾作用，可减少地高辛的肾排泄；螺内酯可抑制地高辛的肾排泄，使其血药浓度增大。

（5）其他药物：如布洛芬、吲哚美辛等非甾体抗炎药可增大地高辛的血药浓度。

而且，心力衰竭状态也会对地高辛产生影响，一些心力衰竭患者，由于出现水肿，可增大地高辛的表观分布容积，导致地高辛血药浓度下降；充血性心力衰竭可导致肾功能减退，减少地高辛经肾的排泄。但也有可能不出现药动学的变化。

（四）临床病例

一名身高为 160 cm、体重为 65 kg（标准体重为 52.4 kg）的中年女性患者，临床诊断为急性心房颤动，其血清肌酐浓度为 180 μmol/L。试计算该患者所需的地高辛静脉注射剂量及口服维持剂量。

（1）首先计算患者肥胖程度，确定体重参数：

$$\frac{65 - 52.4}{52.4} \times 100\% = 24\% > 20\%$$，因此计算应使用标准体重。

（2）患者肌酐清除率的计算：

患者血清肌酐浓度为 180 μmol/L，与式（4 - 9）式中 Cr_s（mg/dL）进行单位换算，即

$$Cr_s = \frac{180}{88.02}(\text{mg/dL})$$

$$Cl_{cr} = (140 - A) \times \frac{BW}{72 \times Cr_s} \times 0.85 = \left[(140 - 50) \times \frac{88.02 \times 52.4}{72 \times 180}\right] \times 0.85$$

$$= 27.2(\text{mL/min})$$

式中，A 为年龄，Cr_s 为血清肌酐浓度。

（3）表观分布容积的计算：

$$V_d = 3.12 Cl_{cr} + 3.84 \times 标准体重 = 3.12 \times 27.2 + 3.84 \times 52.4 = 286$$

$$V_d = 7.13 \text{ L/kg}$$

（4）计算使地高辛血药浓度峰值达到 1.5 ng/mL 所需的静脉注射负荷剂量：

$$X'_0 = \frac{C_{\max} V_d}{F} = \frac{1.5 \times 286}{1.0} = 429(\mu g)$$

其中静脉注射给药时,生物利用度 $F = 1.0$。

可静脉注射 500 μg 的负荷剂量,此时浓度为 1.75 μg/mL。

（5）地高辛的清除率的计算：

$$Cl = 0.06Cl_{cr} + 0.05 \times 标准体重 = 0.06 \times 27.2 + 0.05 \times 52.4 = 4.25(L/h)$$

（6）计算使地高辛稳态谷浓度达到 1.5 ng/mL 所需的口服给药维持剂量：

$$X_0 = \frac{C_{\min} \cdot \tau \cdot Cl}{F} = \frac{24 \times 1.5 \times 4.25}{0.63} = 243(\mu g/d)$$

（7）该患者的半衰期的计算：

$$t_{1/2} = \frac{0.693}{Cl} = \frac{0.693 \times 286}{4.25} = 46.6(h)$$

七、展望

治疗药物监测是一个多学科交叉的临床实践药学学科,治疗药物监测内容偶合了药物分析学、药理学、统计学、药剂学等多个二级学科的基础理论,在促进临床合理用药、提高药物疗效、减少药物不良反应等方面发挥着不可替代的作用,旨在实现对患者的个体化精准治疗。随着临床需求的日益迫切、各药学基础研究的蓬勃发展、分子检测技术的快速进步及生物信息与大数据的交叉应用而发展起来的新型医学概念与医学模式,治疗药物监测已不仅仅局限于血药浓度监测的范畴。新时代背景下,治疗药物监测已发展为以基因组学、代谢组学、蛋白质组学等多组学技术为基础,探究个体代谢水平、转录水平、基因水平、机体生理/病理特征、外部环境和生活方式等的差异性,通过药物相关生物标志物在大样本人群中的甄别与分析、验证与应用,从而实现药物治疗的靶向、药物疗效的早期预测和安全性警戒甚至是预防的手段,其最终目的是真正做到为用药患者"量体裁衣",提供更加精准的医疗服务。

目前,国内多数医疗机构已构建一系列以血药浓度监测、基因检测为主要技术手段的具有临床特色的临床药学技术体系,精准化药学服务蓬勃发展。然而,实践探索过程中发现传统的治疗药物监测仍有一定的局限性。首先,传统的治疗药物监测多集中于生物样品中原型药物或活性代谢物的浓度监测，使用"千人一面"的药物治疗窗以指导患者的剂量调整。然而，临床药理学研究进展提示存在多种混杂因素共同对药物的处置产生影响，如遗传因素、患者疾病和合并用药等的复杂性是治疗策略中的潜在障碍。因此，为了更好地优化药物的个体化应用，应全面考察药物在机体内的作用规律，一方面通过精细化分层分析药物在不同亚组（以种族、疾病类型、遗传因素、年龄/性别、合并用药、治疗手段等分层）中体内的吸收、分布、代谢和排出过程，有助于了解特征性群体、个体对药物的体内处置过程；另一方面，通过组学技术研究药物干预后的不同状态下的基因、代谢物和蛋白等生物标志物，用于评估药物疗效和安全性，并从基因-蛋白质-代谢物系统水平阐明药物发挥不同效应的作用原理；继而在临床效应的相关性展开研究获得影响药物作用的关键临床特征。改变既往标准化治疗窗指导临床用药的现状，将治疗药物监测转变为以基因组学为前瞻导向，有效整合多混杂因素的精准监测以助力个体化用药。而且，现临床常规应用的治疗窗受限于既往的检测技术，其灵敏度、准确性仍有一定的局限性；随着分析方法的优化更新，检测手段朝提高灵敏度和准确度、改进检测速度方向进步的同时也尽力降低检测成本。床旁进行的快速检测分析技术、生物传感器介导的无创型实时监测的发展更是为治疗药物监测带来了革新，对于重症监护病区、儿童监护病房、麻醉病房等患者实施实时快速的药物监测可以减少因检测周期过长所带来的药物调整滞后性，更加有益于方便临床指导个体化用药。最后，近年来围绕定量药理学技术（群体药动学、药动学-药效学及生理药动学）、人工智能技术的精准药学服务显现出巨大的发展潜力。前者可利用稀疏数据预测个体药动学参数，促进个体化给药方案的实施；后者实施机器学习基于复杂的特征变量不断改善和自我完善，在药物不良反应预警、治疗药物浓度预测和个体化用药剂量预测中辅助临床决策。总体而言，即在血药浓度与影响因素之间建立一种复杂的量化关系式或评估体系以更好地预测血药浓度或调整剂量。然而，此类定量模型缺乏足够的内部和外部临床数据验证来预测效能，也未形成业界公认的定量模型。对此，大数据平台建设趋向于将治疗药物监测网络化，以区域化患者临床信息、高通量研究数据和生物样本资源库共享的医疗网络可改变入组患者样本量小、缺乏代表性监测数据和患者信息收集不全面等弊端，面对广泛的患者人群，采用标准化检测方法及数据收集规程，合并生理病理、遗传、用药等信息，再据群体层次、亚群体层次、个体层次等不同层次进行定量模型的建立,内置信息库可不定期更新数据,再优化以提高预测的准确度和精确度。最后,以精准化药物治疗为目标而建立的临床药物技术体系不应该仅限于科研课题的申请和开展,更需要回归临床、为临床提供药学服务。

基于治疗药物监测的精准化药物治疗将以往"反复摸索"的模式转变为精准诊断导向"量体裁衣"的精准化药物治疗模式,是标准化和个体化统一的医疗模式,是未来药物治疗模式的必然发展方向。虽然在实践探索过程中仍发现较多的制约因素,但是也给致力于精准药学的医药工作者、科研学者带来了机遇与挑战,使其在深化前述的应用手段和方法的基础上,继续加大探索实践力度,促进科研与临床实践的转化,推动精准化药物治疗更加快速地发展。

(管宴萍、黄　民)

参考文献

邓小明,王月兰,冯艺,等,2021.(支)气管镜诊疗镇静/麻醉专家共识(2020版).国际麻醉学与复苏杂志,42(8):785-794.

金善良,张富军,俞卫锋,2011.靶控输注丙泊酚静脉麻醉的快捷指南.中国继续医学教育,3(10):113-115.

刘建平,李高,2013.生物药剂学与药物动力学.北京:人民卫生出版社.

中国药理学会治疗药物监测研究专业委员会,2019.治疗药物监测工作规范专家共识(2019版).中国医院用药评价与分析,19(8):897-898,902.

ABDUL-AZIZ M H, ALFFENAAR J C, BASSETTI M, et al., 2020. Antimicrobial therapeutic drug monitoring in critically ill adult patients: a position paper. Intensive Care Med, 46(6): 1127-1153.

ADEDOKUN O J, SANDBORN W J, FEAGAN B G, et al., 2014. Association between serum concentration of infliximab and efficacy in adult patients with ulcerative colitis. Gastroenterology, 147(6): 1296-1307.

ALBADER F, GOLOVICS P A, GONCZI L, et al., 2021. Therapeutic drug monitoring in inflammatory bowel disease: the dawn of reactive monitoring. World J Gastroenterol, 27(37): 6231-6247.

AONUMA K, SHIGA T, ATARASHI H, et al., 2017. Guidelines for therapeutic drug monitoring of cardiovascular drugs clinical use of blood drug concentration monitoring (JCS 2015) (Digest Version). Circ J, 81(4): 581-612.

ARGOLLO M, KOTZE P G, KAKKADASAM P, et al., 2020. Optimizing biologic therapy in IBD: how essential is therapeutic drug monitoring? Nat Rev Gastroenterol Hepatol, 17(11):

702 – 710.

BATCHELOR H K, MARRIOTT J F, 2015. Paediatric pharmacokinetics: key considerations. Br J Clin Pharmacol, 79(3): 395 – 404.

BRUNET M, van GELDER T, ÅSBERG A, et al., 2019. Therapeutic drug monitoring of tacrolimus-personalized therapy: second consensus report. Ther Drug Monit, 41(3): 261 –307.

CAMPBELL T J, WILLIAMS K M, 2001. Therapeutic drug monitoring: antiarrhythmic drugs. Br J Clin Pharmacol, 52(Suppl 1): 21S – 34S.

DASGUPTA A, 2016. Clinical Challenges in Therapeutic Drug Monitoring. Amsterdam: Elsevier.

DEMETRI G D, WANG Y, WEHRLE E, et al., 2009. Imatinib plasma levels are correlated with clinical benefit in patients with unresectable/metastatic gastrointestinal stromal tumors. J Clin Oncol, 27(19): 3141 – 3147.

FARROKH S, TAHSILI-FAHADAN P, RITZL E K, et al., 2018. Antiepileptic drugs in critically ill patients. Crit Care, 22(1): 153.

GROENLAND S L, VAN EERDEN R A G, VERHEIJEN R B, et al., 2019. Therapeutic drug monitoring protocol for a prospective study. Ther Drug Monit, 41(5): 561 – 567.

HE W, YOU M, WAN W, et al., 2018. Point-of-care periodontitis testing: biomarkers, current technologies, and perspectives. Trends Biotechnol, 36(11): 1127 – 1144.

HIEMKE C, BERGEMANN N, CLEMENT H W, et al., 2018. Consensus guidelines for therapeutic drug monitoring in neuropsychopharmacology: update 2017. Pharmacopsychiatry, 51 (1 – 2): e1.

HIEMKE C, 2019. Concentration-effect relationships of psychoactive drugs and the problem to calculate therapeutic reference ranges. Ther Drug Monit, 41(2): 174 – 179.

HITES M, DELL'ANNA A M, SCOLLETTA S, et al., 2014. The challenges of multiple organ dysfunction syndrome and extra-corporeal circuits for drug delivery in critically ill patients. Adv Drug Deliv Rev, 77: 12 – 21.

KELLY, 2012. Therapeutic Drug Monitoring. Amsterdam: Elsevier.

KOREN G, PARIENTE G, 2018. Pregnancy-associated changes in pharmacokinetics and their clinical implications. Pharm Res, 35(3): 61.

KRASOWSKI M D, LONG T A, SNOZEK C L H, et al., 2021. Therapeutic drug monitoring of second- and third-generation antiepileptic drugs. Arch Pathol Lab Med, 145(12): 1485 – 1491.

KUYPERS D R, LE MEUR Y, CANTAROVICH M, et al., 2010. Consensus report on therapeutic drug monitoring of mycophenolic acid in solid organ transplantation. Clin J Am Soc Nephrol, 5(2): 341 – 358.

LI Z, CHENG B, ZHANG K, et al., 2017. Pharmacist-driven antimicrobial stewardship in intensive care units in East China: a multicenter prospective cohort study. Am J Infect Control, 45(9): 983 – 989.

MARCHENKO Q, KATENKA N, 2020. Quantitative Methods in Pharmaceutical Research and

Development. Berlin: Springer.

MIELKE S, SPARREBOOM A, STEINBERG S M, et al., 2005. Association of paclitaxel pharmacokinetics with the development of peripheral neuropathy in patients with advanced cancer. Clin Cancer Res, 11(13): 4843 - 4850.

MITREV N, VANDE CASTEELE N, SEOW C H, et al., 2017. Review article: consensus statements on therapeutic drug monitoring of anti-tumour necrosis factor therapy in inflammatory bowel diseases. Aliment Pharmacol Ther, 46(11 - 12): 1037 - 1053.

NEORAL(R) oral soft gelatin capsules, oral solution, cyclosporine oral soft gelatin capsules, oral solution, 2013. Novartis Pharmaceuticals Corporation (per FDA), East Hanover, NJ.

PATSALOS P N, BERRY D J, BOURGEOIS B F D, et al., 2008. Antiepileptic drugs — best practice guidelines for therapeutic drug monitoring: a position paper by the subcommission on therapeutic drug monitoring, ILAE Commission on Therapeutic Strategies. Epilepsia, 49(7): 1239 - 1276.

RYBAK M J, LE J, LODISE T P, et al., 2020. Therapeutic monitoring of vancomycin for serious methicillin-resistant staphylococcus aureus infections: a revised consensus guideline and review by the American society of health-system pharmacists, the infectious diseases society of america, the pediatric infectious diseases society, and the society of infectious diseases pharmacists. Clin Infect Dis, 71(6): 1361 - 1364.

SHAIKH A S, LIU H, LI Y, et al., 2018. Therapeutic drug monitoring of valproic acid. Pak J Pharm Sc, 31(Special 4): 1773 - 1776.

STIEFFENHOFER V, HIEMKE C, 2010. Pharmacogenetics, therapeutic drug monitoring and non compliance. Ther Umsch, 67(6): 309 - 315.

VERHEIJEN R B, YU H, SCHELLENS J H M, et al., 2017. Practical recommendations for therapeutic drug monitoring of kinase inhibitors in oncology. Clin Pharmacol Ther, 102(5): 765 - 776.

ZWEIG M H, CAMPBELL G, 1993. Receiver-operating characteristic (ROC) plots: a fundamental evaluation tool in clinical medicine. Clin Chem, 39(4): 561 - 577.

给药方案设计与调整

第一节　概　　论

治疗方案（dosage regimen）又称给药方案，一般指包括给药剂型、给药频率、给药剂量、给药间隔、给药途径和治疗持续时间的给药方法。若给药剂量太高，药物通常会产生不良反应。设计一个好的治疗方案的目的是通过平衡药物的受益和不良反应的风险来优化药物的治疗。

治疗方案的设计主要从治疗目标人群的典型患者的某种疾病或状况的角度探讨给药方案。其建立基本上来源于图 5-1 描述的各类因素。这些因素几乎适用于所有的药物，特别是全身系统性给药的药物。对于局部作用的药物，我们需要考虑的因素是药物的局部浓度，而全身性的浓度我们更多的是考虑安全性方面的问题。在设计药物治疗方案时，我们首先要考虑的是机体对药物的吸收、分布、代谢和排出，也就是药动学相关因素。其次，我们需要考虑的因素是与药物的疗效和安全性密切相关的血药浓度，如给药剂型、给药剂量、给药频率、给药间隔、给药途径、治疗持续时间，也就是药效学相关因素。再次，我们需要考虑的因素是患者的临床情况，也就是患者接受治疗的整体情况，这包括了患者的相关疾病状态用药的依从性及合并用药情况、患者的个体因素（包括患者的遗传因素、年龄和体重）和患者对给药方案的依从性等其他因素。这些因素都将影响药物的药动学和药效学参数，并且这些因素很多都是相互关联和依存的。例如，当我们提高给药剂量后，患者的用药依从性可能会下降从而影响临床疗效。同理，临床疗效，特别是患者无明显受益且带来很多不良反应的话，也会影响患者的用药依从性。此外，我们需要意识到，患者的状况并非一成不变，治疗一段时间之后患者经常会出现疾病状况的进展和改变,特别是治疗时间比较长的患者。我们在评估药物有效性和安全性的时候需要关注这样的情况。

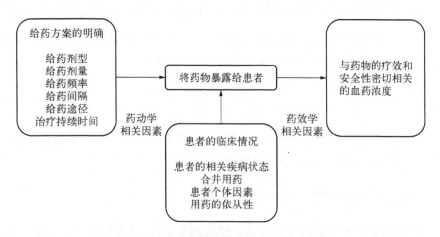

图 5-1　药物疗效和不良反应的影响因素

　　给药方案的设计涉及不同给药方式,包括单次间断给药和持续性连续给药。例如,使用阿司匹林治疗的患者会出现偶尔的头痛,此时我们一般选取单次间断给药;而对于有深静脉血栓形成的患者,我们一般采取持续静脉输注肝素来维持患者的抗凝水平。而且,给药频率、治疗持续时间一般依据病情来决定。对于很多药物来说,我们需要一个相对比较稳定的全身药物暴露量来维持治疗。例如,有些药物我们可能需要通过每天给药 3 次来实现治疗效果。而有一些药物则不需要这么严格地维持全身的给药暴露量,因此给药也不会这么频繁,频繁给药也容易造成药物暴露量和时间曲线的大幅度波动。对于一些抗生素和抗癌化疗药物,我们需要其在相对短的时间内达到比较高的浓度。对于一些其他的药物,我们则希望即使其在体内被清除后也能维持比较持久的药理效应。总而言之,我们所做的一切都是为了尽可能地实现安全有效的治疗。

第二节　给药方案设计的基本方法

一、给药剂量的确定

　　药物起始剂量和给药间隔的计算是基于在体内所需药物浓度。对于许多药物,可在文献中获得所需的治疗药物水平和药动学参数。然而,在某些情况下,文献可能无法提供完整的药物信息,或者某些可用信息可能是模棱两可的。因此,药动学家必须根据所获得的最佳药动学信息做出某些必要的假设。

对于长时间多次给药的药物,通常计算给药方案时将平均稳态血药浓度维持在治疗范围内。剂量可以用以下公式进行计算:

$$C_{\text{av, ss}} = \frac{1.44 D_0 t_{1/2} F}{V_d \tau} \qquad (5-1)$$

式中,D_0为剂量,τ为给药间隔,V_d为表观分布容积,$t_{1/2}$为药物的消除半衰期,F为药物吸收的分数,静脉内给药药物的F等于1。

二、给药频率的确定

给药剂量通常与给药频率有关。给药频率越高,获得相同$C_{\text{av, ss}}$所需的剂量就越小。因此,每3小时250 mg的剂量可以改为每6小时500 mg,而不会影响药物的平均稳态血药浓度。然而,随着给药间隔变长,维持平均血浆药物浓度所需的剂量相应变大。当我们选择了一个间隔非常长的剂量时,一个比较大的剂量可能会导致峰值血药浓度高于药物毒性浓度且血药谷浓度低于最低有效血药浓度,尽管我们达到的$C_{\text{av, ss}}$是一致的。

通常,大多数药物的给药间隔由消除半衰期决定。毒性相对较低的药物,如青霉素类药物的给药间隔可能比其消除半衰期长得多,在这个给药间隔内给药不会出现任何毒性问题。治疗范围较窄的药物,如地高辛和苯妥英,必须相对频繁地给药,以尽量减少血药浓度的过度"峰谷"波动。例如,地高辛的常见维持剂量为0.25 mg/d,地高辛的消除半衰期为1.7天。相比之下,青霉素每6小时给药250 mg,而青霉素的消除半衰期为0.75 h。青霉素的给药间隔等于其消除半衰期的8倍,而地高辛的给药间隔仅为其消除半衰期的0.59倍。青霉素的毒性血浆浓度是其有效浓度的100倍以上,而地高辛的有效浓度为1~2 ng/mL,毒性水平为3 ng/mL。地高辛的毒性浓度仅约为有效浓度的1.5倍。因此,我们一般可以给予患者大剂量和(或)相对较长给药间隔给予患者具有大治疗指数(即大的安全边际)的药物。

三、给药剂量和给药频率的计算与确定

在计算给药方案时应同时考虑给药剂量和给药间隔。对于静脉内多次给

药方案, $C_{\max}^{\infty}/C_{\min}^{\infty}$ 可以表示为

$$\frac{C_{\max}^{\infty}}{C_{\min}^{\infty}} = \frac{C_0(1 - e^{-K\tau})}{C_0 e^{-K\tau}(1 - e^{-K\tau})} \qquad (5-2)$$

式中, C_0 为初始血药浓度。

可以简化为

$$\frac{C_{\max}^{\infty}}{C_{\min}^{\infty}} = \frac{1}{e^{-K\tau}} \qquad (5-3)$$

根据以上,可以计算最大剂量间隔 τ,该给药间隔将让血药浓度保持在所需 $C_{\max}^{\infty}$ 和 $C_{\min}^{\infty}$ 之间。在计算给药间隔之后,我们可以再计算给药剂量。

四、给药途径的确定与选择

能否选择合适的给药途径是决定药物疗效好坏的一个重要因素,临床上主要通过药物的理化性质(如溶解性、刺激性)、吸收、代谢、排出和患者的状态等因素来选择给药途径。给药途径能影响药物吸收的速度和作用的持续时间。然而,出于安全考虑,某些给药途径的使用有时被排除在外。例如,动脉内和鞘内注射药物的危险性远大于其他给药途径,仅在绝对必要时使用。在胃肠道中不稳定的药物如蛋白质或具有广泛首过效应的药物不适合口服给药。又如,胰岛素在胃肠道中可被蛋白水解酶降解。赛洛卡因和硝酸甘油等药物由于首过效应高,不宜口服。因此,这些药物必须通过其他给药途径给药。

1. 静脉给药

静脉注射可使药物直接进入血液循环,迅速产生药理作用。静脉注射适用于首过效应明显或在胃肠道或组织中难以吸收,皮下或肌内注射刺激性强,会引起不耐受的疼痛的药物。在临床应用上,某些一次性用药有效、血药浓度或组织浓度波动大、治疗指数大的药物常使用静脉注射的给药途径。此法也可用于反复用药亦能达到治疗效果的药物。

但由于静脉给药时血药浓度或组织药浓度波动较大,若药物治疗指数小,则会影响药物的安全性。不仅如此,频繁地静脉注射半衰期过短的药物也会给患者带来痛苦。因此,对于半衰期较短或治疗指数较小的药物,需要采用静

脉滴注,以减小有效血药浓度波动的幅度。临床上可采用静脉输注方式给药的药物较多,如青霉素、头孢菌素、利多卡因、硝普钠、氨茶碱、去甲肾上腺素等。

2. 肌内和皮下注射

肌内和皮下注射也是一种常用的给药途径。肌内和皮下注射给药时,血药浓度与静脉给药相比能够维持得更久,其生物利用度与注射部位的血流量、注射的浓度和体积、药物的电离和脂溶性、药液的等渗性等相关联。一般来说,药物的生物利用度由大到小为肌内注射>皮下注射>口服给药。但是,如地高辛、地西泮等水溶性较差的药物使用肌内注射的给药途径后,若溶液扩散并缓冲至生理 pH,药物的吸收将变得缓慢而不完全,此时,其生物利用度可能远低于口服给药。例如,头孢氨苄肌内注射的生物利用度低于口服给药,因此我们常采用口服给药。肌内注射药物的吸收速率一般比皮下注射快。但有些药物,如胰岛素皮下注射后的吸收速率比肌内注射快,所以临床上胰岛素主要采用皮下注射的给药方式。因此,我们不能主观地猜测药物肌内或皮下注射的吸收速率和程度,应根据生物利用度等相关研究进行客观比较。

3. 消化道给药

口服给药是最常用的消化道内给药方式,其优点是经济、安全、方便,且适用于大多数的药物和患者。但在口服给药时,剂型、机体等多种因素会影响药物的吸收率和生物利用度,进而扰乱治疗效果。特别是地高辛、奎尼丁、苯妥英等治疗窗较小且需要口服的药物,在使用过程中往往需要反复给药。因此,为确保用药的安全有效,我们需要对血药浓度进行治疗性监测。

直肠给药最常见的剂型是栓剂。直肠给药时,肝首过效应会远小于口服给药。但直肠给药的主要吸收方式是被动扩散,直肠给药的吸收速率和生物利用度与口服给药相比更不规律。因此,当药物的剂型改为栓剂时,我们必须对其进行生物利用度研究。此外,有些药物只能被胃肠道的特定部位吸收。例如,铁和维生素 B_1 的吸收主要发生在近端小肠;维生素 B_2 的吸收仅限于近端小肠;维生素 B_{12} 的吸收则仅限于回肠;胆汁盐仅能在远端回肠被吸收等。因此,这些只能通过胃肠道的特定部位吸收的药物不宜直肠给药。

第三节　不同给药方案的设计

一、单次给药

单次给药药物的血药浓度和药效持续时间往往较短。然而,在临床应用中,如镇痛药、麻醉药、催眠药、神经肌肉阻滞药、驱虫药、诊断用药等药物往往只需要单次给药即可达到预期治疗效果。因此,我们可以根据治疗浓度的要求来确定单次给药的剂量。

1. 静脉注射给药

单次快速静脉注射给药之后,如果药物在体内的分布符合一房室模型,体内消除为一级消除率过程,则有

$$C = C_0 \mathrm{e}^{-Kt} = \frac{D}{V_\mathrm{d}} \mathrm{e}^{-Kt} \tag{5-4}$$

式中,C 为血药浓度,C_0 为 $t=0$ 时的血药浓度,K 为消除速率常数,D 为给药剂量,V_d 为表观分布容积,t 为给药时间。

假设 $t = n \cdot t_{1/2}$,由于 $t_{1/2} = \ln 2/K$,即 $Kt_{1/2} = \ln 2$,则上式可转化为

$$D = CV_\mathrm{d}\mathrm{e}^{Kt} = CV_\mathrm{d}\mathrm{e}^{nKt_{1/2}} = CV_\mathrm{d}2^n = CV_\mathrm{d}2^{\frac{t}{t_{1/2}}} \tag{5-5}$$

由上式可知,若已知药物的半衰期和表观分布容积,则在给药后血药浓度达到一定水平时,即可获得单次快速注射的剂量。

例：已知某药的体内分布符合一房室模型,$t_{1/2} = 1.286\,\mathrm{h}$,$V_\mathrm{d} = 0.27\,\mathrm{L/kg}$,若有一个体重 50 kg 的患者,现希望注射足够的药量,并能在 5 h 内保持 500 μg/L 以上的血药浓度水平,问应至少注射多少药量?

由式(5-5)得

解：$D = CV_\mathrm{d}2^{\frac{t}{t_{1/2}}} = 0.5 \times 0.27 \times 50 \times 2^{\frac{5}{1.286}} = 100\,\mathrm{mg}$

注：上述公式计算时,需要将 500 μg/L 转换为 0.5 mg/L;V_d 单位为 L/kg,需要乘以患者体重以获得具体体积。

2. 静脉滴注给药

在恒速静脉滴注给药时,如果滴注速率为 k_0,滴注时间为 T,则

（1）从滴注开始到滴注结束：

$$C = \frac{k_0}{V_d K}(1 - e^{-Kt}) \qquad (5-6)$$

（2）滴注结束后：

$$C = \frac{k_0}{V_d K}(1 - e^{-KT}) e^{-K(t-T)} \qquad (5-7)$$

（3）滴注过程中（即 $0 \leqslant t \leqslant T$），当 t 足够大时，$e^{-Kt} \to 0$，前式可简化为

$$C = \frac{k_0}{V_d K} \qquad (5-8)$$

此时，药物的滴注速率等于消除速率，血药浓度等于稳态血药浓度（即坪水平）：

$$C_{SS} = \frac{k_0}{V_d K} \qquad (5-9)$$

上式可转化为

$$k_0 = \frac{D}{T} = V_d K C_{SS} = Cl C_{SS} \qquad (5-10)$$

得

$$D = V_d K C_{SS} T \qquad (5-11)$$

（4）假设 $\varepsilon = t/t_{1/2}$，由前式得达稳分数 f_{SS}：

$$f_{SS} = \frac{C}{C_{SS}} = 1 - e^{-Kt} = 1 - e^{\frac{t}{t_{1/2}} \ln 2} = 1 - 2^{-\varepsilon} \qquad (5-12)$$

式中，ε 为半衰期的倍数。

一般地，当 $\varepsilon \geqslant 7 (T \geqslant 7 \times t_{1/2})$，$f_{SS} \geqslant 99.2\%$，即可以认为血药浓度已达稳态水平。

（5）对于半衰期较长的药物，我们常先快速静脉注射给予负荷剂量，使其血药浓度迅速达到预期的稳态血药浓度，然后再通过静脉滴注维持，以减缓血药浓度达到预期的稳态水平所需的时间。

$$D_L = \frac{k_0}{K} \qquad (5-13)$$

可以通过上述公式来确定药物的滴注剂量、滴注速率和滴注时间及负荷剂量,并以此来拟定单次恒速静脉滴注给药的给药方案。

例:已知某药的体内分布符合单室开放模型,$t_{1/2} = 0.62\ h$,$V_d = 0.312\ L/kg$。若有一个体重 50 kg 的患者,静脉滴注该药 2 h 若令其血药浓度在滴注结束后 3 h 内仍维持在 0.2 mg/L 水平,现用 200 mL 溶液进行静脉滴入,问:① 加入药量应为多少? ② 若静脉滴入控制在 12 滴/毫升,则每分钟应滴入多少滴? ③ 若要立即起效,静脉注射的首剂剂量应多少(即负荷剂量是多少)?

解:① 由式 5-7 得

$$D = \frac{CV_d KT}{(1 - e^{-KT})e^{-K(t-T)}}$$

$$= \frac{0.2 \times 0.312 \times 50 \times 2}{(1 - e^{(-0.693/0.62) \times 2})e^{(-0.693/0.62) \times 3}}$$

$$= 200\ mg$$

② 每分钟滴入滴数 $= \dfrac{总滴注滴数}{滴注时间} = \dfrac{200 \times 12}{2 \times 60} = 20$ 滴/分钟

③ $D_L = \dfrac{k_0}{K} = \dfrac{200/2}{0.693/0.62} = 89\ mg$(式中,$K = 0.693/t_{1/2}$)

3. 血管外(口服、肌内注射或其他非血管内途径)给药

单次给药后,若药物在体内的分布符合一房室模型,且其在体内的吸收和消除均为一级消除速率过程,则有

$$C = \frac{FDK_a}{V_d(K_a - K)}(e^{-Kt} - e^{-K_a t}) \tag{5-14}$$

$$D = \frac{CV_d(K_a - K)}{FK_a(e^{-Kt} - e^{-K_a t})} \tag{5-15}$$

根据上式可知,若已知药物的吸收速率常数、半衰期、表观分布容积和生物利用度,我们便可获得此药物在给药一段时间后的,其血药浓度仍维持在某一水平时所需单次血管外给药的剂量。

例:一个体重 50 kg 的患者,服用某一符合一房室模型过程的药物,若欲使口服该药 8 h 后,其血药浓度仍维持 0.65 mg/L,给药剂量应为多少?已知该药 $K_a = 0.68\ 1/h$,$V_d/F = 9.9\ L/kg$,$t_{1/2} = 23.5\ h$。

解：由相关公式我们可得

$$D = \frac{CV_d(K_a - K)}{FK_a(e^{-Kt} - e^{-K_a t})}$$

$$= \frac{0.65 \times 9.9 \times 50(0.68 - 0.693/23.5)}{0.68 \times (e^{-0.693/23.5 \times 8} - e^{-0.68 \times 8})}$$

$$= 392 \text{ mg}$$

二、多次给药

多数药物常需重复多次给药才能达到预期的血药浓度,并使其血药浓度能维持在有效治疗浓度范围内。对于某些治疗指数大或治疗窗较宽的药物,比较安全的一种给药方式是小剂量多次给药。然而,对于某些治疗指数较小或治疗窗较窄的药物,则常需要连续静脉滴注给药。

1. 多次快速静脉注射给药

第 n 次快速静脉注射给药后,体内任一时刻($0 \leqslant t \leqslant \tau$)的血药浓度-时间关系均可表示为

$$C_n = \frac{D_m}{V_d} e^{-Kt} \frac{1 - e^{-nK\tau}}{1 - e^{-K\tau}} \qquad (5-16)$$

稳态血药浓度(即稳态坪浓度)可表示为

$$C_{SS} = \frac{D_m}{V_d} \frac{e^{-Kt}}{1 - e^{-K\tau}} \qquad (5-17)$$

最高稳态血药浓度(即稳态峰浓度)可表示为

$$C_{max, SS} = \frac{D_m}{V_d} \frac{1}{1 - e^{-K\tau}} \qquad (5-18)$$

最低稳态血药浓度(即稳态谷浓度)可表示为

$$C_{min, SS} = \frac{D_m}{V_d} \frac{e^{-K\tau}}{1 - e^{-K\tau}} \qquad (5-19)$$

平均稳态血药浓度可表示为

$$C_{av, SS} = \frac{D_m}{V_d K \tau} \qquad (5-20)$$

临床上大多数药物通常需要重复多次给药才可达到治疗的目的,而这种治疗效果的保证则取决于血药浓度能否维持在安全有效范围内。因此,平均稳态血药浓度($C_{av,ss}$)是我们在拟定给药方案时用于计算用药剂量的重要参数。

稳态血药浓度坪幅为

$$C_{max,ss} - C_{min,ss} = \frac{D_m}{V_d} \qquad (5-21)$$

(1)确定给药间隔时间:由最高和最低稳态血药浓度得

$$\tau = \frac{\ln\left(\dfrac{C_{max,ss}}{C_{min,ss}}\right)}{K} \qquad (5-22)$$

由上式可知,如果已知药物的最低稳态血药浓度 $C_{min,ss}$、最高稳态血药浓度 $C_{max,ss}$ 及半衰期,便可知欲维持其血药浓度仍处于最低稳态血药浓度 $C_{min,ss}$ 和最高稳态血药浓度 $C_{max,ss}$ 之间的水平时所需多次快速静脉注射给药间隔时间 τ。

由平均稳态公式我们可得

$$\tau = \frac{D_m}{C_{av,ss}V_d K} \qquad (5-23)$$

由上式可知,如果已知药物的给药剂量、半衰期、平均稳态血药浓度和表观分布容积,则可知此药物在某一剂量下始终能维持平均稳态血药浓度处于一定水平所需多次快速静脉注射给药间隔时间 τ。

例:已知某药的半衰期为 3.0 h,表观分布容积为 12 L/kg,若有一体重为 60 kg 的患者,其给药剂量为 100 mg,欲使平均稳态血药浓度维持在 75 μg/L,请确定给药间隔时间 τ。

解:由平均稳态血药浓度公式得

$$\tau = \frac{D_m}{C_{av,ss}V_d K} = \frac{100}{0.075 \times 12 \times 60 \times 0.693/3} = 8(h)$$

(2)确定给药维持剂量 D_m

1)由上式得

$$D_m = C_{max,ss}V_d(1 - e^{-K\tau}) \qquad (5-24)$$

2）由上式得

$$D_{\mathrm{m}} = C_{\mathrm{min,\ SS}} V_{\mathrm{d}} (\mathrm{e}^{K\tau} - 1) \qquad (5-25)$$

3）由上式得

$$D_{\mathrm{m}} = C_{\mathrm{av,\ SS}} V_{\mathrm{d}} K\tau \qquad (5-26)$$

4）由上式得

$$D_{\mathrm{m}} = (C_{\mathrm{max,\ SS}} - C_{\mathrm{min,\ SS}}) V_{\mathrm{d}} \qquad (5-27)$$

根据上述 4 个公式可知,若已知药物的最低稳态血药浓度 $C_{\mathrm{min,\ SS}}$、表观分布容积、半衰期,则可确定其有效剂量;若已知药物的最高稳态血药浓度 $C_{\mathrm{max,\ SS}}$、表观分布容积、半衰期,则可确定其安全剂量;若已知药物的最低稳态血药浓度 $C_{\mathrm{min,\ SS}}$、平均稳态血药浓度、最高稳态血药浓度 $C_{\mathrm{max,\ SS}}$、表观分布容积,则可确定其安全有效剂量。

例 1：已知某药的表观分布容积为 10.1 L/kg,半衰期为 9.8 h,患者体重 62 kg,若要使在 12 h 间隔内血药浓度 ≥60 μg/L,则每次静脉注射给药剂量 D_{m} 应为多少?

解：由相关公式得

$$D_{\mathrm{m}} = C_{\mathrm{min,\ SS}} V_{\mathrm{d}} (\mathrm{e}^{K\tau} - 1) = 0.06 \times 10.1 \times 62 \times (\mathrm{e}^{0.693 \times 12/9.8} - 1) = 50 \ \mathrm{mg}$$

例 2：已知某药的表观分布容积为 135.3 L,半衰期为 5.5 h,治疗浓度范围为 210~950 μg/L,请确定每次静脉注射给药剂量 D 及静脉注射给药间隔时间 τ。

解：由相关公式得

$$\tau = \frac{\ln\left(\dfrac{C_{\mathrm{max,\ SS}}}{C_{\mathrm{min,\ SS}}}\right)}{K} = \frac{\ln\dfrac{950}{210}}{0.693/5.5} = 12 \ \mathrm{h}$$

由相关公式得

$$D_{\mathrm{m}} = (C_{\mathrm{max,\ SS}} - C_{\mathrm{min,\ SS}}) V_{\mathrm{d}} = (0.95 - 0.21) \times 135.3 = 100 \ \mathrm{mg}$$

（3）确定给药负荷剂量 D_{L}：要求首次给药后即达到稳态浓度,此时:

$$\frac{D_{\mathrm{L}}}{V_{\mathrm{d}}} = \frac{D}{V_{\mathrm{d}}} \frac{1}{1 - \mathrm{e}^{-K\tau}} \tag{5-28}$$

即：

$$D_{\mathrm{L}} = \frac{D}{1 - \mathrm{e}^{-K\tau}} = RD \tag{5-29}$$

当 $\tau = t_{1/2}$ 时：

$$R = \frac{1}{1 - \mathrm{e}^{-Kt_{1/2}}} = \frac{1}{1 - \mathrm{e}^{-\ln 2}} = 2 \tag{5-30}$$

式中，R 为积累因子。

将上述两个公式合并得

$$D_{\mathrm{L}} = 2D \tag{5-31}$$

上式则是"当给药间隔等于药物的半衰期，首次剂量加倍"原则的基础。

例：已知某药的表观分布容积为 39.5 L，半衰期为 9.6 h，最大有效治疗浓度约为 1.73 mg/L，如果静脉注射给药间隔时间为 8 h，则其维持剂量 D_{m} 和负荷剂量 D_{L} 应为多少？

解：由相关式得

$$D_{\mathrm{m}} = C_{\mathrm{max,\,SS}} V_{\mathrm{d}}(1 - \mathrm{e}^{-K\tau}) = 1.72 \times 39.5 \times (1 - \mathrm{e}^{-0.693 \times 8/9.6}) = 30 \text{ mg}$$

由相关公式得

$$D_{\mathrm{L}} = \frac{D_{\mathrm{m}}}{1 - \mathrm{e}^{-K\tau}} = \frac{30}{1 - \mathrm{e}^{-0.693 \times 8/9.6}} = 68 \text{ mg}$$

2. 多次口服或肌内注射给药

第 n($n>3$)次给药后，体内任一时刻($0 \leqslant t \leqslant \tau$)的血药浓度-时间关系均可表示为

$$C_n = \frac{FD_{\mathrm{m}} K_{\mathrm{a}}}{V_{\mathrm{d}}(K_{\mathrm{a}} - K)}\left(\mathrm{e}^{-Kt}\frac{1 - \mathrm{e}^{-nK\tau}}{1 - \mathrm{e}^{-K\tau}} - \mathrm{e}^{-K_{\mathrm{a}}t}\frac{1 - \mathrm{e}^{-nK_{\mathrm{a}}\tau}}{1 - \mathrm{e}^{-K_{\mathrm{a}}\tau}}\right) \tag{5-32}$$

最高稳态血药浓度（即稳态峰浓度）可表示为

$$C_{\mathrm{max,\,SS}} = \frac{FD_{\mathrm{m}}}{V_{\mathrm{d}}}\left(\frac{1}{1 - \mathrm{e}^{-K\tau}}\right)\mathrm{e}^{-Kt'} \tag{5-33}$$

式中，t' 为达稳态后某给药后的时间。

最低稳态血药浓度（即稳态谷浓度）可表示为

$$C_{\mathrm{min,ss}} = \frac{FK_{\mathrm{a}}D_{\mathrm{m}}}{(K_{\mathrm{a}}-K)V_{\mathrm{d}}}\left(\frac{1}{1-\mathrm{e}^{-K\tau}} - \frac{1}{1-\mathrm{e}^{-K_{\mathrm{a}}\tau}}\right) \qquad (5-34)$$

平均稳态血药浓度可表示为

$$C_{\mathrm{av,ss}} = \frac{FD_{\mathrm{m}}}{V_{\mathrm{d}}K\tau} \qquad (5-35)$$

血管外多次给药时，若需血药浓度尽快达到稳态水平，首次给药可给予负荷剂量：

$$D_{\mathrm{L}} = \frac{D_{\mathrm{m}}}{(\mathrm{e}^{-K\tau} - \mathrm{e}^{-K_{\mathrm{a}}\tau})}\left(\frac{1}{1-\mathrm{e}^{-K\tau}} - \frac{1}{1-\mathrm{e}^{-K_{\mathrm{a}}\tau}}\right) \qquad (5-36)$$

当 $K_{\mathrm{a}}\tau \to \infty$，上式可进行简化。

在临床应用中，当已知药物的表观分布容积、消除速率常数、吸收速率常数、生物利用度时，可结合上述公式设计给药方案的给药剂量和间隔时间。

例1：已知地高辛下列有关参数：$t_{1/2} = 39.3\ \mathrm{h}$，$V = 8.32\ \mathrm{L/kg}$，$F = 70\%$。患者体重 50 kg，若需要维持地高辛血药浓度为 1 μg/L，给药频率为每天 1 次，问每天用药多少？

解：由上式转换得

$$D_{\mathrm{m}} = \frac{C_{\mathrm{av,ss}}V_{\mathrm{d}}K\tau}{F} = \frac{1 \times 8.32 \times 50 \times 0.693 \times 24}{0.7 \times 39.3 \times 1\,000} = 0.25\ \mathrm{mg}$$

例2：普鲁卡因胺胶囊 $F = 0.8$，$t_{1/2} = 3.5\ \mathrm{h}$，$V_{\mathrm{d}} = 126\ \mathrm{L}$，则① 若患者每 8 小时口服 500 mg 的普鲁卡因胺胶囊 1 次，求 $C_{\mathrm{av,ss}}$？② 若需要维持 $C_{\mathrm{av,ss}}$ 为 4 mg/L，且每 8 小时口服 1 次，求 D？③ 若口服剂量为 500 mg，患者 $V_{\mathrm{d}} = 85\ \mathrm{L}$，要保持 $C_{\mathrm{av,ss}}$ 为 4 mg/L，求 τ。

解：① $C_{\mathrm{av,ss}} = \dfrac{FD_{\mathrm{m}}}{V_{\mathrm{d}}K\tau} = \dfrac{0.8 \times 500}{126 \times \dfrac{0.693}{3.5} \times 8} = 2\ \mathrm{mg/L}$

② $D_{\mathrm{m}} = \dfrac{C_{\mathrm{av,ss}}V_{\mathrm{d}}K\tau}{F} = \dfrac{4 \times 126 \times 0.693 \times 8}{3.5 \times 0.8} = 1\,000\ \mathrm{mg}$

③ $\tau = \dfrac{FD_m}{C_{av,\,SS}V_dK} = \dfrac{0.8 \times 500}{4 \times 85 \times 0.693/3.5} = 5.9\,\text{h} = 6\,\text{h}$

3. 多次静脉滴注给药

临床上多次静脉滴注给药的应用要比单次静脉滴注给药的应用更为广泛。多次静脉滴注给药时：

（1）维持剂量：

$$D_m = \frac{V_dKT(C_{max,\,SS} + C_{min,\,SS})}{2} + V_dC_{max,\,SS} - C_{min,\,SS} \qquad (5-37)$$

式中，T 为滴注持续时间。

（2）滴注速率：

$$k_0 = \frac{D_m}{T}k_0 = \frac{D_m}{T} \qquad (5-38)$$

（3）给药间隔时间：

$$\tau = T + \frac{2.303}{K}\log\frac{C_{max,\,SS}}{C_{min,\,SS}} \qquad (5-39)$$

（4）负荷剂量：

$$D_L = V_dC_{max,\,SS}e^{KT/2} \qquad (5-40)$$

如果不是首次给予负荷剂量，与此同时，若当血药浓度为 C_b 时给予负荷剂量，则上式可转化为

$$D_L = V_dC_{max,\,SS}e^{KT/2} - C_be^{-KT/2} \qquad (5-41)$$

例：已知某药 $K = 0.55\ 1/\text{h}$，$V_d = 1.91\ \text{L/kg}$，若使该药最高稳态血药浓度为 $850\ \mu\text{g/L}$，最低稳态血药浓度为 $120\ \mu\text{g/L}$，现有一需要多次静脉滴注给药且体重为 $50\ \text{kg}$ 患者，若每次静脉滴注时间为 $0.5\ \text{h}$，则其维持剂量、给药间隔时间及负荷剂量分别是多少？

解：① 由相关公式得

$$D_m = \frac{V_dKT(C_{max,\,SS} + C_{min,\,SS})}{2} + V_d\big[(C_{max,\,SS} - C_{min,\,SS})\big]$$

$$= \frac{1.91 \times 50 \times 0.55 \times 0.5 \times (0.85 + 0.12)}{2} + 1.91 \times 50 \times (0.85 - 0.12)$$

$$= 105\ \text{mg}$$

② 由相关式得

$$\tau = T + \frac{2.303}{K} \log \frac{C_{\max,\,SS}}{C_{\min,\,SS}}$$

$$= 0.5 + \frac{2.303}{0.55} \log \frac{850}{120}$$

$$= 4\ h$$

③ 由相关式得

$$D_L = V_d C_{\max,\,SS} e^{KT/2}$$

$$= 1.91 \times 50 \times 0.85 \times e^{0.55 \times 0.5/2}$$

$$= 93\ mg$$

三、实际应用中的给药方案

在临床实践中,给药间隔常选取 24 h、12 h、8 h、6 h 或 4 h 等实际可行且易于控制的时间,每天给药次数常为 1 次、2 次、3 次、4 次、6 次等,再根据实际情况调节相应的维持剂量,使维持剂量与达到有效治疗浓度水平所必需的体内最小药量相当。选择给药剂量时需考虑现有制剂的规格及达到预期的稳态血药浓度时可能出现的波动范围。

当 $t_{1/2} > 24$ h,一般每天给药 1 次且给药间隔 $< t_{1/2}$,起始剂量高于 2 倍的维持剂量。

治疗窗较宽并且 $t_{1/2}$ 在 6~24 h 的药物,其给药间隔通常等于药物的半衰期,且其负荷剂量大约是维持剂量的 2 倍。而治疗浓度范围窄的药物因其给药频度需要较高,且维持剂量需要较低,所以有时使用缓释制剂较为理想。

当 $t_{1/2} < 6$ h 时,如果需要重复多次给药,则其治疗浓度范围可适当增宽。起始剂量应等于维持剂量。因此,那些治疗指数低的药物常采用静脉输注给药。

第四节　个体化给药方案的剂量调整

一、个体化给药

并非所有药物都需要严格的个体化给药方案。许多药物具有较大的安全范围(即表现出较宽的治疗窗),没有必要对剂量进行严格的个体化。对于许多公认安全有效的药物,我国国家药品监督管理局(National Medical Products Administration, NMPA)和 FDA 已经将这些药物归类为非处方药(over-the-counter drug, OTC)即不需要处方也能购买到的药物。此外,许多处方药,如布洛芬、氯雷他定等,原本是处方药,也被 FDA 批准为非处方药。这些非处方药和某些处方药在患者按照指示服用时,通常对标示的适应证来说是安全有效的,不需要额外的医疗监测。对于相对安全且安全剂量范围较宽的药物,如青霉素类、头孢菌素类和四环素类、抗生素等,剂量不是精确计算确定的,大部分情况下是基于医生的临床判断来维持其有效的血浆抗生素浓度,使其高于最低抑菌浓度。对于治疗窗窄的药物[也称为临界剂量药物(critical-dose drug)和窄治疗指数(narrow therapeutic index, NTI)药物],如地高辛、氨基糖苷类抗生素、抗心律失常药、抗凝药、抗惊厥药和一些抗哮喘药(如茶碱),剂量方案的个体化非常重要。对于临界剂量药物,很小的剂量或浓度差异就会导致剂量和浓度依赖的、严重的治疗失败和(或)严重药物不良反应。这些不良反应可能是持续的、不可逆的、缓慢可逆的或危及生命的,或者可能导致住院治疗或现有住院治疗时间的延长、持续或严重的残疾或丧失工作能力或死亡。需要大量医疗干预以防止以上结果之一的不良反应被认为是严重的不良反应。

给药方案设计的目的是产生和维持不超过最低毒性浓度和不低于药物无效临界浓度的安全血浆药物浓度。出于这个原因,很多药物的剂量必须要被仔细地个体化以避免由于药物吸收、分布或消除过程中的受试者间差异而导致的血浆药物浓度波动。特别对于如苯妥英这种在治疗血浆药物浓度下遵循非线性药动学的临界剂量药物,剂量的微小变化可能会导致治疗反应和不良反应的巨大增加。

个体化给药方案的调整包括药物的种类、给药途径、给药时间、给药剂量等多方面的调整,以求达到最佳的治疗效果。本部分主要探讨给药剂量调整的有关问题。

二、基于分布性质调整剂量

临床上常用的给药剂量,如以 mg/kg 为单位计算,则剂量随年龄减小而提高。例如,7~12 岁的患者,剂量需要调整为成人的 125%,1~7 岁的患者则调整为成人的 150%,而 2 周~1 岁的患者则调整为成人的 200%,这样才能够达到治疗浓度。随着年龄下降,剂量必须增大的原因和其表观分布容积(L/kg)增大有关。一般认为,药物的表观分布容积与人的体表面积成正比。因此,儿科按体表面积计算用药剂量相比按体重计算用药剂量要合理得多。儿童的体重、年龄、体表面积与剂量换算关系见下表5-1。成人如果体态较肥胖,或药物治疗窗范围小(如抗肿瘤药),也应该按体表面积计算用药剂量。

$$小儿剂量 = \frac{体表面积(m^2)}{1.7} \times 成人剂量 \qquad (5-42)$$

$$体表面积(m^2) = 0.006\,1 \times 身高(cm) + 0.012\,8 \times 体重(kg) - 0.152\,9$$

$$(5-43)$$

表5-1　体重、年龄、体表面积与剂量关系

体重(kg)	年　龄	体表面积(m²)	占成人量的%
3	新生儿	0.20	10
6	3个月	0.33	17
10	1岁	0.45	25
20	5岁	0.80	42
30	9岁	1.00	56
40	12岁	1.30	69

三、基于药动学的变化调整剂量

人体处于病理状态时,其药动学过程(包括吸收、分布、分解和排出)往往会发生改变,因此患者的给药方案需要根据实际情况进行调整。患者给药方案调整的依据主要通过治疗药物监测获得。治疗药物监测可以获取患者的血液或其他体液中的药物浓度,再结合药物的临床疗效等其他方面的信息,这将非常有利于临床合理用药的决策。但治疗药物监测具有可能给患者带来不适、增加患者的费用、使用周期长、需要熟练的技术人员和一定的仪器设备支持、不简便等方面的局限性,因此临床上也可以根据其他途径获得信息来进行给药方案的调整。

肝功能不全的患者,在使用经肝代谢的药物时,该药物的体内过程必然发生改变,因此该患者的给药方案也应随肝功能的改变程度进行调整。但目前临床上测定肝功能的一些指标(如转氨酶)与肝病的严重程度并不一定平行,

不能真实地反映肝病的程度,使得给药方案的调整面临着一定的困难。

肾功能不全的患者,在使用经肾代谢的药物时,该药物在体内的消除、停留的时间等均发生改变,其给药方案也应随肾功能的改变程度进行调整。由于测定肾功能的指标(如肌酐清除率或菊粉清除率)可以比较准确地反映肾功能改变的程度,故此时的给药方案可以比较准确地加以调整(包括给药剂量和间隔时间)。

许多药物的肾清除率与肌酐清除率(Cl_{cr})成正比。正常情况下,机体每天血清肌酐的产生与清除会维持一定的动态平衡,因此肌酐清除率可以通过测定血清肌酐值来估算。临床上用来测定肾功能的常用方法就是测定血清肌酐值,且以肾功能不全时的肌酐清除率与肾功能正常情况下的肌酐清除率之比来反映肾功能的变化。

$$血清肌酐比值 = \frac{肾功能不全时的肌酐清除率}{肾功能正常情况下的肌酐清除率}\left(RF = \frac{患者\ Cl_{cr}}{正常人\ Cl_{cr}}\right)$$

$$(5-44)$$

RF 为肌酐清除率比值。

1. 依据血清肌酐值计算肌酐清除率的公式

(1)成人(20~100岁)

1)男性

$$肌酐清除率(mL/min) = \frac{(140 - 年龄) \times 体重(kg)}{72 \times 血清肌酐量(mg/dL)} \qquad (5-45)$$

$$肌酐清除率(mL/min) = \frac{1.23 \times (140 - 年龄) \times 体重(kg)}{72 \times 血清肌酐量(\mu mol/L)} \qquad (5-46)$$

2)女性

$$肌酐清除率(mL/min) = \frac{(140 - 年龄) \times 体重(kg)}{85 \times 血清肌酐量(mg/dL)} \qquad (5-47)$$

$$肌酐清除率(mL/min) = \frac{1.04 \times (140 - 年龄) \times 体重(kg)}{血清肌酐量(\mu mol/L)} \qquad (5-48)$$

(2)0~20岁人群

$$肌酐清除率(mL/min) = \frac{0.48 \times 身高(cm)}{血清肌酐量(mg/dL) \times \left(\dfrac{体重(kg)}{70}\right)^{0.7}}$$

$$(5-49)$$

$$肌酐清除率(mL/min) = \frac{42.5 \times 身高(cm)}{血清肌酐量(\mu mol/L)} \times \left(\frac{体重(kg)}{70}\right)^{0.7}$$

$$(5-50)$$

对于肌肉发达、消瘦或过度肥胖的老年患者,直接测定肌酐清除率可能比通过测定血清肌酐值估算的肌酐清除率更准确。血清肌酐的产生与清除能力均随年龄的增加而下降,一般来说,在 20 岁以后,如果肾功能正常,其血清肌酐值始终维持稳定(约 1 mg/dL)。

2. 调整维持剂量(D_m)

调整肾功能不全患者的药物维持剂量的最简单的方法就是维持稳态的平均未结合药物浓度。

$$F \times \frac{D_m}{\tau} = Cl_u \times C_{u(av,\,SS)}$$

$$(5-51)$$

式中,Cl_u 未结合药物清除率;$C_{u(av,\,SS)}$ 为稳态平均未结合药物浓度。

由上式得

$$\frac{肾功能不全患者\dfrac{D_m}{\tau}}{肾功能正常患者\dfrac{D_m}{\tau}} = \frac{肾功能不全患者\ Cl_u}{肾功能正常患者\ Cl_u} \times \frac{肾功能不全患者\ F}{肾功能正常患者\ F}$$

$$(5-52)$$

当生物利用度未变时,由上式得肾功能不全患者的给药速率:

$$肾功能不全患者\frac{D_m}{\tau} = \frac{肾功能不全患者\ Cl_u}{肾功能正常患者\ Cl_u} \times 肾功能正常患者\frac{D_m}{\tau}$$

$$(5-53)$$

例:一个 23 岁、体重 70 kg 的男性患者,其肌酐清除率为 13 mL/min,如果庆大霉素的正常给药方案为 80 mg/(次·8 h),问该如何调整给药方案?已知 55 岁、体重 70 kg 的肾功能正常男性患者的肌酐清除率为 77 mL/min。

解:该患者的 RF 值:

$$RF = 13/77 = 0.17$$

其给药速率应为正常的 1/6,故给药方案可选用如下调整:

给药方案调整 A：维持剂量不变，给药间隔延长至 6 倍，即 80 mg/（次·48 h）。

给药方案调整 B：给药间隔不变，维持剂量减少至 1/6 倍，即 13.3 mg/（次·8 h）。

给药方案调整 C：给药间隔、维持剂量同时调整，使给药速率下降至 1/6，如 40 mg/（次·24 h）。

上述 3 种方案达到稳态所需的时间和稳态的平均血药浓度是相近的，只是血药浓度波动及给药频率不同，临床常采用既能减少血药浓度波动幅度，又可降低给药频率的给药方案。

第五节　展　　望

我们可以用很多方法进行剂量方案的设计。一般来说，我们通过从文献中获得药物的平均群体药动学参数来估计药物的起始剂量，并根据该患者的已知诊断、病理生理学、人口统计学、过敏情况和可能影响患者对给药方案产生反应的任何其他已知因素进行剂量调整。

在开始药物治疗后，我们一般将通过临床和身体评估监测患者的治疗反应。在对患者进行评估后，我们可能需要调整给药方案。如有必要，我们可通过测量血浆药物浓度来获得患者的个体药动学参数，根据这些参数修改给药方案。如果需要，患者可以继续进行药物浓度监测。

各种临床药动学软件也可用于计算给药方案。这些临床药动学软件药动学参数计算的逻辑和公式，提高了计算的准确性，使计算"更容易"，且可以很好地保存计算过程。然而，这些软件程序的使用不应取代临床判断。

药物说明书是重要的剂量设计方案来源。在特定人群中使用的信息提供了可能适用于特殊患者的给药剂量信息。这些特定人群包括以下几种。

（1）妊娠期妇女。

（2）产妇。

（3）哺乳期妇女。

（4）儿童。

（5）老年人。

（6）肝损害患者。

（7）肾功能不全患者。

1. 个体化给药方案的设计

设计给药剂量方案最准确的方法是通过药物在个体患者中的药动学参数来计算剂量。这种方法对于计算起始剂量是不可行的。然而，一旦患者接受了药物治疗，可通过检测初始给药后患者的血清药物浓度得出个体化药动学参数，计算剂量并进行重新调整。大多数给药程序会记录患者的年龄和体重，并根据肌酐清除率和净体重计算个体化剂量。

2. 基于人群平均值的剂量方案的设计

最常用于计算剂量方案的方法是基于发表的药物临床研究获得的平均药动学参数。该方法可能基于固定模型或自适应模型。

（1）固定模型假设群体平均药动学参数可直接用于计算患者的剂量方案，不需要任何更改。通常，假定吸收速率常数、生物利用度、表观分布容积和消除速率常数等药动学参数保持不变。大多数情况下，假设药物遵循一房室模型的药动学。在设计多剂量给药方案时，使用基于叠加原理的多剂量方程来评估剂量。药学工作者可以使用文献建议的常用剂量，然后根据患者的体重和（或）年龄对剂量进行小幅调整。

（2）自适应模型使用患者变量，如体重、年龄、性别、体表面积和已知的患者病理生理学以及药物的已知群体平均药动学参数。在这种情况下，剂量方案的计算考虑了患者的病理生理学差异，并尝试根据患者的需要调整或修改剂量方案。在某些情况下，药物遗传学数据也可能有助于确定剂量。例如，氯吡格雷有一个黑框警告，提醒 CYP2D6 代谢缓慢的患者慎用，因为前药活化为活性代谢物的速度较慢。然而，我们尚未为这些患者建立适当的剂量方案。自适应模型通常假设药动学参数（如药物清除率）不会从随剂量发生改变。然而，一些自适应模型允许这些参数随时间连续自适应变化，以便更密切地模拟患者体内药物处置的变化过程，尤其是在当患者在特殊的疾病状态下。

3. 基于部分药动学参数的给药方案设计

对于许多药物，药物的整个药动学特征是未知的或不可用的。因此，药动学家需要做出一些假设，以便在缺乏动物或人体药动学数据的情况下计算给药方案。例如，一个常见的假设是我们让药物的生物利用度等于 1 或 100%。如果药物未完全被全身吸收，那么患者可能得不到足量的给药剂量。有一些假设是由药物的安全性、有效性和治疗范围确定的。群体药动学的建立通常采用平均患者群体特征和仅来自患者的少数血清药物浓度。随着计算机数据库可用性的增加和分析观察数据的统计工具的开发,群体药动学治疗药物监测的方法也有所增加。

4. 根据列线图和列表设计剂量方案

为了便于计算剂量方案,许多临床医生依靠列线图计算适合患者的剂量方案。列线图的使用可为具有相关特征(如年龄、体重和生理状态)的患者提供调整的剂量方案。通常,药物的列线图基于使用特定药动学模型收集和分析的群体药动学数据。为了保持剂量方案计算简单,复杂的方程已经被解决,结果以图形方式显示在特殊的刻度轴上或作为表格显示,以根据患者信息生成简单的剂量建议。一些列线图利用某些生理参数如血肌酐浓度,根据肾功能情况的变化来设计给药方案。

药厂使用列表或列线图的形式在批准的标签中为许多已上市药物提供剂量建议。这些是帮助临床医生为患者建立初始给药方案的标准。列表一般包括针对患者的人口统计学(如年龄、体重)和针对某些疾病状态(如肾功能不全)负荷剂量和维持剂量调整方法。

对于治疗范围较窄的药物如茶碱,一般会给出血清药物浓度的监测标准。另一个例子是氨基糖苷类抗生素硫酸妥布霉素,它主要通过肾来清除。因此,硫酸妥布霉素的剂量应与肌酐清除率的降低成正比。当我们获得患者的血清肌酐水平(mg/100 mL)时,我们可以通过制造商提供的用于估计硫酸妥布霉素正常剂量百分比的列线图来设计给药方案。

5. 经验性给药方案

在许多情况下,医生在不使用任何药动学参数的情况下为患者选择剂量方案。在这种情况下,医生会根据经验临床数据、个人经验和临床观察做出决定。医生认为,被治疗的患者与临床试验中那些成功使用该药物的患者的临床情况类似。

成功的药物治疗方案包括药物的选择、药物本身和满足患者需求的剂量方案设计。通常,给药剂量方案基于平均群体药动学。在最理想的情况下,我们需要通过考虑患者的人口统计学、遗传学、病理生理学、环境因素、可能的药物相互作用、药物疗效已知的差异性及其他与药物相关的问题,来为患者制订剂量方案。药物治疗管理和治疗药物监测服务的发展可以用来提高患者的依从性和药物治疗的成功率。我们也可以基于完整或不完整的药动学信息为患者制订给药剂量方案。调整剂量和（或）给药间隔会影响药物的 $C_{\max}^{\infty}$、$C_{\min}^{\infty}$、和 C_{av}^{∞}。

在实际临床中,药物的药动学参数可能会在特殊人群中发生变化,如老年人、婴儿、肥胖患者和患有肾脏或肝脏疾病的患者。我们必须根据药动学参数的变化来调整给药方案。老年患者可能有多种不同的病理生理情况,一般需要多种药物治疗,这增加了药物相互作用的可能性。婴儿和儿童的剂量要求与成人不同,在这个人群中使用药物需要全面考虑特定药物在早产儿、新生儿、婴儿、幼儿、儿童、青少年和成人中的药动学和药理学上的差异。然而,大多数药物的药动学和药效学在 12 岁以下儿童中并不清楚。肥胖通常是以身体质量指数来定义的,肥胖会影响药物的分布情况,并且要注意,对于一些药物,其剂量是基于理想体重来确定的(而不是实际体重)。肝肾功能的改变极大影响药物的代谢和排泄的相关参数,从而影响绝大部分药物的疗效。

以上这些特殊因素,都会导致我们在临床实践中需要进行药物方案的调整和改变。在未来,我们需要更多在特殊人群中或根据药物相互作用条件下的药物临床数据来指导未来给药方案的个体化设计。

（郑逸凡、陈　孝）

参考文献

黄民,2017.临床药理学.广州：中山大学出版社.

蒋新国,2009.生物药剂学与药物动力学.北京：高等教育出版社.

刘建平,2016.生物药剂学与药物动力学.5 版.北京：人民卫生出版社.

ABERNETHY D R, GREENBLATT D J, DIVOLL M, et al., 1981. Alterations in drug distribution and clearance due to obesity. J Pharmacol Exp Ther, 217：681 – 685.

SCHUMACHER G E, BARR J T, 1984. Bayesian approaches in pharmacokinetic decision making. Clin Pharm, 3(5)：525 – 530.

特殊人群药动学与合理用药

特殊人群包括老年人、儿童、妊娠期或哺乳期妇女及肝肾功能不全患者，由于这些人群在生理、生化及病理生理等方面有特殊性，进而在药物的吸收、分布、代谢和排出等方面发生变化，另外在新药的研发过程中，很少将特殊人群作为研究对象，因此对于这些人群，缺乏药动学、疗效、安全性等相关数据，为临床治疗决策带来困难。特殊人群用药应区别于常人，有其自身特殊性，老年人器官各项生理功能逐步减退，常患有多种疾病，需要用多种药物联合治疗，其对药物的反应差异大，易出现相互作用及不良反应。儿童的组织器官功能正处于发育和完善阶段，对药物的反应也不同。妊娠期妇女既要考虑药物在母体药动学发生改变，也要考虑胎盘或胎儿对药物的处置，另外妊娠早期妇女不当用药可对胎儿造成严重影响，引起先天性畸形、流产或死胎。哺乳期妇女用药时，需要注意母亲与新生儿或婴幼儿对药物的处置，应重视某些药物通过乳汁进入新生儿体内，会出现的不良反应。因此，针对这些不同的特殊用药对象，应重视反映他们生理学特点的药动学特有变化，以及由此产生的对用药疗效-风险比的影响，临床上才能有针对性地合理用药，保证特殊人群的用药安全。

第一节　妊娠期与哺乳期妇女用药

妊娠期和哺乳期妇女用药，部分药物可通过胎盘或乳汁，使胎儿和婴幼儿成为无意之中的用药者，用药不当时可以带来严重的不良反应。因此，为保证母婴或胎儿用药安全，在制订给药方案时应重视妊娠期母体、胎儿和新生儿药动学特点及药效学特点，合理地选择药物。

一、妊娠期妇女用药

在妊娠过程中,母体、胎盘及胎儿可作为一个生物学和药动学整合体。母体用药后,既要考虑母体对药物的处置,又要考虑胎盘转运代谢对药物的影响,胎儿体内对药物处置,药物对胎儿的影响。

(一) 药物在妊娠母体内的药动学

妊娠期间,母体生理功能的改变会影响药物在母体的吸收、分布、代谢和排出的体内过程和药理效应。胎儿需要通过胎盘从母体获取营养、进行气体交换、排出代谢物,大部分药物也可透过胎盘屏障进入胎儿体内。随着妊娠的进展,胎盘功能及药物在胎儿体内的药动学参数也有不同的变化。

1. 药物吸收

妊娠早、中期因受母体内雌激素、孕激素增高的影响,胃排空延迟、胃酸分泌减少、胃肠道平滑肌张力减退、肠蠕动减弱,从而导致口服药物的吸收迟缓、峰浓度降低、达峰时间延长,但在药物在小肠的驻留时间较长,吸收也更完善,使弱酸类药物吸收减少,如地高辛因其通过肠道的时间延长,进而提高了药物的生物利用度。此外,妊娠期妇女若妊娠早期呕吐频繁,则可影响口服药物的吸收量,导致药物吸收减少。

此外,妊娠时心排出量增加 30%~50%,肺通气增大,尤其在妊娠晚期生理性过度换气,肺潮气量和肺泡交换量增加,导致吸入性药物如氟烷和异氟烷等在肺部的吸收加快、增多。

皮下或肌内注射时,药物的水溶性及注射部位的血流量对药物的吸收速率有重要的影响。妊娠期妇女外周血管扩张,血流量和组织血液灌流量增加,因此肌内或皮下注射的吸收量可能增加。但妊娠中晚期妇女下肢静脉血流速度减慢,循环不良,经下肢部位注射给药时药物吸收可能减慢。

妊娠期妇女的皮肤血流显著增加,尤其是手、足等部位。皮肤用药易经皮吸收,如皮肤用控释贴片、油膏及洗液等。妊娠期的鼻黏膜易充血,局部开放毛细血管及血流增加,滴鼻药较易吸收。妊娠后阴道黏膜中的血流量亦增多,局部应用阴道栓剂或霜剂,药物的吸收也可加快、增多。

2. 药物分布

妊娠期妇女的血容量增加 30%~50%,血浆增加多于红细胞,心排出量增加,体液总量平均增加 8 000 mL,细胞外液增加约 1 500 mL,脂肪约增加 25%,体重平均增长 10~20 kg,因此妊娠期药物分布容积显著增加。但由于不同器官灌注存在差异,子宫、肺和肾血流明显增加,而肝血流变化不大,因而药物在不同器官的分布存在变化。

妊娠期妇女血浆蛋白比例降低 30%,胶体渗透压下降,可使药物的分布容积增大。此外,药物还会经胎盘向胎儿分布,因此,一般而言,妊娠期妇女血药浓度低于非妊娠期妇女。妊娠期妇女较多蛋白结合部位被内分泌激素等物质所占据,游离型药物增多。体外试验提示,游离型药物增加的常用药物有地西泮、苯妥英钠、苯巴比妥、利多卡因、哌替啶、地塞米松、普萘洛尔、水杨酸和磺胺异噁唑等。

3. 药物代谢

妊娠期妇女肝血流增加不明显,对药物代谢影响较小,但母体内雌激素和孕激素水平明显升高,可诱导肝微粒体酶(CYP3A4、CYP2D6、CYP2C9 和 CYP2A6 等)活性增强,使某些药物的清除增加,如苯妥英钠在妊娠期妇女体内羟化过程明显加快,这与妊娠期妇女体内孕激素浓度增高,从而引起肝微粒体药物羟化酶活性增加有关。另外,雌激素和孕激素本身也是肝微粒体酶的代谢底物,可与某些药物产生竞争性抑制作用,降低其清除率。此外,小肠黏膜中也含有大量与药物代谢相关的酶,某些在小肠被代谢的药物,妊娠期在小肠内停留的时间延长,进入体循环药量减少,作用降低。

4. 药物排泄

妊娠期妇女肾血流量增加 25%~50%,肾小球滤过率增加 50%,可加快排出主要经肾排泄的药物,如硫酸镁注射液、地高辛、碳酸锂、氨苄西林、苯唑西林、庆大霉素和阿米卡星等排泄加快,血药浓度降低。妊娠晚期妇女及妊娠高血压患者因肾血流量减少,肾功能受影响,药物排泄减少、减慢,此时药物可在体内蓄积,应予以重视。

妊娠期妇女受高雌激素和孕激素水平的影响,胆汁淤积,胆囊排空能力降低,这会影响在胆汁排泄或存在肝肠循环的药物,可减慢药物从肝清除的速度。此外,由于妊娠期葡糖醛酸转移酶活性也降低,结合型药物减少,随胆汁排入肠道后,重吸收的游离药物量增多,可导致药物的半衰期延长。

(二)药物在胎盘的处置过程

胎盘由羊膜、绒毛膜和底蜕膜构成,是隔离胎儿血与母体血的生物屏障,胎盘还有物质交换、代谢和内分泌功能,具有生物膜特性。此外,药物的胎盘转运存在于妊娠的整个过程,母体-胎盘-胎儿构成一个生物学和药动学的单位。

药物在胎盘的转运部位是血管合体膜(vasculo-syncytial membrane, VSM),它是胎盘屏障,由滋养层合体细胞、合体细胞基底膜、绒毛间质、毛细血管基膜及毛细血管内皮细胞等组成。胎盘屏障可以阻止有害物质(包括药物)进入胎儿体内,而相当多的药物可通过胎盘屏障进入胎儿体内,胎儿体内的药物或代谢物也必须经过胎盘到达母体。胎盘屏障易受到多种因素的影响,且胎盘成熟程度不同,其生物功能存在差别,进而影响药物转运。

影响药物通过胎盘的因素有以下几种。

1. 药物的性质

脂溶性高、分子量小、电离度小、蛋白结合率低的药物相对容易通过类似脂质屏障的胎盘屏障。

2. 胎盘血流量

药物扩散速度与胎盘血流量成正比。妊娠期妇女患妊娠高血压等疾病时,或子宫收缩、脐带受压迫时,胎盘血流量减少,药物转运减慢。

3. 胎盘的发育

药物的转运与绒毛膜表面积呈正相关,与血管合体膜厚度呈负相关。随着妊娠的进展,血管合体膜变薄,绒毛膜面积也逐渐增大,因此药物渗透性增加,药物通过量增多,且妊娠后期胎盘血流量也增加,药物胎盘转运进一步升高。但妊娠 36 周以后胎盘转运又逐渐减少,这可能与胎盘本身功能生理性减退有关。

胎盘还有代谢和内分泌功能。妊娠早期,雌激素、孕激素主要来自卵巢黄体,妊娠 8 周后,胎盘分泌的雌激素、孕激素逐渐增多,妊娠 10 周左右胎盘分泌完全取代卵巢黄体的分泌。孕激素发挥降低平滑肌张力、降低血管阻力、升高体温等作用。雌激素作用与子宫的增长及收缩有关。

此外,胎盘还可分泌代谢雌激素的 17β-羟基类固醇脱氢酶、代谢孕激素的 20α-羟基类固醇脱氢酶和代谢糖皮质激素的 11β-羟基类固醇脱氢酶。胎儿过早、过多地接触糖皮质激素会导致宫内发育迟缓,而且还会引起类固醇激素的编码效应,即在胎儿生长发育的某一特定阶段,类固醇激素与胎儿接触可引起胎儿某些组织器官的永久性变化,胎盘的 11β-羟基类固醇脱氢酶 2 型可调节糖皮质激素的代谢,可催化有活性的皮质醇(如泼尼松和甲泼尼龙)转化为无活性的脱氢皮质酮,进而能保护胎儿使其免受过量外源性糖皮质激素的影响,但 11β -羟基类固醇脱氢酶 2 型对脂溶性强的地塞米松、倍氯米松代谢作用较差,地塞米松、倍氯米松可通过胎盘屏障进入胎儿体内,进而对胎儿生长发育有影响,因此地塞米松、倍氯米松禁用于妊娠早期妇女。

(三)药物在胎儿体内的处置过程

胎儿各组织器官及功能处于生长发育阶段,其药物体内过程与成人有所不同,具有自身特点。

1. 药物吸收

大多数药物可经胎盘转运直接进入胎儿体内,而少量游离型药物可经羊膜转运进入羊水中。妊娠 12 周后,羊水中少量药物可经胎儿吞饮进入胃肠道而被吸收,而经胎儿尿排入羊水的药物或代谢物,也可随胎儿吞饮进入胃肠道,形成羊水肠道循环。此外,胎儿皮肤也可从羊水中吸收少数药物。大部分经由胎盘-脐静脉血转运的药物,在未进入胎儿全身循环前也须经过肝,因此在胎儿体内也存在首过效应。

2. 药物分布

胎儿肝、脑器官相对较大,血流量多。药物进入脐静脉后 60% ~ 80% 的血流进入肝,故肝内药物分布较多。脐静脉血还可经门脉或静脉导管,进入下腔静脉而到达右心房,减少药物在肝内代谢。胎儿血脑屏障发育不健全,药物易进入中枢神经系统。胎儿血浆蛋白含量较母体为低,因此进入组织中的游离药物浓度较高。

3. 药物代谢

胎儿的肝是主要的药物代谢器官,药物代谢自妊娠第 7 ~ 8 周开始,其他组织如胎盘、肾、肺和肾上腺也含有代谢药物的酶。胎龄第 14 ~ 25 周的胎儿中肝 CYP450 与成人含量相当,但活性相对较低,尤其是缺乏葡糖醛酸转移酶,对某些药物的解毒能力差,如巴比妥及水杨酸类等,易在胎儿体内产生毒性反应。

多数药物经胎儿肝代谢后活性下降,但少量药物在胎儿体内代谢后转变为活性的物质,如可的松变为氢化可的松等。有些药物代谢后其产物具有毒性,如苯妥英钠在胎儿肝内代谢,生成对羟苯妥英钠,而后者可干扰叶酸代谢,具有致畸作用。

4. 药物排泄

胎儿的肾小球滤过率甚低，肾排泄药物功能极差。许多药物在胎儿体内排泄延缓，易蓄积，如四环素等药物在胎儿体内排泄速度较母体明显减慢。胎儿进行药物消除的主要方式是将药物或其代谢物经胎盘返运回母体，由母体消除。药物在胎儿体内的代谢规律是将极性小、脂溶性高的药物代谢为极性大、亲水性大的物质，药物经代谢脂溶性降低后，返回母体血中的速度降低，易在胎儿体内蓄积，如地西泮的代谢物 N-去甲地西泮在胎儿肝内蓄积与此过程有关。

（四）药物对妊娠期不同阶段胎儿的影响

妊娠不同发展阶段的胎儿对药物的敏感性差别较大，即在妊娠的不同时期用药，对胎儿的影响不同，可分为不敏感期（胚胎早期或着床前期）、敏感期（胚胎期或胚胎器官形成期）和低敏感期（胎儿期）3 个阶段。

1. 不敏感期

不敏感期指受孕后 2 周内（末次月经的第 14~28 天），卵子受精至受精卵着床于子宫内膜前的一段时期，这个时期药物对胚胎的影响是"全或无"，"全"指有害药物可全部或部分破坏胚胎细胞，致胚胎早期死亡、妊娠中止、流产或被母体吸收。"无"指有害药物未损害胚胎或损害较少量细胞，由于此时期的细胞在功能上具有潜在的多向性，可以补偿或修复被损伤的细胞，因此不出现胚胎异常，可继续妊娠。换句话说，"全或无"对胚胎仅两种结局，药物对胚胎要么有影响，引起胎胎死亡导致流产；要么没有影响可继续妊娠，一般不会导致胎儿器官畸形。

在此期间，临床绝大多数药物都适用于"全或无"的理论，但需要注意有少数不适用于这个理论的特例药物，门诊常用药物有利巴韦林、异维 A 酸等，以及预防麻疹、风疹、腮腺炎的减毒活疫苗，这些药物毒性较大，在审核处方时应禁用。另外，发药交代患者时，要告知患者利巴韦林要停药 6 个月备孕，口服异维 A 酸需要停药 3 个月备孕，献血也需要在停药 3 个月后，外用异维 A 酸需要停药 1 个月备孕。

2. 敏感期

敏感期的时间为受精后 14~56 天，即停经后 28~70 天，胚胎各组织器官处于高度分化、迅速发育阶段，细胞分化迅速，胚胎发生一系列的形态变化，大多数器官在此时期形成,胚胎细胞失去多向性,开始定向发育,一旦受到有害药物的作用,不易通过细胞分化的代偿来修复,极易发生形态上的异常,导致畸形发生,此时期又称为致畸高敏感期。另外许多器官形成和发育不完全同步,器官对药物致畸作用的敏感期亦有所差异,如脑在受孕后的 15~27 天易受到药物影响,而眼在受孕后 24~29 天、心脏在受孕后 20~29 天、四肢在受孕后 24~36 天易受到药物影响。此期若受到某些药物如锂盐、苯妥英、异维 A 酸、沙利度胺及大量摄入乙醇等的作用,胎儿出现严重结构畸形的风险大大增加。

3. 低敏感期

低敏感期是从妊娠第 56~58 天开始(以硬腭闭合为标志),直至分娩,此阶段绝大多数器官已分化完成,药物或致畸物对多数器官影响相比敏感期来说较弱。但对于某些需要经较长时间分化、发育的器官如生殖器官、中枢神经系统等可能产生影响。近年来,对药物对胎儿中枢神经系统的损害有所重视,有些学者将神经行为发育障碍称为行为致畸。产前用药,若分娩时胎儿体内药物未完全清除,胎儿娩出后可继续受到药物作用,引起危险。例如,女性胎儿受己烯雌酚的影响到青春期后可能发生阴道腺病及阴道透明细胞癌。

(五)妊娠期临床合理用药

1. 妊娠期患者用药原则

应根据妊娠期患者病情需要,权衡利益与风险。宜选用多年临床验证无致畸作用且对妊娠期妇女所患疾病最有效的药物;妊娠早期用药时应非常慎重,尤其避免"高敏感期"用药,非急性疾病,可暂缓用药;用药时需要明确孕周,严格掌握剂量,及时停药;能用小剂量药物就避免用大剂量药物;能局部用药时不采用全身用药方式;能用一种药物则避免多药联合用药,尽量避免使用尚未确定对胎儿有无不良影响的新药;尽可能选用单方制剂,不用复合制剂,以免增加致畸风险。

此外,药物致畸除考虑妊娠期用药外,也应防止一些妇女可能在妊娠前已接触过有致畸危险的药物如利巴韦林、异维 A 酸等,甚至也要考虑父体用药造成后代致畸的可能。如确实病情需要,在权衡利弊之下,也不应过于顾虑而延误母体必要的治疗需求,因为某些疾病,如感染风疹或水痘等病毒、糖尿病、癫痫的惊厥发作、子宫内感染(如梅毒)等也有致畸或者死胎、流产的可能。

2. 妊娠期用药分级

为了更好地指导医务人员在妊娠期妇女治疗过程中的合理用药,可依据药物对胎儿危害的大小进行用药风险分级,如 FDA 的 A、B、C、D、X 五级分类,澳大利亚药品评估委员会(Australian Drug Evaluation Committee,ADEC)的分级、瑞典批准药品目录(Swedish Catalogue of Approved Drugs,FASS)的分级等妊娠期用药危险性分级,最常用的是 FDA 的五级分类,将药物分为 A、B、C、D 和 X 五级,从 A 到 X 级致畸系数递增。2015 年以来,FDA 逐步弃用上述五级分类,发布新的怀孕与哺乳期标示规则(Pregnancy and Lactation Labeling Rule,PLLR),更新内容主要是用详细的文字资料取代简化的字母分级,能提供详细的资料给医护人员,让整个妊娠生产过程与哺乳期的用药更为安全,但国内仍沿用 FDA 五级分类方法。

(1)A 级:对照研究显示无害,已证实此类药物对胎儿无不良影响,是最安全的一类。分类属于 A 级的药物较少,如左甲状腺素及适量维生素 A、维生素 B、维生素 C、维生素 D、维生素 E 等,使用维生素类药物时需要注意给药剂量。例如,正常范围量的维生素 B_6 是 A 级药物,而大剂量的维生素 B_6、每天剂量 200 mg 以上、连用数周,可致新生儿出现维生素 B_6 依赖综合征。

(2)B 级:对人类无危害证据,动物繁殖实验对胎畜无害,但在人类尚无充分研究。属于较安全,在动物繁殖实验中未显示致畸作用,但缺乏临床对照观察资料,或动物繁殖实验显示有副作用,但这些副作用并未在妊娠期妇女中得到证实。多数临床常用药属此类,如青霉素、头孢菌素类药物、胰岛素等。例如,甲硝唑是治疗厌氧菌感染疾病效果较好的药物,虽然在动物繁殖实验中它对啮齿类动物可以致畸,而对于人类,长时间积累的大量临床资料中显示尽管妊娠早期妇女应用也并未增加胎儿的致畸率,所以归属于 B 级,我国《抗菌药物临床应用指导原则(2015 年版)》也将其归为 B 级。

(3)C 级:不能除外危害性,动物繁殖实验显示其可能对胎畜有害或缺乏研究,在人类尚缺乏对照研究,妊娠期妇女用药时需要权衡利弊,确认利大于弊时方能应用,如异丙嗪、阿司匹林、异烟肼等。对 C 类药物的使用要谨慎,如果有可以替代的药物则选用替代的药,否则在权衡利弊后,向患者或患者家属说明选用该药的理由。

(4)D 级:有危害性,但在妊娠期妇女必须用药(例如,妊娠期妇女患有严重的疾病或受到死亡威胁,应用其他药物虽然安全但无效)的情况下可以使用,如链霉素、苯妥英等。鉴于已有实验和临床上的证据,D 级药物在妊娠期,特别是在早期妊娠阶段尽可能不用。妊娠期使用 D 级药物如四环素或土霉素,可破坏胎儿齿釉质,至成人时牙齿发黄。氨基糖苷类药物如链霉素等,可能会损伤第 8 对颅神经而发生听力丧失。大部分抗肿瘤药如巯嘌呤、吉西他滨、羟基脲等都是 D 级药,对胎儿有不同畸形影响。抗癫痫药有不少属于 D 级药物,如扑米酮、三甲双酮、丙戊酸等都有致畸作用,需要注意的是,癫痫病患者妊娠后本身的胎儿的致畸率比一般人群高,使用抗癫痫药可以增加其致畸率,特别是当几种抗癫痫药物联用于治疗难以控制的癫痫发作时,胎儿的致畸率会大大增加。

(5)X 级:已证明对胎儿有严重危害,禁用于妊娠或即将妊娠的患者,如甲氨蝶呤、己烯雌酚等。需要强调的是,该分类是在药物常用剂量下评价妊娠期妇女用药对胎儿的危害性,药物作用有剂量的差异,当大剂量使用 A 级药时则可能产生 C 级药或 X 级药的危害。这一分类系统,是以药物对妊娠期妇女的治疗获益和对胎儿的潜在危险进行评估,并不反映药物的真正毒性大小,如口服避孕药毒副作用小,但标记为 X 级,只是因为妊娠期间没有必要使用该级药物。

在常用药物中此级药物并不多,但因其致畸率高或对胎儿危害很大,妊娠前及妊娠期禁用。过去常用的性激素己烯雌酚,20 世纪的 50 年代初曾被用以治疗先兆流产,结果发现子代的女性在 6~26 岁,发生阴道腺病或阴道透明细胞癌比例较高,后果严重,故属 X 级药。大剂量口服维生素 A 也可致畸如泌尿道畸形及生长迟缓等,也属于 X 级药物,维生素 A 的衍化物维 A 酸是一种治疗皮肤疾病的药物,也为 X 级药物。在 FDA 分类中少量饮酒属 D 级,酗酒即归入 X 级。此外,镇静药中艾司唑仑、氟西泮、氟硝西泮均属 X 级药物,部分抗肿瘤药甲氨蝶呤等也属 X 级药物,以甲氨蝶呤为例,白血病合并妊娠应用甲氨蝶呤可以发生绒毛坏死而导致流产,此类抗肿瘤药在妊娠期禁用。

二、哺乳期临床用药

哺乳是一个重要的生理过程,为婴儿提供理想的营养及抗病能力。哺乳期药物需要考虑药物特性、药动学特点、进入乳汁量等因素。药物均可不同程度地转运分布至乳房并通过乳汁排泄,但大多数药物经乳汁排泄的量都极少,不到母体摄入的 1%,只有很少的药物转运至母乳的量可达到婴儿的临床剂量。因此,多数药物一般不会对乳婴产生不良的影响。

（一）哺乳期药物转运及影响因素

1. 药物方面

哺乳期药物转运与药物分子量大小、脂溶性、解离度、血浆蛋白结合率等特性密切相关。药物从母体血液进入乳腺细胞的机制主要是扩散作用，取决于母亲血浆房室和乳汁房室之间的浓度差异。产后早期（产后 72 h 内），多数药物、免疫球蛋白等可能经乳腺小泡细胞间进入，这是由于在产后前 3 天，小泡细胞间存在较大的间隙，这些间隙使多数药物更容易进入乳汁。直至第一周末，乳腺小泡细胞受催乳素的影响逐渐关闭细胞间隙，此时通过细胞间进入乳汁的药物、蛋白等均减少，因此早产儿受药物影响大于正常婴儿。

在母体血浆中游离的药物可转运至乳汁。因而母体蛋白结合率高的药物，乳汁的药物浓度常较低，如抗凝药物华法林蛋白结合率高达 99%，进行乳汁的药物浓度非常低，对婴儿影响非常小，母亲可以服药及正常哺乳。

大多数情况下，因为药物进入乳汁的机制是扩散作用，当母亲血浆药物水平上升时，乳汁中的药物含量也增加。一旦母亲血浆药物浓度下降，为达到两者的平衡，乳汁中的药物可转运至母体血浆得以清除。因此，母亲要注意掌握服药的时间，选择避开血药浓度最高的时候喂奶，宜在哺乳后再服药或服药后尽可能推迟下次哺乳时间，最好间隔 4 h 以上，以避免或减少婴儿通过乳汁获取药物的量。此外，宜选用半衰期短的药物，半衰期短的药物从母体消除快，进入乳汁的量少。

小分子药物（分子质量<200 Da）能穿过乳腺上皮细胞的细胞壁小孔，较易进入乳汁内，反之分子质量越大越难进入乳汁，如万古霉素分子质量达 1 450 Da，难以进入乳汁，即使其被婴儿吞饮，进入婴儿肠道也难以吸收，母亲使用该药可正常哺乳。

乳汁呈弱酸性，乳汁 pH 比血浆低。解离常数大的药物容易进入乳汁，因此应选解离常数小的药物。此外，碱性药物如红霉素易分布到乳汁中，而酸性药物如青霉素、磺胺类药物则不易进入乳汁中。

另外，脂溶性高的药物在乳汁中的浓度亦高，尤其具有中枢神经系统活性的药物需要引起关注，这类药物易进入乳汁，如地西泮、阿米替林等药物对婴儿的影响大。

2. 母体方面

乳汁药物浓度主要由乳妇所用药物的剂量、用药次数及给药途径等因素决定。给药剂量越大、用药时间越长,到达婴幼儿体内的药物越多,对婴幼儿的影响也越大。另外,需要严格掌握适应证、给药剂量和用药持续时间,注意及时停药。

能局部用药时不采用全身用药方式,能口服不采用静脉给药。局部给药如经皮给药是较安全的,但对于超强效外用糖皮质激素包括卤米松、哈西奈德(0.1%)和丙酸氯倍他索,这些药物皮肤外用药物浓度越大,其透皮能力越强,故需要避免长期大面积大剂量使用。另外,聚维酮碘溶液/栓/凝胶/乳膏/软膏等,因乳腺摄碘能力,婴儿摄入后,对婴儿甲状腺功能影响较大。

3. 乳儿方面

乳儿每天哺乳量、哺乳时间、胃肠黏膜成熟状态以及胃、十二指肠的 pH 等因素都影响乳儿所摄入的药量。婴儿胃肠道功能对药物生物利用度有重要的影响,不少药物可在婴儿肠道内破坏或者不被吸收。例如,氨基糖苷难吸收,奥美拉唑、肝素及胰岛素等大分子肽类物质易被胃蛋白酶、胃酸破坏。需注意药物对婴儿胃肠道影响,如腹泻、便秘等,哺乳母亲应用青霉素时要注意乳儿出现皮疹,应用克林霉素时乳儿会出现腹泻。另外,部分药物可进入乳儿肝内,药物会被代谢或在肝内蓄积。

（二）哺乳期临床合理用药

1. 哺乳期用药分级

临床上常采用美国儿科学教授 Thomas W. Hale 提出的哺乳期药物危险 L 分级系统,这一分级逐步被世界接受。

（1）L1 级（最安全）:许多哺乳期妇女服药后没有观察到其对婴儿的副作用的增加。在哺乳期妇女的对照研究中没有证实该药物对婴儿有危险,可能对喂哺婴儿的危害甚微,或者该药物在婴儿不能口服吸收利用。

（2）L2 级（较安全）:在有限数量的对哺乳期妇女的用药研究中没有证据显示副作用增加;和（或）哺乳期妇女使用该种药物有危险性的证据很少。

（3）L3 级（中等安全）:没有在哺乳期妇女中进行对照研究,但喂哺婴儿出现不良反应危害的可能性存在;或对照研究仅显示有很轻微的非致命性副作用。该药物只有在权衡对婴幼儿的利大于弊后方可应用。没有发表相关数据的新药自动划分至该级别,无论其安全与否。

（4）L4 级（可能危险）:有对喂哺婴儿或母乳制品的危害性的明确的证据。

但哺乳期妇女用药后利益大于对婴儿的危害。例如,哺乳期妇女处于危及生命中疾病情况下,而其他较安全的药物不能使用或无效。用药期间需要停止哺乳。

(5) L5 级(禁忌):对哺乳期妇女的研究已证实对婴儿有明显的危害或该药物对婴儿产生明显损害的风险高。哺乳期妇女应用这类药物显然是无益的。该药物禁用于哺乳期妇女。

除了 L 分级,关于哺乳期用药还可以参考其他的分级系统。例如,Richard K.Miller 教授在他的著作《孕期和哺乳期用药》(原书第 8 版)(*Drugs During Pregancy and Lactation*)里,将妊娠/哺乳用药危险等级分为五级(1 级、2 级、S 级、T 级、C 级);美国儿科学会(the American Academy of Pediatrics, AAP)和世界卫生组织(World Health Organization, WHO)的三分级方法,将哺乳期用药分为适用、不适用和未知;e-lactancia 数据库分级将危险等级分为极低危、低危、高危、极高危;美国国家医学图书馆(the United States National Library of Medicine, NLM)旗下的药物与哺乳数据库(Drugs and Lactation Database, Lact Med 数据库)也提供了哺乳期用药的建议。无论是哺乳用药 L 分级,还是其他分级系统,均可以作为我们临床工作中的参考。在临床工作中涉及哺乳期用药问题时,仍需要权衡具体药物的哺乳危险等级,而不是采取消极的方式一味拒绝发放药物或者用药期间粗暴地要求患者停止哺乳,同时在利用各种哺乳期药物分级系统时,应注意其应用的局限性,做好患者的知情同意。

2. 哺乳期用药原则

应根据哺乳期患者病情需要,用药时权衡利益与风险,注意哺乳期患者用药原则。

(1) 明确药物适应证,宜选用多年临床验证对哺乳期妇女所患疾病最合适的药物。

(2) 选择恰当的药物,尽量使用母体不能分泌或少分泌入乳汁的药物,宜选择疗效好、半衰期短、毒副作用小的药物,即选择 L1 和 L2 级的药物,能用小剂量药物就避免用大剂量药物。

(3) 乳母有疾病必须用药,又不能证实该药对婴儿是否安全,可暂停哺乳,改用泵吸奶,停药后可继续哺乳。

(4) 尽可能选择有儿童制剂的药物。

(5) 能局部用药时不采用全身用药方式。

(6) 若能用一种药物则避免多药联合用药,尽量避免使用尚未确定对新生儿有无不良影响的药物。

（7）尽可能选用单方制剂，不用复合制剂，以免增加新生儿不良反应风险。

（8）要注意掌握服药的时间，选择避开血药浓度最高的时候喂奶，宜在哺乳后再服药或尽可能推迟下次哺乳时间，最好间隔 4 h 以上，以避免或减少婴儿通过乳汁获取药物。

（9）母体用药后，应密切观察宝贝的反应，注意不良反应的发生，随即处理。

第二节　小儿合理用药

一、新生儿期合理用药

胎儿分娩后，脱离了与母体的直接联系，需要开始适应子宫外新环境，组织器官都必须经历解剖结构及生理功能非常大的调整，这段时期约需要一个月，也称为新生儿期。

（一）新生儿药物吸收

新生儿药物吸收取决于生理状态、药物理化性质和给药途径等。新生儿发育状况如产后日龄和身体大小，可影响其对药物的吸收。

1. 新生儿的胃肠道吸收

（1）刚出生的新生儿胃内 pH 6～8，呈中性，在出生后 24 h 内偏碱性，随后的 24～48 h 胃酸分泌增多，pH 达 1～3，数周至数月胃酸分泌下降，3 岁时胃酸可达成人水平。新生儿尤其是早产儿，胃酸分泌调节功能低下，pH 偏高，以非离子态存在的药物如阿莫西林和红霉素等易被吸收；而酸性更强的药物如苯巴比妥和苯妥英等因解离而吸收减少。新生儿用药宜口服液体制剂，可避免药物溶解问题。新生儿胆汁分泌减少，脂肪消化能力不足，脂溶性维生素吸收较差。核黄素等主要靠肠黏膜主动转运机制吸收的药物，因转运机制尚未发育健全，吸收受到限制。

（2）新生儿胃排空时间较长，可达 6～8 h，在胃内吸收的药物较完全。新生儿年龄越小则胃排空时间越长，与胎龄相关。另外，母乳和人工低热量配方喂养易使胃排空速率增加。新生儿肠蠕动能力较弱,药物在肠内驻留时间延长,且新生儿肠黏膜通透性增高,致使药物的在肠道吸收增加。而且,新生儿肠道代谢酶发育不全,使得药物首过效应降低,致使增加了进入体循环的药量。

2. 新生儿的非胃肠道吸收

(1)新生儿的表皮薄、角质层少、体表面积相对较大,因而具有透皮吸收快、作用强的特点。若经皮吸收药物较成人快而多,可引起血药浓度过高而中毒,特别是用药面积大、皮肤黏膜有炎症或破损时。例如,应用新霉素治疗烫伤而发生严重的听力减退,硼酸治疗湿疹可引起呕吐和肾损害等不良反应,因而对皮肤、黏膜用药应予注意。

(2)吸入给药可产生较好的疗效,但也增加了发生不良反应的风险。推荐的给药剂量需要根据预测的药动学特点进行调整。

(3)新生儿局部血液循环不足,肌紧张度差,肌氧合作用弱,药物吸收能力较差,因此肌内注射很少用于新生儿给药。庆大霉素、苯巴比妥、地西泮等在新生儿中采用肌内注射均显示了较大的药物吸收差异性。

(4)直肠给药的药物可被良好吸收,给药方便,避免了新生儿服药后呕吐情况。但也会导致新生儿排便次数多,或直肠黏膜受刺激易引起反射性排便。

(二)新生儿药物分布

新生儿机体蛋白含量偏低,总含水量较高,而脂肪含量显著较低。随着年龄的增长,机体总含水量在出生生后快速下降,而脂肪含量在出生后第 1 个月内缓慢增长。新生儿相对高的机体含水量和低脂肪含量提高了水溶性药物如庆大霉素、阿米卡星的分布容积,而脂溶性药物的分布容积较成人低。

药物如青霉素、苯巴比妥、苯妥英和茶碱等在新生儿体内与白蛋白结合活性较弱。新生儿的血浆蛋白水平低于成人,一些内源性物质如胆红素、脂肪酸,可竞争血浆蛋白结合位点,这种竞争进一步降低了新生儿体内的结合药物比例或取代与蛋白位点结合的内源性物质如激素、胆红素和游离脂肪酸等,如高胆红素血症减少了酸性药物(如氨苯西林、青霉素、苯巴比妥、苯妥英等)与蛋白的结合,较易使药效增强或引起中毒。相反,胆红素被药物(如磺胺类药物、阿司匹林和合成的维生素 K 等)取代可提高胆红素脑病的风险,因此出生 1 周内的新生儿应禁用上述药物。

新生儿血脑屏障发育不全,中枢神经系统易受某些药物的影响。且较低的血浆蛋白水平使得游离型药物增加,易进入大脑。这是新生儿、婴幼儿较易出现中枢神经系统反应的重要机制之一,如抗组胺药、氨茶碱、阿托品可致昏迷或惊厥;儿童对异丙嗪及氯丙嗪较敏感,易致昏睡;吗啡较易使新生儿呼吸中枢受抑制;长期应用抗癫痫药如苯巴比妥,其中枢抑制作用会影响儿童智力发育及性格成长;镇静催眠药、全身麻醉药等容易通过血脑屏障,药效增强。皮质激素、四环素、维生素 A 等可引起脑脊液压力增高,致婴儿囟门饱满隆起甚至产生脑水肿。

(三) 新生儿药物代谢

新生儿肝药酶发育不全,肝药酶活性低,药物清除率下降,易造成药物在体内蓄积,从而引起毒性。随着年龄的增加,新生儿肝内药物代谢酶系一般 1 岁左右即可达成人水平,随后代谢能力不断提高而超过成人水平,在 2~3 岁时降到成人水平。儿童肝的比重相对偏大,肝血流量相对较多,微粒体酶易诱导增生。临床上给新生儿应用苯巴比妥时,可通过肝药酶诱导作用,加速胆红素代谢,用来治疗新生儿胆红素脑病。

1. Ⅰ相代谢

CYP 酶发育的速度和模式、基因多态性、潜在诱导/抑制活性使得 CYP 酶的成熟对新生儿的药动学的有较大影响。新生儿部分肝具有生物转化能力,通常肝药酶随年龄的增长而完善,一般一年后达成人水平。

CYP1A2 活性在出生后较低,在 1~3 个月可检测到活性,1 岁之后达成人活性水平。较低的 CYP1A2 活性可影响茶碱的代谢,导致茶碱在新生儿和婴儿体内的半衰期延长。

新生儿体内 CYP2A6 和 CYP2B6 活性在 1 岁后达成人水平。胎儿和新生儿(<1 周)肝 CYP2C 活性有限。出生后 1 个月,新生儿体内 CYP2C 活性迅速上升至成人的 50%,1 岁后达成人水平。

CYP2D6 参与三环或非三环类抗抑郁药、β 受体阻滞剂、抗心律失常药、阿片类药物等多类药物的代谢。出生后新生儿体内 CYP2D6 活性显著升高,1 个月前约达成人的 30%,1 岁前发育成熟。

CYP2E1 主要参与小分子物质如乙醇、对乙酰氨基酚等的代谢。CYP2E1 活性在新生儿出生后的 24 h 内迅速增加,1~3 个月前可达成人的 50%,1 岁后基本发育成熟。

CYP3A4 是成人肝内最主要的酶,胎儿肝首要表达 CYP3A7,CYP3A4 表达有限(约为成人的 10%)。尽管 CYP3A4 和 CYP3A7 在核苷酸序列上有 95% 的相似度,但这两种 CYP3A 酶具有底物特异性。目前对 CYP3A7 的研究较少。

2. Ⅱ 相代谢

随个体生长发育的不断变化,Ⅱ 相代谢酶对新生儿药物代谢有重要的影响。尿苷二磷酸葡糖醛酸转移酶(UGT)由包括 18 多种酶在内的 UGT1 和 UGT2 两个家族构成。尿苷二磷酸葡糖醛酸转移酶主要催化葡萄糖酯化反应,底物包括内源性物质胆红素、胆酸、甲状腺激素和类固醇激素,以及外源性物质吗啡、对乙酰氨基酚、非甾体抗炎药等。总体来说,新生儿葡萄糖苷酸化能力较成人低。磺胺类药与生理性溶血产生的大量胆红素竞争与葡糖醛酸结合,致使胆红素不能迅速排出体外,通过血脑屏障而致胆红素脑病。

磺基转移酶由多个同工酶组成,具有底物专一性,同尿苷二磷酸葡糖醛酸转移酶底物有很大程度重叠。磺基转移酶在胎儿、新生儿和早期婴幼儿体内已有较高活性(约占成人的 30%),新生儿和婴幼儿可有效地消除磺基转移酶底物,如磺基转移酶和尿苷二磷酸葡糖醛酸转移酶作用底物 β_2-肾上腺素受体激动剂利托君,在婴幼儿和成人体内的清除只是代谢程度的差异。

谷胱甘肽-S-转移酶是二聚酶超家族的代表,主要参与环氧化物等具有潜在毒性的药物母体或活性代谢物的解毒。与磺基转移酶不同,肝中谷胱甘肽-S-转移酶的表达具有年龄依赖性。谷胱甘肽-S-转移酶在新生儿和婴幼儿体内发育较成熟。N-乙酰基转移酶(NAT)由 NAT1 和 NAT2 两种酶组成,关于发育中 N-乙酰基转移酶活性的表达数据非常有限。新生儿出生后的几个月中 N-乙酰基转移酶活性一直较低,对底物乙酰化能力有限,1 年后才达成人水平。

(四)新生儿药物排泄

刚出生时,新生儿肾功能的发育不全,使得其对药物的排泄率较低。在出生后的几个月里,肾发育显著,肾功能不断完善,肾排泄能力不断提高,1 岁左右肾功能达成人水平。新生儿肾小球滤过率的迅速提高使其对地高辛、庆大霉素等的清除率大大增加。新生儿出生时,肾小管解剖和功能发育不全,抑制了其主动分泌和主动重吸收过程。新生儿肾小管的发育不成熟使得主要经该途径排泄的药物如青霉素、磺胺类和头孢菌素类等的清除显著延长。

二、婴幼儿期合理用药

（一）婴幼儿药物吸收

婴幼儿期包括婴儿期和幼儿期，婴幼儿期体格生长显著加快，器官功能渐趋完善。

1. 婴幼儿对药物的胃肠道吸收

婴幼儿胃内 pH 仍相对较高，因此对口服酸不稳定药物如青霉素的生物利用度比年长儿更高。相反，弱酸性药物如苯巴比妥，为了在婴幼儿体内达到治疗浓度，需要加大口服剂量。婴幼儿胃排空和肠道蠕动能力也相对较弱。

2. 婴幼儿对药物的非胃肠道吸收

婴幼儿角质层较薄，皮肤灌注增多，表皮水合能力增强，因此，药物经皮吸收增多。早产婴儿应用茶碱凝胶也可达到治疗浓度，但局部用药（如类固醇药物、抗组胺药物和防腐剂等）在某些情况下会造成药物蓄积中毒。

吸入给药正越来越多地应用于婴幼儿。肺结构及通气量的改变很可能使药物沉积模式发生改变，从而导致全身性吸收。

新生儿较低的骨骼肌血流量和无效的肌肉收缩（负责药物分散）可能会减少肌内注射药物吸收率，可影响皮下注射给药或肌内注射药物的吸收。静脉给药吸收快且药效可靠，为危重患儿首选的给药途径。

经直肠给药可增加生物利用度，但婴儿直肠高振幅收缩搏动比成人快得多，这有利于驱逐药品固体制剂，有效地降低红霉素、对乙酰氨基酚等药物的吸收。

（二）婴幼儿药物分布

婴幼儿的体液较新生儿有所下降（1 岁后 10.5 kg 的婴儿占 60.5%），但仍高于成人。因此，水溶性药物在婴幼儿体内具有更大的表观分布容积。而新生儿体内脂肪含量较少，婴幼儿体内脂肪含量有所增长（1 岁后 10.5 kg 的婴儿占 24.5%），因此脂溶性药物在婴幼儿体内的表观分布容积较新生儿大。婴儿体内血浆蛋白浓度的发展变化对血浆蛋白结合程度的影响最大。出生后新生儿白蛋白和 α-酸性糖蛋白不断增加。在一定的年龄范围内，白蛋白浓度与药物结合比例存在着一定的关系。

（三）婴幼儿药物代谢

婴幼儿期代谢药物的主要酶系Ⅰ相代谢酶及Ⅱ相代谢酶都已发育成熟。

（1）Ⅰ相代谢酶：随着 CYP3A4、CYP3AT、CYP2C9、CYP2C19、CYP2D6、CYP1A2、CYP2E1 等肝微粒体酶的不断成熟，药动学过程也随之改变，接近于成人。

（2）Ⅱ相代谢：与青少年和成人相比，婴幼儿对乙酰氨基酚（UGT1A6、UGT1A9 底物）葡萄糖苷酸化活性较弱。吗啡（UGT2B7 底物）的葡萄糖苷酸化在早产婴儿中即可监测到。

（四）婴幼儿药物排泄

婴幼儿肾发育和肾血流量迅速增加，6 个月后婴幼儿的肾小球滤过率基本达成人水平，肾小管的分泌和重吸收功能也在 1 岁左右接近成人水平。肾脏对包括妥布霉素、奈替米星、美洛西林、庆大霉素等在内的药物的消除均受肾小球滤过率、肾小管分泌和肾小管重吸收的影响。

（五）婴幼儿对药物的反应

婴幼儿对药物的毒性反应不明显，特别要注意氨基糖苷类药物（耳肾毒性），四环素类药物（抑制骨生长，损害牙釉质钙化并使牙齿黄染）和喹诺酮类药物（影响软骨发育）等。吗啡类镇静药对婴幼儿耐受性较差，对呼吸中枢有明显抑制作用，故不用或必要时慎用。婴幼儿呼吸道较窄，炎症时黏膜肿胀，渗出物增多，较易堵塞气道。因此，呼吸道感染时，应多用祛痰药，少用镇咳药，特别是中枢镇咳药。婴幼儿腹泻时不宜过早使用止泻药，以免肠内毒素堆积，引起全身中毒症状。

三、儿童期合理用药

儿童期可分为学龄前期和学龄期。这一时期的生理特点是体格发育较前缓慢。儿童期的末期由于内分泌的改变，儿童生长发育特别快，第二性征开始出现，进入青春发育早期。

儿童过多的水分主要存在于细胞外液，使水溶性药物的分布容积增大，从而导致血药浓度降低，并使药物消除减慢。儿童随年龄增长脂肪含量逐渐递增。体内脂肪含量的变化影响脂溶性药物的分布与再分布，与成人相比，儿童体内脂肪含量低,脂溶性药物分布容积小,血中游离药物浓度高。

儿童新陈代谢旺盛,循环周期较短,一般对药物的排泄速率较快,但对水、电解质的调节能力较差,对影响水盐代谢或酸碱代谢的药物特别敏感,较成人易于中毒。例如,应用利尿剂极易引发电解质紊乱,出现低钠、低钾血症。

儿童正处于生长发育的特殊阶段,因此对影响神经、骨骼发育和内分泌的药物特别敏感。长期服用中枢神经抑制剂可造成中枢神经的损害;长期服用肾上腺皮质激素可严重影响儿童生长发育,引起儿童肾上腺皮质功能不全或萎缩;长期使用雄激素可使儿童骨骼闭合过早,影响儿童生长,甚至使男童性早熟,女童男性化。

儿童体内酶系统基本发育成熟,可以处置药物,但某些药物对具有特异质的儿童可产生严重的特异质反应。例如,有特异质的儿童服用异烟肼后,其在体内代谢缓慢,血药浓度偏高,易导致多发性外周神经炎;红细胞内缺乏葡萄糖-6-磷酸脱氢酶的儿童服用伯氨喹易引起溶血反应。因此,用药前必须熟悉药物使用方法及注意事项,以便采取必要的措施。

第三节　老年人合理用药

本书所指的老年人一般指 60 岁以上年龄的人群。老年人各项生理功能逐渐下降,常罹患多种慢性疾病,用药品种较多,多重用药情况突出,易导致药物相互作用。另外,老年人对药物的处置会产生变化,从而增加了发生不良反应的概率。因而,若要达到老年人用药的安全性、合理性,就必须充分了解老年人特殊的生理改变,熟悉老年人对药物的反应性和耐受性的变化,掌握老年人对药物处置的影响。

一、老年人药动学特点

(一) 老年人药物吸收

老年人的胃肠蠕动减慢,药物的胃肠驻留时间及与肠道吸收表面接触时间均延长,可致药物达峰时间延迟,峰浓度降低,但总吸收量影响可能不明显。对于依靠主动转运来吸收的药物,如铁制剂、钙制剂、维生素 B_1、维生素 B_2、维生素 B_{12} 及维生素 C 等,老年人吸收这些药物所需载体数量减少,使得机体对这些药物的吸收减少。

老年人胃酸分泌减少，仅为 20 岁年轻人的 25%~35%，在服用铁剂时应同服稀盐酸或增加剂量，此外胃酸分泌减少还影响弱碱性药物和弱酸性药物的解离度，从而影响对其的吸收，对巴比妥类、地高辛等弱酸性药物的吸收随胃内 pH 的升高而减少，反之则对弱碱性药物的吸收则增多。

老年人肠道黏膜吸收面积较年轻人下降约 30%，肠内液体量也减少，且肠道和肝血流量减少，从而使对一些药物如地高辛等的吸收显著减少。肝血流量下降可使某些药物如普萘洛尔、利多卡因等的首过效应减弱，从而导致这些药物在血中的浓度升高甚至产生不良反应。老年人肠蠕动减慢，使一些药物停留在肠道内时间延长，利于药物吸收，也易发生不良反应。

皮下注射及肌内注射给药，可因老年人皮肤及肌肉萎缩、血流减少及局部循环差，药物吸收速率下降。

（二）老年人药物分布

老年人脂肪组织增加，身体总水量减少，细胞内液减少，因此水溶性药物如 β-内酰胺类抗生素、吗啡、哌替啶及对乙酰氨基酚等的表观分布容积减小，血药浓度增加，脂溶性药物如替加环素、利多卡因、地西泮等的表观分布容积增大，药物作用时间延长，脂溶性药物在老年人组织中分布较多，作用持久。

老年人的血浆蛋白含量较年轻人减少，使游离型药物浓度增加，药物作用增强。尤其是与血浆蛋白结合率高的药物，游离药物浓度升高，药效增强，甚至会出现毒性反应。老年人服用常规剂量的华法林，可因血浆游离药物浓度增加，有引起出血的危险，应减少剂量。此外，蛋白结合率高的药物如地西泮、苯妥英钠、普萘洛尔、地高辛、氯丙嗪和洋地黄毒苷等，老年人用时应注意减量。老年人同时使用多种血浆蛋白结合率高药物时，可能会产生竞争性作用，易出现毒副作用。

（三）老年人药物代谢

肝是药物代谢的主要器官，老年人由于肝血流量及肝细胞减少，肝微粒体酶的合成和活性降低，药物代谢减慢，半衰期延长，会造成药物蓄积，引起不良反应。这对首过效应明显、肝清除率高的药物影响较大，如老年人口服单剂量的普萘洛尔后,较年轻人血药浓度显著升高。随着年龄的增长,肝药酶活性逐渐降低,经肝药酶灭活的药物半衰期往往延长,血药浓度升高,如对乙酰氨基酚、氨茶碱、苯巴比妥、吲哚美辛及三环类抗抑郁药等。值得注意的是,老年人肝药酶活性减弱也存在个体差异,但有些肝药酶如乙醇的脱氢酶、异烟肼的乙酰化酶等在老年人体内活性并不降低,这些药物在肝内的代谢并不降低。

(四)老年人药物排出

随着年龄的增长,老年人肾血流量减少、肾小球滤过率和肾小管功能降低,从而导致药物清除率降低。当使用主要经肾排泄的药物时,其易在体内蓄积而造成中毒,如万古霉素、地高辛、氨基糖苷类抗菌药物、青霉素、β-内酰胺类抗生素、磺胺类药物、苯巴比妥、乙胺丁醇、西咪替丁及磺酰脲类降糖药等,都可因肾功能减退而排泄减少,从而显著延长半衰期,并有蓄积中毒的危险。因此,老年人在使用这些药物时均应相应减少用量或延长用药间隔时间。

二、老年人合理用药原则

1. 选择合适的药物

用药前须详细询问病史及用药史、过敏史,明确诊断,把握好用药适应证,以选择适宜药物,尽可能减少药物品种及剂量。尽量避免使用老人慎用或禁用的药物,如易引起跌倒、抑郁症、直立性低血压的药物或肾毒性大的药物等,不滥用保健品及滋补药等。

2. 谨慎多重用药

联合用药品种越多,药物不良反应发生的可能性越高,用药品种要少,联用药物以不超过 3~4 种为宜,治疗时分轻重缓急,抓主要矛盾,选主要药物治疗,选用具有兼顾治疗作用的药物。

老年患者常患多种疾病,2 种或大于 2 种慢性疾病共存于同一位老年患者,这种患病情况称为共病,共病在老年人群中非常普遍,老年共病不仅涉及老年人常见病(如高血压、冠心病、脑血管疾病、糖尿病等),还包括老年人特有的症状或老年综合征(如阿尔茨海默病、营养不良、睡眠障碍等)。共病治疗往往需要使用多种药物,患者使用 5 种或 5 种以上药物的情况称为多重用药(polypharmacy),不适当的多重用药常会引起药物间相互作用和不良事件发生。

处方精简/药物重整是解决不适当多重用药的重要方式。针对导致患者损伤或患者不再获益的用药,减少该药剂量或停用该药的计划和管理过程,即为处方精简,其目标是降低用药负担和损害,同时维持或提高生活质量。药物重整指比较患者目前正在应用的所有药物方案与药物医嘱是否一致的过程,即是将患者药物清单与患者既往服用的所有药物进行比较,以避免漏服、重复用药、剂量错误、产生药物相互作用等用药问题的用药方案优化方法。正确的药物重整可以预防患者医疗过程中 75%~80% 的临床重要药物的偏差。

3. 严格掌握用药剂量

严格遵守从小剂量开始和剂量个体化原则。《中国药典》规定老年人用药量为成人量的 3/4,一般开始用成人量的 1/2 即见效果,再根据临床反应调整剂量,直至出现满意疗效而无不良反应为止。每次增加剂量前至少要间隔 3 个血浆半衰期。老年人用药后反应的个体差异比其他年龄的人更为显著,最好根据患者肝肾功能情况来决定及调整剂量。对主要由原型经肾排出的药物、安全性差的药物以及多种药物同时合用时,及时调整剂量更为重要,对一些治疗指数较小的药物需要进行血药浓度监测。

4. 适宜的给药途径

老年患者需要长期用药时,应选择适合老年人且服用方便的药物剂型。尽可能口服给药,对部分吞咽困难的,可改用液体剂型,必要时可用注射给药。急性患者可选用静脉滴注或静脉注射给药。尽量少用肌内注射或皮下注射,因为老年人的肌肉对药物的吸收能力较差,注射后疼痛较显著且易形成硬结。

5. 合适的用药时间

选择合适的用药时间对老年人进行治疗,可以提高疗效和减少毒副作用。例如,抗高血压药宜在早晨血压上升前半小时服用,皮质激素类药物现在主张长期用药者在控制病情后,采取隔日 1 次给药法,即根据皮质激素昼夜分泌的节律性,把 2 天的总量于隔日上午 6~8 时 1 次给药,这样对肾上腺皮质功能抑制较小,疗效较好,产生库欣综合征等不良反应的概率较小。病情好转要及时减药或停药,做好病史和用药史的记录。

6. 重视及时停用药物

老年人慢性疾病需要长期用药控制,而随着年龄的增长、生理特点的变化及疾病的发展,老年人用药应密切观察,若观察到药物不良反应或病情加重,前者应停药,后者应加药;往往停药受益多于加药受益;及时停用药物是老年病学中最简单有效的干预措施。

三、老年人合理用药评价工具

常用的老年人合理用药评价工具多为围绕潜在不适当用药(potentially inappropriate medication, PIM)进行的评估和干预。现有的老年患者潜在不适当用药评估标准主要由欧美各国制定,其中以比尔斯(Beers)标准和老年人不适当处方筛查工具(screening tool of older persons prescriptions, STOPP)/老年人处方遗漏筛查工具(screening tool to alert to right treatment, START)标准最为常用。

1. Beers 标准

Beers 标准是美国老年医学专家比尔斯(Beers)在 1991 年组织美国老年医学会、精神药理学、公共卫生及药物流行病学和老年临床药理学等专家共同制定的老年潜在不适当用药列表,包括一般情形下和在某些疾病状态下的老年人应避免使用的药物、需要降低剂量的药物、慎用或需要密切监测的药物,该标准于 1997 年、2003 年、2012 年、2015 年和 2019 年进行了多次修订更新。Beers 标准在调查老年患者的药物应用、识别老年潜在不适当用药及降低不合理用药等相关方面具有积极作用。

2. STOPP/START 标准

STOPP/START 标准是 2008 年爱尔兰科克大学组织老年医学、临床药理学、临床药学、老年精神病学及社区医疗等专业的 18 名专家通过德尔菲法达成的共识而制定,用于评估老年人潜在不适当用药,该标准在欧洲应用广泛。该标准由 STOPP 和 START 两部分组成:STOPP 部分按生理系统分十大类,共包括 65 条潜在不适当用药标准;START 部分列出 22 条可能被忽略的需要考虑应用的药物治疗。

3. 中国老年人潜在不适当用药判断标准

我国对基于我国国情和特点的老年人潜在不适当用药标准研制较晚,在 2017 年推出了《中国老年人潜在不适当用药判断标准(2017 年版)》,以用于对我国老年人潜在不适当用药的评估和干预。该标准包括两部分内容:

(1)第一部分——《中国老年人潜在不适当用药判断标准》:包含神经系统用药、精神药物、解热镇痛抗炎抗风湿药物及心血管系统用药等,共纳入十三大类 72 种/类药物,其中 28 种/类为高风险药物、44 种/类为低风险药物,每种/类药物附 1~6 个用药风险点。

（2）第二部分——《中国老年人疾病状态下潜在不适当用药判断标准》：共纳入 27 种疾病状态下 44 种/类药物,根据用药频度分为 A、B 级警示药物,其中 25 种疾病状态下 35 种/类药物为 A 级警示药物（用药频度 ≥3 000 次）,推荐临床医师与临床药师优先警示,9 种疾病状态下 9 种/类药物为 B 级警示药物（用药频度<3 000 次）。与国外研究相同,其中 A 级和 B 级警示药物中的高风险药物主要集中在苯二氮䓬类药物、精神药物、非甾体抗炎药、心血管药物、噻唑烷二酮类降血糖药和具有抗胆碱作用的药物。其中,苯二氮䓬类药物、精神药物及抗胆碱药的用药风险点主要在对有癫痫或癫痫发作、谵妄、认知功能受损、帕金森病、跌倒或骨折等病史的老年患者,其将降低癫痫发作阈值、诱发或加重谵妄、产生中枢神经系统不良影响、加重帕金森病症状或锥体外系症状、损伤精神运动功能、诱发共济失调及再发跌倒等。对于有慢性阻塞性肺疾病者,苯二氮䓬类药物有抑制呼吸的风险。将非甾体抗炎药应用于有心力衰竭、肾功能不全的老年患者,患者有液体潴留、加重心力衰竭或导致肾衰竭的风险,而对于有消化性溃疡的老年患者,非甾体抗炎药又有加剧溃疡、导致新溃疡和诱发消化道出血的风险。

第四节　肝功能障碍的临床药动学

吸收、分布、生物转化和排泄是药物在体内随时间变化的主要 4 个过程,肝为主要的药物代谢器官。因此,肝功能障碍将会对药物在体内的过程产生重大的影响,进而影响药物疗效,或者产生药物毒性。不仅肝疾病本身会导致肝功能障碍,其他器官功能障碍的干扰也会导致肝功能障碍,如休克和心力衰竭会通过血流动力学的改变来影响肝功能。

一、肝功能障碍对临床药动学的影响

肝功能障碍主要通过影响药物在体内的代谢过程来影响临床药物的使用。例如,慢性肝病的晚期患者,由部分细胞坏死和纤维化导致肝的结构和形态发生改变,进而造成门静脉的血流量减少;而侧静脉的形成则进一步导致门静脉血流量的减少,从而影响药物在肝内清除的速度。肝功能障碍对药动学的影响也可以反映为肝清除率下降、药物与血浆蛋白结合率降低、肝功能障碍对药物胆汁排泄障碍的影响等方面来降低药物和血浆蛋白的结合率。

(一)肝清除率下降

药物肝清除率指药物通过肝功能的代谢排出体外的能力,主要是进入肝和离开肝的药物量与肝血流量相关联系。进入肝脏的药物量等于进入肝脏的血流量(Q)和血液浓度(C_A)的乘积。Q 为肝脏摄取的药物量(C_A-C_V),血液从肝流出时的血液浓度为 C_V。而肝摄取率(extraction rate,ER)则表示为药物随血液从门静脉经过肝消除的分数,肝药物清除率(hepatic clearances of drugs,Cl_H)指每单位时间中有多少毫升血浆中含有的药物被清除,因而药物的肝清除率是肝血流量与肝摄取率的乘积。经肝清除的药物可根据清除率分为高摄取率药物和低摄取率药物。不同的药物具有不同的肝摄取率。肝摄取率越高,其肝药物清除率也越高。如果摄取率趋于1,那么该药物从肝脏清除的速率几乎等同于血流的流量,即血浆中的药物通过肝后立刻被清除。药物的肝清除率受到肝脏血流量的限制,因而被称为限流药物,如利多卡因、维拉帕米、拉贝洛尔、吗啡、普萘洛尔等,这些药物在肝中的清除率与肝血流量密切相关。若是摄取率值不大,则需要考虑肝的清除能力,通过胆汁的排泄速率及生物转化酶的活性,这些药物被称为清除能力有限的药物,如华法林、氨茶碱等。

摄取率值与血液中药物浓度之间的关系对于口服药物来说非常重要,进入体循环的药物量为 1.0-ER。一些摄取率值较大的药物,当口服后肝功能恶化,应当注意其摄取率的变化。这个时候,如果摄取率稍有变化,如增加 0.05,进入体循环的药物量就会增加一倍。

药物的肝清除率也会受到肝药酶的影响。例如,发生肝硬化和慢性肝炎时,肝中的微粒体酶的合成会减少,多种药物酶的活性会明显降低,导致血浆中药物半衰期显著增加,从而增强药效甚至进展为毒性作用。代表药物有苯巴比妥、利多卡因、普萘洛尔、氨茶碱、泼尼松龙、氯霉素、林可霉素等,在肝病患者体内,药物的血浆半衰期将会显著延长。

同样,部分药物必须要先在肝脏中转化为活性的形式,然后才能发挥其药理作用。肝酶活性降低时,这些药物的作用将相应发生变化。例如,泼尼松只有在肝中转化为泼尼松龙的活性形式后才能发挥作用,因而在慢性肝炎患者中,口服泼尼松后测定的血浆泼尼松龙含量会低于正常人的水平。

此外,肝病还会影响药物的首过效应。例如,肝病患者口服阿司匹林、吗啡、哌替啶、异丙肾上腺素、哌甲酯、拉贝洛尔、普萘洛尔等药物时,应当减少这些药物的用药剂量,并延长其给药的间隔。

(二)药物与血浆蛋白结合率降低

在血浆中与药物结合的蛋白有多种,如与多数酸性药物结合的白蛋白、与碱性亲脂性药物结合的脂蛋白及球蛋白、α_1-酸性糖蛋白、血红蛋白等。当慢性肝病进展为较为严重的阶段时,肝中合成的蛋白质会减少,从而降低了药物与血浆蛋白的结合率,并且药物和白蛋白结合的速度也会受到其他内源性因素和肝病时胆红素的影响。

当药物的蛋白结合速率降低后,人体可相应地产生很多影响,如药物在肝脏中的清除率、药物在组织中的分布以及经肾的排泄途径等。因为药物与蛋白结合后无法进行跨膜运输,所以游离药物的含量增加,从而导致药物扩大在体内的组织分布,增大其表观分布容积,还能降低药物的总血药浓度。但是,药物的肝清除率受到影响的程度也与药物的某些性质有关。一方面,一些药物流速受限,与血浆蛋白结合的药物以及大多数游离药物或在肝循环1周后便会被清除。所以,当这些药物的蛋白结合率降低后,药物的肝清除率不会发生改变。然而,部分药物在肝内清除有限,当蛋白结合率降低并且肝的固有清除能力降低后,可能会导致其肝清除率降低,但其总血药浓度不会改变。另一方面,还需要认识到,肝清除率和表观分布容积的变化也会影响半衰期($t_{1/2}$)。半衰期的计算公式为

$$t_{1/2} = (0.693 \cdot V_{\mathrm{d}})/Cl_{\mathrm{H}} \tag{6-1}$$

从上式中可看出,当肝清除率降低后,表观分布容积越大,半衰期越长。所以,肝病降低了白蛋白结合率,而且若表观分布容积增加,半衰期则延长,这和肝清除率是否降低或者不变无关。这个时候需要及时调整给药方案,避免可能发生的药物半衰期延长,在体内积累导致的药物的毒性。例如,当肝病患者服用氨茶碱、苯妥英钠、泼尼松龙后,应当及时调整给药方案,降低不良反应的发生率。

二、肝功能障碍对药物胆汁排泄的影响

肝功能发生障碍时,会对依赖胆汁排泄的药物产生影响,这些药物及其代谢物可以通过主动运输从胆汁中迅速排出。当发生肾衰竭时,一部分在肾中排泄的药物可经胆汁排出体外。而当肝功能发生障碍后,进入肝细胞的药物减少,或是肝细胞储存或代谢药物的功能下降,抑或是药物从肝细胞进入胆汁的主动转运过程有所阻碍,这些从胆汁代谢的药物可能部分甚至完全受阻。例如,健康的人群服用地高辛后 7 天内的胆汁排泄量是服用剂量的 30%,但是肝病患者的代谢量会减少至 8% 左右。当肝病患者服用螺内酯、四环素、红霉素、利福平及甾体激素等药物时,上述原因可使药物从胆汁的排出量降低,比正常人的胆汁排出量低。

肝功能障碍时,其他器官也会受到一定程度的影响,导致器官功能受到干扰,进而会影响药物的体内过程。例如,门静脉高压患者同时患有小肠黏膜水肿时,药物可能会受到肠道吸收的影响。并且已有研究表明,门静脉高压患者服用安替比林后,药物的吸收时间延迟了数小时。值得注意的是,当肝门静脉发生吻合之后,口服的药物可以不需要经过消除直接进入体循环,从而可以提高药物的生物利用度。

三、肝功能障碍患者用药时的注意事项

肝功能障碍时,很多药物的清除速度将会减慢,且半衰期会相应延长。但是对于一些药物,肝功能不全引起的血浆浓度变化通常在 2~3 倍。在受体敏感性不变的情况下,这种血浆浓度的变化对临床用药方面意义不大,因为其在正常人群中也存在着个体差异性。但是,当肝功能障碍时,一些药物必须要谨慎使用。

1. 谨慎使用有肝毒性的药物,以免引起药物性肝损害的发生

相关研究表明,有 200 种以上的药物可使肝发生不同程度的损害,而药物不良反应中药物性肝损害占比达到 10%~15%。药物性肝损害根据发生的程度可分为两类:可预测的损害和不可预测的损害。可预测的损害是药物以非选择性或者选择性的方式损害肝细胞引起的。例如,过量服用对乙酰氨基酚后,可引发肝损害,原因在于药物代谢物与肝细胞中的大分子发生紧密的共价结合,且药物代谢物过量。不可预测的损害则是间接的特异反应或者过敏反

应等。例如，患有胆汁淤积的妊娠期妇女在使用口服避孕药后会导致黄疸，也就是说胆汁形成障碍的遗传性患者更容易患胆汁淤积症。因此，肝功能受损的患者应注意禁止或者谨慎使用会对肝产生损害的药物，以避免加重肝功能的损伤。

2. 谨慎使用由肝脏代谢且不良反应较多的药物

当患者出现肝功能障碍时，服用药物的半衰期会延长，药物会在体内发生蓄积并且有可能引发药物过量造成的毒性反应。因此，对出现肝功能障碍的患者，应当通过调整给药剂量或者延长给药间隔等方式及时调整给药方案，尤其注意经肝代谢且具有诸多不良反应的药物。例如，当患者出现肝损害后再使用氯霉素抑制造血系统时，会增加再生障碍性贫血的发生率。或是肝功能障碍患者服用地高辛时容易引起药物蓄积和中毒，因为地高辛主要是由肝代谢排毒的，很难把握剂量。当肝功能障碍患者服用如氨茶碱、奎尼丁和苯妥英钠等药物时，应监测血药浓度。

3. 对于可诱发肝性脑病的药物应当谨慎使用或禁用

肝性脑病起病早期应用巴比妥类镇静剂时，应当注意其药效，因为肝性脑病患者对镇静剂和麻醉剂等精神药品非常敏感，这是由于肝性脑病患者中枢受体的敏感性增加。巴比妥类药物在肝性脑病患者体内可发挥更强烈的作用不是因为药物的排毒效果不佳或者药物效力提高，而是通过对药物的敏感性增高，易引起很危险的深层次抑制。随着肝病逐渐严重，γ-氨基丁酸受体的敏感性也会增加，进而内源性和外源性药物与中央递质的竞争也相应发生变化。并且，一些假性神经递质的药物、含氮药物和可以降低代谢的药物如单胺氧化酶抑制剂等，也可以诱发肝性脑病。当肝功能障碍患者使用这些药物时，应当格外小心谨慎。有研究表明，奥沙西泮可以用于肝性脑病的患者，主要是该药物在急性和慢性肝病中的肝清除率不会发生改变。

此外，肝功能障碍及肝性脑病的患者不应使用乙酰唑胺、噻嗪类等利尿剂，因为这一类药物能够减少尿液中的 H^+ 的排出和 NH_4^+ 排泄，从而导致体内 NH_3 的增加，积累并且诱导肝性脑病。与此同时，利尿药也会导致血清中 K^+ 的减少，诱发肝性脑病。

肝功能障碍患者服用香豆素等口服抗凝剂后，能显著抑制凝血功能，但是在停止服用后恢复也比较迟。这可能是因为肝使用维生素 K 合成凝血酶及其他凝血因子的能力降低,还可能与游离药物的增加和作用增强有关。

4. 当发生肝功能障碍后,药物的作用效应也会受到影响

部分药物如普萘洛尔、维拉帕米等可以通过门静脉吻合在口服后绕过肝的吸收,从而增加其生物利用度和药效。也有一些药物需要在肝内代谢转化成活性形式后才能发挥药效。因此,当肝功能较差的时候,这些药物的药效就会受到很大的影响。例如,泼尼松必须要在肝中被 $11-\beta$ 羟化脱氢酶催化后才可以转化为泼尼松龙发挥药效。已有研究发现,急性或者慢性肝功能障碍的患者口服泼尼松后,血液中的泼尼松龙水平明显低于正常人的水平,药效更差。肝功能障碍恢复后服用泼尼松后,泼尼松龙的水平也会明显升高。因此,肝功能障碍患者应当使用泼尼松龙来替代泼尼松。同样地,还有一些药物如抗肿瘤药环磷酰胺、免疫抑制剂硫唑嘌呤等必须要在肝中被激活之后才能生效。因此,对于这些药物,肝功能障碍的患者应当谨慎使用。

目前,对于肝功能障碍患者的用药原则主要是根据药物的利弊,并结合用药经验和监测血药水平来决定的。以此来减少药物的使用频率或者仅在必要的时候使用药物,尤其是针对那些对肝有害的药物。仍然建议尽可能使用对肝无毒或者肝脏不清除的药物。当使用对肝有毒的药物时,应在严格的控制下使用。

四、临床案例

(一) 一般资料

患者,男性,54 岁。因"胸痛、呼吸困难 3 天"入院,入院后急查心电图、血常规等,诊断为急性心肌梗死、室性心动过速。患者有心房颤动和肝硬化病史,长期服用阿托莫兰护肝治疗。

住院医生根据患者的现病史及既往史,决定给予药物治疗控制症状。初始药物治疗方案如下:静脉注射盐酸利多卡因注射液抗心律失常;静脉注射阿托莫兰注射液护肝治疗;口服华法林抗凝治疗。

(二) 问题

(1) 该患者使用利多卡因抗心律失常是否合理?

(2) 该患者入院后口服华法林抗凝治疗是否合理?

（三）案例分析

（1）该患者入院后使用利多卡因抗心律失常不合理。

理由如下：由于患者长期肝硬化，肝功能发生异常，肝血流速度降低，对经肝代谢的药物如利多卡因，由于受到肝血流的限制作用，其肝清除率明显降低，在体内蓄积，引起药物中毒反应；同时，肝合成蛋白功能下降，血浆中由肝合成的 α_1-酸性糖蛋白含量减少。而利多卡因经静脉注射后进入血浆中，与 α_1-酸性糖蛋白结合形成药物-结合蛋白复合物，结合蛋白浓度降低，使得血浆中游离型利多卡因浓度增高，易造成药物中毒反应。

（2）该患者口服华法林抗凝治疗不合理。

理由如下：首先华法林起效缓慢，治疗初始 3 天由于血浆抗凝蛋白细胞被抑制，可出现短暂高凝状态。患者长期肝硬化，肝功能障碍，肝血流速度降低，对经肝排泄的药物清除率下降。华法林由肝代谢成活性代谢物。肝硬化病理状况不影响华法林的排泄过程，但是由于肝合成蛋白功能下降，与华法林结合的蛋白及凝血因子合成减少，此类患者与正常人相比，有严重出血风险，口服华法林后容易加大其出血事件的发生。

第五节　肾功能异常的临床药动学

一、肾功能异常的临床药动学变化

肾功能异常时，由于肾小球和肾小管等功能变化，药动学的过程发生改变，即对药物的吸收、分布、生物转化及排泄等体内过程均造成明显的影响。一般情况下，肾功能异常导致药动学变化的程度取决于肾病的类型和药物种类。

1. 对药物吸收过程的影响

目前，有关肾病对药物的吸收过程和生物利用度的影响主要是消化道功能紊乱引起的。例如，患者有严重肾病如肾衰竭时，可发展为尿毒症，从而引起胃炎，消化道管壁水肿，药物吸收减少。同时，由于肾功能障碍影响排泄功能，胃内氨和血氨积累，使胃内 pH 升高，影响口服弱酸性药物的吸收，从而使生物利用度下降。

此外,肾病影响药物与血液中蛋白的结合能力,药物与血浆蛋白结合减少,血液中游离药物增多,使肠系膜转运药物渗透压降低,从而使药物吸收减少。

2. 对药物的血浆蛋白结合及分布过程的影响

一般来说,弱酸性药物主要与血浆蛋白结合,而弱碱性药物主要与 α_1-酸性糖蛋白结合。慢性肾衰竭对药物与血浆蛋白结合的影响,通常是酸性药物的血浆蛋白结合率降低,常见的酸性药物有巴比妥类、苯妥英、呋塞米、保泰松、华法林等。但对碱性药物结合率的影响则不相同,如降低吗啡、地西泮等与血浆蛋白的结合率;对普萘洛尔、d-筒箭毒等则无明显影响,与正常人血浆蛋白结合率相近。

肾功能障碍时药物的血浆蛋白结合率降低的原因如下:① 肾功能障碍导致蛋白合成功能下降,从而产生低蛋白血症,药物蛋白结合位点减少;② 诱发尿毒症的内源性物质(如脂肪酸、芳基氨基酸等)及某些药物代谢物蓄积,从而竞争药物与蛋白的结合位点;③ 尿毒症时药物的蛋白结合部位结构或构型发生改变,使药物亲和力降低。例如,在慢性肾衰竭患者中,随着尿毒症的出现,由于体内结合抑制因子的存在,以及蛋白构型的改变,药物与蛋白结合部位的亲和力减弱,苯妥英及华法林这类与蛋白结合能力强的药物游离增多,测定的血药浓度(测定的是与血浆蛋白结合的药物浓度)减小,可能使临床工作者形成错误的认识,继续增加给药剂量,从而导致毒性反应的发生。

肾功能异常可以通过下述几个方面影响药物分布:

(1)体液的酸碱平衡影响药物的解离程度,从而影响药物的分布。例如,血液中酸碱失衡且处于碱性时,弱碱性药物的非解离部分比例增加,导致药物在体内蓄积;同时,弱酸性药物解离增多,难以进入细胞,造成细胞内浓度偏低。而药物的再分布主要与其发挥作用的位置相关。

(2)酸碱失衡或氨类物质蓄积都可降低药物与结合位点的亲和力,影响其再分布与排泄。尿毒症患者中,胃肠道内氨蓄积,则影响苯妥英与血浆蛋白的结合;同时,尿毒症也可能减少地高辛与肌肉组织的结合,使其分布容积减少。

(3)严重疾病可导致机体蛋白和脂肪的丢失,影响药物的分布过程。例如,尿毒症患者使用硫喷妥钠麻醉时,在根据患者体重计算用于诱导及维持麻醉的剂量时,应考虑其因脂肪的丢失而使储存药物的量相应减少。

3. 对药物代谢过程的影响

肾是机体除肝外的一个重要的代谢器官,也存在 CYP450 酶等多功能氧化酶,因此胆碱、儿茶酚胺、5-羟色胺、胰岛素、吗啡、水杨酸盐及苯乙胺等经CYP450酶代谢的药物均可在肾小管代谢。

肾功能异常时,各种药物在肾内的代谢过程都可能受到不同的影响,可能会加快氧化代谢的进展,而减慢还原及水解的过程,并对结合反应无明显影响。例如,尿毒症使机体加快对苯妥英的氧化代谢,使得难以在常规剂量给药下控制癫痫症状的发作;而患者服用奎尼丁时则不需要改变给药剂量,其氧化代谢过程不受尿毒症的影响。或是发生氮血症时,由于肾小球滤过减少或降解减少,患者对胰岛素的需求量降低。

若药物的主要代谢途径是通过肾代谢来完成,在肾功能障碍时,其排泄能力下降将会使药物的代谢物蓄积。例如,哌替啶、别嘌醇、普鲁卡因胺和部分口服磺酰脲的代谢物的蓄积。

与此同时,肾功能异常时也会对药物在肝内的代谢过程造成影响。例如,肾衰竭患者可能因为抑制肝对乙氯戊烯炔醇的代谢而导致乙氯维诺(ethchlorvynol)的半衰期延长;对于其余需要经乙酰化处理的药物,肾功能异常会增加其在体内的停留时间,从而诱发不良反应。

4. 对药物排泄过程的影响

肾是机体的主要排泄器官之一,药物从肾排泄一般有两种形式,一是以原型药物排泄,另一种则是经过代谢变成极性高、水溶性强的代谢物后经肾排泄。当肾功能异常时,经肾排泄比例高的药物,其排泄过程受到更大的影响,导致其在体内蓄积,消除变慢,消除半衰期延长,药效提高,严重时可诱发毒性反应。例如,尿毒症患者服用正常剂量的地高辛后,其血药浓度比同等剂量下的正常人高,可延长其半衰期,从而导致地高辛毒性反应。同样,药物经肾代谢生成的活性代谢物发生堆积,也会发生不良反应。例如,哌替啶用于肾衰竭患者时,由于其代谢物去甲哌替啶有致惊厥的作用,易发生激动、震颤、抽搐等不良反应。

肾衰竭时,部分药物的代谢过程可能会有所阻碍,如乙酰化反应受阻的药物有对氨基水杨酸、磺胺二甲基异噁唑(gantrisindiethanolamine)和异烟肼,还原反应受阻的药物有氢化可的松,水解反应受阻的药物有胰岛素。除此之外,由于肾衰竭对机体的血液学有所改变,血浆中伪胆碱酯酶和胆碱酯酶的活性下降,服用胆碱受体激动剂后,药物降解减少,半衰期延长。

肾功能异常影响药物排泄的机制有以下几种。

（1）肾小球滤过减少：某些疾病可以改变机体的生理状况，使肾小球滤过率发生变化。例如，急性肾小球肾炎（acute glomerulonephritis）可使功能活动的肾单位减少，使从肾小球滤过的药物的总滤过量减少；或肾病综合征可通过破坏肾小球滤过膜的完整性，导致药物滤过量增加等。

一般来说，当原型药物及其代谢物40%以上经肾排泄时，功能肾单位的减少会使其血浆半衰期延长。因此，主要通过肾排泄的药物，如普鲁卡因胺、利尿剂、地高辛、氯丙嗪、氨基糖苷类和大环内酯类抗生素等用于伴有肾功能不全的患者时，必须考虑通过其滤过能力来调整药物的剂量。

（2）肾小管分泌减少：药物通过肾小管分泌一般是主动转运的过程，需要载体的参与，且不受结合蛋白的影响。酸、碱性药物有不同的分泌通道，但同一类型的药物可相互竞争转运。尿毒症患者体内蓄积的内源性酸性物质与有机酸性药物如利尿药呋塞米、氢氯噻嗪及依他尼酸等在有机酶转运系统发生竞争，使药物经肾小管分泌减少，从而导致药物血浆半衰期延长。

（3）肾小管和集合管的重吸收增加：肾功能障碍时，由于体内酸性物质增加，尿液pH下降，解离型弱酸性药物减少，重吸收增加，从而使药物清除半衰期延长；弱碱性药物则易于解离，排泄增多；而尿液中pH升高则相反。临床上发生药物蓄积中毒时，一般可采用调节尿液pH的方法增加药物的排泄，如苯巴比妥中毒时碱化尿液治疗。

（4）肾血流量减少：可使肾小球滤过功能及肾小管分泌功能发生障碍，从而导致药物排泄减少，血浆半衰期延长。

此外，值得注意的是，药物受肾功能障碍的影响不局限于上述单一机制，可能存在多因素共同作用。例如，磺胺嘧啶在体内的代谢过程中，其在肾内涉及肾小球滤过、肾小管分泌及肾小管重吸收等方面的影响。在肾功能障碍的患者中，磺胺嘧啶的消除速率减慢，体内蓄积量增加，易引发不良反应。

二、肾病患者给药方案的调整

1. 肾病患者的药物选择

肾功能不全时，经肾排泄的原型药物或是活性代谢物容易在体内蓄积，增强药效，引发中毒反应。例如，肾功能障碍患者服用洋地黄毒苷类药物时，药物易在体内蓄积，引发心脏颤动。此外，部分药物及其代谢物可直接对肾造成损害,如多黏菌素、氨基糖苷类、两性霉素 B 等抗生素。也有部分药物通过间接作用而加重肾的负担,如皮质类固醇,其可增强异化作用,引起机体负氮平衡,从而加重肾衰竭患者的氮质血症。为避免毒性不良反应的发生,当肾功能不全的患者使用上述药物时,需要慎重考虑具体药物及其活性代谢物的特性,斟酌其肾功能的程度,且根据实际情况调整剂量。

2. 肾病患者给药方案的调整

肾病患者对药物消除能力降低,药物清除半衰期延长,若按常规给药方案给药,会引起药物在体内蓄积而产生中毒反应。例如,严重肾损伤的患者使用常规剂量的地高辛,毒性反应发生率可高达 70%。因此,肾病患者在选用主要经肾排泄且肾毒性较大的药物时,需要对给药方案做出调整。

肾功能障碍时,调整给药方案需要考虑多个因素,如肾损害程度、原型药经肾排泄的比例、药物的治疗指数等。

常用调整剂量的方法如下:① 延长给药间隔而剂量不变;② 减少给药剂量而给药间隔不变;③ 同时减少给药剂量和延长给药间隔。

肾功能不良患者给药剂量的调整遵从个体化用药原则,既要考虑患者的肾损害程度,也要分析所用药物的药物代动力学特点。临床上常以血清肌酐清除率作为测定患者肾小球滤过率的指标,同时药物的代谢过程需要考虑其对肾功能和肝功能的依赖。

三、血液透析

血液透析在临床上用于对终末期肾病的支持治疗。需要透析治疗的患者往往伴有各类并发症,因此需要同时使用大量治疗并发疾病的药物。因为患者的肾功能受损,为避免药物不良反应发生,通常建议降低剂量,尤其是对于那些原药及活性代谢物主要经肾排泄的药物。另外,如果药物通过血液透析会被显著去除,那么需要增加剂量以确保其达到足够的治疗剂量。

(1)药物的透析性:了解药物的透析程度对于保证疗效至关重要。药物在透析期间若被大量消除则会导致血药浓度降至治疗阈值以下,因而达不到治疗目的。例如,肾病患者应用抗癫痫药苯妥英时,其通过透析可被广泛消除。药物的透析程度在很大程度上取决于其理化特性,包括分子量、血浆蛋白结合率、表观分布容积和极性。此外,透析过程中的一些因素(如透析膜种类、血液/透析液的流速)可能也会影响药物的透析性。

一些药物如庆大霉素透析后还会出现重新分布,称为反弹现象。当透析过程中从血液中清除药物的速率大于药物从组织流入血液的速率时,就会发生这种情况。反弹的量可能取决于透析的时间和血液及透析液的流速。

(2)透析患者非肾药物清除率的改变:其体内的其他药物清除途径也可能会发生改变,可能是由于药物转运蛋白和药物代谢酶表达及活性变化,所以临床上还必须考虑到非肾清除途径受到肾病的影响。例如,红霉素在肾病患者中的肝清除率往往会受到肾功能异常的影响而下降,透析可以部分恢复肾病患者的肝清除率。另外,有研究表明肾病患者在给予一定量的瑞舒伐他汀后血药浓度会显著高于正常人,但其在透析患者与正常人之间无明显差异。

临床上在给透析患者开具处方时,应优先寻找透析患者人群中推荐用药的证据。当无法获得药物在肾病的具体药动学数据时,医生应当评估该药有关药动学的所有已知信息,结合考虑肾衰竭中可能会变化的过程(如肾排泄、肝清除率),再开出处方剂量。必要时需要利用临床药动学研究来确定血液透析患者的最佳剂量。

四、临床案例

(一)一般资料

患者,男性,5岁。因"哮喘加重3天"入院,有哮喘病史,长期使用沙丁胺醇糖浆口服治疗和特布他林吸入性治疗。入院后明确症状和诊断,给予药物治疗以控制哮喘症状。初始药物治疗方案如下:雾化吸入沙丁胺醇,静脉注射氨茶碱和氢化可的松。

病情持续恶化,需要机械通气辅助治疗,后出现无尿症和肢体震颤等症状。开展腹膜透析和血药浓度监测,血浆中茶碱的浓度经监测维持在治疗范围内,但四肢震颤的症状仍存在。

(二)问题

(1)患者发生肢体震颤的原因是什么,与哪个治疗药物相关?

(2)该患者肾功能异常时对其治疗药物产生哪种影响?

（三）案例分析

（1）分析患者初始治疗药物发现，氨茶碱过量时，其代谢物黄嘌呤衍生物会在体内蓄积，引起中毒反应，表现为恶心、呕吐、心律失常、阵发性痉挛等症状。该患者发生无尿症时，表明出现急性肾损害、肾功能异常，茶碱的代谢物无法排出体外，且未能经腹膜透析排泄，在患者体内过度蓄积，引起临床药物过量中毒症状。

（2）分析该患者的初始治疗方案，雾化吸入沙丁胺醇，沙丁胺醇在肺组织中吸收进入肺循环，经肝脏代谢，在尿液中或是粪便中排泄，肾功能异常对其排泄有一定影响，但不会造成蓄积中毒；氢化可的松经静脉注射后，氢化可的松半衰期短，蛋白结合率高，经肝代谢，少量皮质醇从尿中排出，其余代谢物以葡糖醛酸结合的形式或是以硫酸酯形式经肾排泄，肾功能异常时，其代谢物无活性，以葡糖醛酸结合的形式或是以硫酸酯形式可从腹膜透析中排出；静脉注射氨茶碱，氨茶碱半衰期短，达峰时间短，主要代谢物1,3－二甲基尿酸具有药理学和毒理学活性，须经肾消除，不能从腹膜透析中排出，易在患者体内蓄积，引起中毒反应。

肝、肾功能异常时药物的半衰期改变和给药方案的调整情况具体见表6－1。

五、展望

妊娠期的母体、胎盘和胎儿形成一个复杂多单元的结构，为适应胎儿生长发育需要，各单元都会发生一系列的生理性改变，影响药物在体内的吸收、分布、胎盘转运、代谢和排泄过程，妊娠期用药还需要充分考虑药物机体敏感性、妊娠胎龄等因素的特殊性。妊娠期及哺乳期的生理学变化，可能还会受到遗传因素的影响，药物基因组学研究药物处置和药动学影响妊娠期间已经落后于其他领域。妊娠期及哺乳期用药研究往往基于小样本的研究，需要引进真实世界研究方法开展多中心临床研究。随着药物基因组学及代谢组学发展，老年人、儿童药物的体内处置及效应存在巨大的个体差异，除了基因组的遗传因素外，环境因素和个人因素等可能对药物代谢产生更大、更重要的作用。药物代谢组学代表终端效应，能更可靠、更准确地描绘出临床患者的生理病理信息，极具临床参考价值。可寻找到更直接和准确的标志物而应用于个体化的临床治疗。此外，药物代谢组学的样本采集简便易行，对标志物的分析方法快速多元，大大扩展了其临床应用前景。

表6-1　肝、肾功能异常时药物的半衰期改变和给药方案的调整

类别	药物	半衰期(h)			肾衰竭者,不同肾小球滤过率(mL/min)时给药方案的调整(表内数字为正常人剂量的%)			肝功能异常时给药方案的调整
		正常人	肾衰竭者	肝病者	>50	10~50	<10	
抗菌药	阿米卡星	2~3	86	—	同卡那霉素	同卡那霉素	同卡那霉素	—
	庆大霉素	3	60	—	75%~100%	35%~75%	25%~35%	—
	卡那霉素	3	84	—	75%	35%~50%	25%	—
	新霉素	2	12~24	—	q24h.	q8~12h.	q12~36h.	—
	链霉素	2.5	110	—	—	q24~48h.	q48~96h.	—
	妥布霉素	2.5	70	—	同庆大霉素	同庆大霉素	同庆大霉素	—
	头孢克洛	0.6~1	1.5~3.5	—	—	50%~100%	25%~33%	—
	头孢孟多	0.5~1.8	15~24	—	—	25%~50%	10%~25%	—
	头孢甲氧噻吩	0.6~1	8~33	—	q8h.	q8~12h.	q24~48h.	—
	头孢羟氨苄	1~1.4	10~25	—	q8h.	q12~24h.	q24~48h.	—
	头孢来星	0.75~1.5	—	—	—	—	q12~24h.	—
	头孢噻啶	1.5	10~23	—	避免应用	避免应用	避免应用	—
	头孢噻吩	0.5~0.9	3~18	—	—	—	q8~24h.	严重者慎用
	头孢匹林	0.5	2.5	—	—	—	q6~12h.	严重者稍减量
	头孢拉定	0.5	2.5	—	—	50%	25%	—
	氯霉素	2~4	3.5~7	12	—	—	—	减量
	克林霉素	2~4	3.5~5	7~14	—	—	—	中度及重度者减量
	多黏菌素E	1.6~8	10~20	—	75%~100%	50%~75%	23%~30%	中度及重度者减量
	红霉素	1.5~3	4~6	—	q6h.	—	—	中度及重度者减量
	林可霉素	4~6.4	10	11.8	—	q6~12h.	q12~24h.	中度及重度者减量

续　表

类　别	药　物	半衰期(h)			肾衰竭者，不同肾小球滤过率(mL/min)时给药方案的调整(表内数字为正常人剂量的%)			肝功能异常时给药方案的调整
		正常人	肾衰竭者	肝病者	>50	10~50	<10	
	氨苄西林	0.8~1.5	6~20	1.9	q8~12h.	q12~24h.	q24~48h.	—
	羧苄西林	1	10~20	1.9	—	q12~24h.	q24~48h.	—
	邻氯西林	0.5	0.8	—	—	—	—	—
	双氯西林	0.7	1	—	—	—	—	—
	乙氧萘青霉素钠	0.6	1.2	1.7	—	—	—	严重者减量
	苯唑西林	0.4	1	稍延长	—	—	—	严重者稍减量
	青霉素	0.5	6~20	—	75~100%	q12h.	q12~18h.	—
	多黏菌素 B	4.5~6	36	—	75%~100%	50%~75%	25%~30%	稍减量
	多西环素	15~24	25	—	—	—	—	稍减量
	米诺环素	12~15	14~30	—	—	—	—	—
	四环素	6~15	7~75	—	不用	不用	不用	—
	万古霉素	4~8	200~240	—	q24~72h.	q72~240h.	q240h.	—
抗菌药	灰黄霉素	10~22	—	—	—	—	—	严重者减量
	咪康唑	20~24	24	—	—	—	—	严重者减量
	孟德立酸	3~6	—	—	—	—	—	—
	甲硝唑	6~14	8~15	—	—	q8~12h.	q12~24h.	严重者减量
	萘啶酸	1~2.5	21	—	—	不用	不用	严重者减量
	呋喃妥因	0.3	1	—	q12h.	不用	不用	慎用
	磺胺甲噁唑	9~11	10~50	—	q12h.	q18h.	q18~24h.	严重者减量
	磺胺异噁唑	4.5~7	6~12	—	q8~12h.	q8~12h.	q12~24h.	严重者减量
	甲氧苄啶	8~16	24~46	—	q8~12h.	q8~12h.	q12~24h.	严重者减量

续　表

类别	药物	半衰期（h）			肾衰竭者，不同肾小球滤过率（mL/min）时给药方案的调整　表内数字为正常人剂量的%			肝功能异常时给药方案的调整
		正常人	肾衰竭者	肝病者	>50	10~50	<10	
抗结核药	乙胺丁醇	3.3	>10	—	—	50% q24h.或100% q36h.	25% q24h.或100% q18h.	—
	异烟肼	1.4	2.3	6.7	—	—	66%~100%	中度及严重者减量
	利福平	2.3	3.1~5	延长	有蓄积性	—	—	有蓄积性
抗病毒药	金刚烷胺	12~36	>24	—	有蓄积性	同左	同左	—
镇痛药	对乙酰氨基酚	2	—	—	q4h.	q4h.	q4h.	不用
	阿司匹林	2~19	—	—	q4h.	q4~6h.	不用	不用
	可待因	3.4	—	—	q3~4h.	q3~4h.	q3~4h.	稍减量
	吗啡	2.3	—	—	q3~4h.	q3~4h.	q3~4h.	稍减量
	哌替啶	3	—	7	q3~4h.	q3~4h.	q3~4h.	稍减量
	美沙酮	13~55	—	—	q6h.	q8h.	q8~12h.	稍减量
	喷他佐辛	2	—	—	q4h.	q4h.	q4h.	稍减量
镇静催眠药	水合氯醛	7~14	—	—	q24h.	不用	不用	减量
	氯氮䓬	5~30	—	63	q6~8h.	q6~8h.	q6~8h.	减量
	地西泮	29~90	—	105~164	q8h.	q8h.	q8h.	减量
	氯西泮	47~100	—	—	q24h.	q24h.	q24h.	减量
	格鲁米特	522	—	5~13	q8h.	不用	不用	减量
	环己巴比妥	3.7	—	—	q8h.	q8h.	q8h.	减量
	甲丙氨酯	6~17	—	32	q6h.	q9~12h.	q9~18h.	用药稍缓慢
	甲喹酮	10~43	—	—	q24h.	不用	不用	减量

续 表

类别	药物	半衰期(h)			肾衰竭者,不同肾小球滤过率(mL/min)时给药方案的调整（表内数字为正常人剂量的%)			肝功能异常时给药方案的调整
		正常人	肾衰竭者	肝病者	>50	10~50	<10	
镇静催眠药	奥沙西泮	6~25	—	—	q8h.	q8h.	不用	—
	戊巴比妥	18~48	—	—	q8~24h.	q8~24h.	q8~24h.	减量
	硫喷妥钠	3.8	—	—	—	—	稍减量	减量
抗高血压药	可乐定	7~12	24	—	减量	减量	减量	可能减量
	胍乙啶	120~140	—	—	—	减量	减量	可能减量
	肼屈嗪	2~3	延长	—	减量	减量	减量	减量
	甲基多巴	2~3	6	—	—	—	—	不用
	米诺地尔	4.2	42	—	—	—	—	可能减量
	哌唑嗪	2.5~4	—	—	—	—	—	可能减量
	利地平	46~165	—	—	—	—	—	可能减量
利尿药	氯酞酮	51	100	—	—	无效	无效	—
	依他尼酸	1	延长	—	不用	无用	不用	可能减量
	呋塞米	0.5~1	延长	—	—	—	—	可能减量
	氢氯噻嗪	2.5	24	—	—	可能无效	可能无效	—
	苄利尿剂	2~3	26	—	不用	不用	不用	—
	螺内酯	16	延长	—	减量	不用	不用	—
	三氨蝶呤	2	—	—	—	不用	不用	减量

续　表

类别	药物	半衰期（h）			肾衰竭者，不同肾小球滤过率（mL/min）时给药方案的调整（表内数字为正常人剂量的%）			肝功能异常时给药方案的调整
		正常人	肾衰竭者	肝病者	>50	10~50	<10	
抗心律失常药及强心苷	溴苄铵	4~7	31.5	—	q8h.	q24~48h.	不用	—
	洋地黄毒苷	168~192	200	—	—	—	—	—
	地高辛	30~40	87~100	—	—	减少50%	减少50%~75%	—
	丙吡胺	4.8~8.2	43	5	q6h.	q12~24h.	q24~48h.	—
	利多卡因	1.3~2.3	1.3~2.5	延长	—	—	—	负荷量照旧，滴入速率减慢一半
	普鲁卡因胺	2.2~4	9~16	—	q3~6h.	q6~12h.	q12~24h.	明显减量
	普萘洛尔	4	2~3.2	延长	—	—	—	—
	奎尼丁	3~16	3~16	—	—	—	—	—
	维拉帕米	3~7	—	—	慎用	慎用	慎用	—
抗痛风及抗风湿药	别嘌呤醇	0.7	延长	—	300 mg/d	200 mg/d	100 mg/d	—
	秋水仙碱	0.3	0.7	0.2		不得长期应用		—
	非诺洛芬	1.5~2.9	—	—	—	—	—	—
	布洛芬	2	2	—	—	—	—	—
	吲哚美辛	2~11	—	—	—	—	不用	—
	萘普生	12~15	—	—	—	—	不用	—
	青霉胺	40~140	27~96	40~190	—	不用	不用	—
	保泰松	2.5~3.5	—	3.5	—	—	不用	—
	泼尼松	3~17	3.5	—	—	—	不用	—
	丙磺舒	1.5~3.0	—	—	—	—	—	—
	舒林酸				—	—	从半量开始	—

续表

类别	药物	半衰期(h)			肾衰竭者，不同肾小球滤过率(mL/min)时给药方案的调整(表内数字为正常人剂量的%)			肝功能异常时给药方案的调整
		正常人	肾衰竭者	肝病者	>50	10~50	<10	
	阿霉素	1	—	延长	—	—	稍减量	胆红素<2~3时减量20%~30%
	筑霉吟	1	稍延长	稍延长	—	—	稍减量	可能引起肝毒性
	博来霉素	2	延长	—	—	可能减量	减量	—
	白消安	长	—	—	—	—	—	—
	顺铂	0.4~0.8	延长	—	—	减量	减量	—
免疫抑制剂及抗肿瘤药	环磷酰胺	3~10	延长	延长	—	—	可能减量	稍减量
	阿糖胞苷	0.1	—	—	—	—	可能减量	稍减量
	5-氟脲嘧啶	0.1	—	稍延长	—	—	—	—
	美法仑	2	延长	—	—	—	一或减量	慎用
	甲氨蝶吟	2.3	—	—	—	—	减量	稍减量
	长春碱	0.1	—	可能延长	—	—	一或稍减量	稍减量
	长春新碱	0.1	—	可能延长	—	—	一或稍减量	稍减量

注：q24h.，每24小时1次；q8h.，每8小时1次；q8~12h.，每8~12小时1次；q12~24h.，每12~24小时1次；q48~96h.，每48~96小时1次；q8~24h.，每8~24小时1次；q6~12h.，每6~12小时1次；q12h.，每12小时1次；q24~72h.，每24~72小时1次；q72~240h.，每72~240小时1次；q12~18h.，每12~48小时1次；q240h.，每240小时1次；q18~24h.，每18~24小时1次；q36h.，每36小时1次；q4h.，每4小时1次；q3~4h.，每3~4小时1次；q4~6h.，每4~6小时1次；q6~8h.，每6~8小时1次；q9~12h.，每9~18小时1次；q3~6h.，每3~6小时1次。

（陈　杰　金　晶）

参考文献

陈杰,弓晓皎,陈攀,等,2020.妊娠期用药处方审核实践.医药导报,39(9)：1221－1225.

黄靓,许静,陈杰,2021.哺乳期用药处方审核实践.今日药学,31(3)：227－230.

杨勇,陈诚,刘心霞,2017.妊娠期药物在母体和胎儿的药动学特点与用药安全.医药导报,36(9)：951－955.

AL-SAWALHA N A, TAHAINEH L, SAWALHA A. et al., 2016. Medication use in breastfeeding women：a national study. Breastfeed Med, 11(7)：386－391.

AVRAM M J, 2020. Pharmacokinetic studies in pregnancy. Semin Perinatol, 44(3)：151227.

DINATALE M, ROCA C, SAHIN L, et al., 2020. The Importance of clinical research in pregnant women to inform prescription drug labeling. J Clin Pharmacol, 60 (Suppl 2)：S18－S25.

EYAL S, 2018. Use of therapeutics in pregnancy and lactation. Pharm Res, 35(5)：107.

KAUR A, MILLER M, 2017. General management principles of the pregnant woman. Semin Respir Crit Care Med, 38(2)：123－134.

PAGE L, 2020. Prescribing for pregnancy：managing prescribing for women with mental health diagnoses. Drug Ther Bull, 58(1)：8－11.

PARIENTE G, LEIBSON T, CARLS A, et al., 2016. Pregnancy-associated changes in pharmacokinetics：a systematic review. PLoS Med, 13(11)：e1002160.

VERSTEGEN R, ITO S, 2019. Drugs in lactation. J Obstet Gynaecol Res, 45(3)：522－531.

WARD R M, VARNER M W, 2019. Principles of pharmacokinetics in the pregnant woman and fetus. Clin Perinatol, 46(2)：383－398.

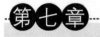

药物相互作用与临床合理用药

第一节 药物相互作用简介与分类

药物相互作用（drug interaction）指先用、后用或同时并用一个物质（药物、食物、烟、酒、茶等）而使另一个药物的理化性质、药动学或药效学发生改变，从而使该药物作用程度或持续时间发生改变。从临床角度来看，药物相互作用可分为临床期望的药物相互作用（clinically desirable drug interaction）、不良的药物相互作用（adverse drug interaction）和不重要的药物相互作用（inconsequential drug interaction）。临床期望的药物相互作用表现为临床疗效提高、不良反应减少、药物治疗费用降低等而被临床积极利用；不良的药物相互作用可表现为药物疗效降低或无效，发生药物不良反应甚至药物毒性增加。

药物相互作用可能有 3 种方式，即体外药物相互作用、药效学方面的相互作用和药动学方面的相互作用。药物相互作用一般发生在体内，临床上常见药动学和药效学方面的药物相互作用。

随着药物种类和临床上联合用药概率的日益增加，药物相互作用，特别是不良的药物相互作用发生率也日益增加。在临床上，有相当一部分的药物不良反应是由于药物相互作用引起的。因此，在基础理论和临床治疗方面充分认识药物相互作用及其临床意义，是临床药理学研究的重要内容。

一、体外药物相互作用

体外药物相互作用指药物尚未进入机体之前，药物相互间发生化学或物理性相互作用，导致药物性质或药效发生改变，如化学配伍禁忌或物理配伍禁忌。

本类反应多发生于液体制剂,如静脉输液中或注射器内药物发生相互作用。

某些药物单独或与其他药物一起加入输液中,由于药物与输液、药物与药物之间的相互作用,会产生药物变色、混浊、沉淀等化学反应,使药物失效、药效改变。药物配伍发生化学或物理反应的主要原因有药物之间的酸碱中和反应、药物被氧化或还原、药物的溶解度发生变化而使药物析出沉淀、阳离子与阴离子药物的离子反应等。例如,酸性药物盐酸氯丙嗪注射液与碱性药物异戊巴比妥钠注射液混合,可造成两者或两者之一沉淀,此时若注入血管内会则造成血管栓塞;维生素 C 注射液在 pH>6 以上易被氧化,故不宜与碱性的氨茶碱、谷氨酸钠等注射液合用。

此外,药物与输液装置材料等容器也会发生相互作用。药物与容器的相互作用主要发生在输液装置材料上。塑料输液装置对某些药物的临床治疗有较大的影响。例如,盐酸阿霉素注射液与注射针头发生反应,出现沉淀变色;橡胶可吸附溶液中的主药和抑菌剂,从而造成抑菌剂的抑菌效能降低;塑料容器还对硝酸甘油、利多卡因、胰岛素、华法林、硫喷妥钠、地西泮和某些噻嗪类药物等的药效有较大影响。

二、药效学方面的药物相互作用

药效学的相互作用主要指作用在同一受体或生理系统上的药物间产生的相加、协同或拮抗作用。发生药效学方面的相互作用时,一种药物会增强或减弱另一种药物的生理作用或药理效应,但对药物的血浆浓度和药动学无明显影响。一般,合用作用性质相同的药物,可使效应增强(相加、协同);合用作用性质相反的药物,可导致药效减弱(拮抗)。

1. 相加作用(addition)

相加作用指合用两种或两种以上性质相同的药物所产生的效应等于或接近各药分别应用所产生的效应之和。相加作用可分为剂量相加作用和效应相加作用,剂量相加作用指的是 A 药剂量的一半加上 B 药剂量的一半引起 A 药或 B 药单独应用全量时所产生的效应;效应相加作用指在联合用药时,作用强度等于每种药物单独应用时作用强度之和。临床用药发生相加作用时,各药应减少剂量,否则容易发生中毒现象。例如,氨基糖苷类抗生素链霉素、卡那霉素、庆大霉素等与肌松药筒箭毒碱、戈拉碘铵等非去极化型药物合用,肌肉松弛作用加强,重者可发生呼吸麻痹。

2. 协同作用(synergism)

协同作用又称增效作用,指两种或两种以上药物合用时分别作用于不同的部位或受体而产生的效应,该协同效应大于单用时的效应总和。例如,镇静催眠药与抗精神病药合用,中枢抑制作用可相互加强;单胺氧化酶抑制剂与氯丙嗪合用,安定作用和降压作用均增强;氨基糖苷类、奎尼丁、普鲁卡因与肌松药合用,可延长麻醉效应;如普萘洛尔(propranolol)是β受体阻滞剂,而奎尼丁可阻碍细胞膜上的 Na^+ 内流、K^+ 外流,尽管作用环节不同,但生理活性相同,二者合用可增强抗心律失常作用。

3. 拮抗作用(antagonism)

拮抗作用指两种或两种以上的药物合用引起药效降低的现象。发生拮抗作用有药动学和药效学两种机制。拮抗作用主要通过药物与受体的作用降低药效,按药物与受体的相互作用方式可分为竞争性拮抗和非竞争性拮抗两种形式。按药物相互作用的机制,可分为生理性拮抗和化学性拮抗。

同一受体的拮抗剂与激动剂合用,在同一受体或部位进行可逆性结合,将产生竞争性拮抗作用,其效应与药物浓度和药物跟受体的亲和力成正比。即浓度高的药物能取代浓度低的药物,与作用部位亲和力高的药物取代与作用部位亲和力低的药物。例如,组胺与抗组胺药(包括 H_2 受体阻断药),阿托品及与胆碱能药,吗啡与烯丙吗啡,异丙肾上腺素与β受体阻滞剂,叶酸与甲氨蝶呤。肾上腺素能神经兴奋时,其突触前的囊泡释放去甲肾上腺素并作用于相应受体,其中部分去甲肾上腺素被囊泡重新摄取,也有部分被单胺氧化酶代谢或被儿茶酚氧位甲基转移酶所破坏。患者在同时服用单胺氧化酶抑制剂和利血平时,若先使用单胺氧化酶抑制剂,则会使去甲肾上腺素在肾上腺素能神经突触中蓄积,再合用利血平,则可促进去甲肾上腺素的释放,继而引发高血压和中枢性兴奋。然而若患者先服用利血平,再用单胺氧化酶抑制剂,则不会引起血压升高,因为利血平已耗竭了囊泡的去甲肾上腺素。

两种不同作用的药物,同时结合在同一受体的不同部位,虽然两种药物在与受体结合时互不干扰,但是拮抗药干扰了激动药的作用,产生了非竞争性拮抗。即当拮抗药物存在时,激动药就失去作用。这种拮抗作用不被作用药物的剂量加大所逆转。例如,琥珀胆碱和乙酰胆碱的阻断作用。

作用于同一生理系统的不同部位,或作用机制不同的药物作用于同一部位,产生相反的生物学效应,称为生理性或功能性拮抗。例如,中枢兴奋药与中枢抑制药之间、血管扩张药和血管收缩药之间的相互作用,均属生理性拮抗。

药物之间通过化学反应,抵消了它们各自的效应,称化学性拮抗。即拮抗药与激动药相互作用,形成无活性的复合物,使各自的效应消失。例如,肝素和鱼精蛋白之间的相互作用,即为化学性拮抗,鱼精蛋白含有精氨酸残基,带正电荷,而肝素含大量硫酸根,带负电荷,两者合用会发生中和反应,导致各自疗效丧失,这就是肝素过量导致出血时用鱼精蛋白解救的作用机制。

三、药动学方面的药物相互作用

药动学方面的药物相互作用,指一种药物影响另一种药物的吸收、分布、生物转化和排泄,改变血药浓度和生物利用度,从而影响药物作用程度或持续时间。临床上常见药动学方面的相互作用,最终可能增强或减弱药物的临床疗效甚至产生毒性反应。因此,临床上应警惕药动学相互作用引起的药物疗效及毒性变化,并根据实际情况调整用药方案。

第二节　药动学方面的相互作用

药动学方面的相互作用指先用、后用或同时并用两种或两种以上药物时,其中一种药物致使另一药物在体内吸收、分布、生物转化和排泄的过程改变,从而影响另一药物的血药浓度和生物利用度,进而使其作用程度或持续时间发生改变。药动学方面的相互作用包括吸收、分布、生物转化和排泄等环节发生的相互作用。

一、药物在体内吸收过程的相互作用

胃肠道是口服药物吸收的主要部位,因此药物在胃肠道的相互作用最常见。大部分药物在胃肠道通过被动扩散方式被吸收。药物的转运速度与药物浓度和油水分布系数相关。影响药物吸收的因素还包括胃肠道内 pH、胃肠道的蠕动、血液循环、食物、药物的吸附与络合等。药物吸收过程的相互作用可通过改变药物的吸收速率或吸收程度从而妨碍药物吸收,但也有少数是促进药物吸收。影响药物吸收的相互作用最终会导致药物吸收速度或程度的改

变,或者同时对两者产生影响。一般认为,当药物吸收程度的改变在 20% 以上时有临床意义。

1. 胃肠道 pH 的影响

药物在消化道的吸收过程与其透过生物膜的过程相似,解离度小、脂溶性大的药物容易吸收。药物的解离程度取决于周围环境的 pH 及其自身的解离常数(pKa)。胃肠道 pH 的改变能够导致某些药物的解离度或溶解度发生变化。弱酸性药物在酸性环境或碱性药物在碱性环境时,因其解离部分少、脂溶性高、较易扩散,更易于通过生物膜被吸收。相反,弱酸性药物在碱性环境或碱性药物在酸性环境中因其解离部分多、脂溶性低、不易扩散而较难被吸收。

任何一种弱酸或弱碱性药物,都有其最佳吸收的 pH 范围。磺胺、保泰松、水杨酸、呋喃妥因、双香豆素等弱酸类药物在 pH<7 的胃液中因解离度小、脂溶性大而易被吸收。麻黄碱、茶碱、奎尼丁、安替比林等弱碱类药物在酸性胃液环境中因解离度大、脂溶性低而较难被吸收。两药合用时,一个药物的吸收可能会因为另一个药物对消化液分泌或胃肠道 pH 的影响而改变。例如,水杨酸类药物与碳酸氢钠合用时,后者升高了胃的 pH,水杨酸类药物因解离部分增多而减少吸收。有时,药物溶出率也影响其吸收。例如,H_2 受体阻断药西咪替丁与阿司匹林(乙酰水杨酸)合用时能够提高血中水杨酸的浓度,这是由于西咪替丁通过抑制胃酸分泌从而提高阿司匹林的溶出率,增加阿司匹林的吸收。

2. 离子与药物的相互作用

含二价或三价金属离子(Ca^{2+}、Fe^{2+}、Mg^{2+}、Zn^{2+}、Al^{3+}、Bi^{3+})的化合物在胃肠道内可与多种药物发生药物相互作用,形成不溶解的、稳定的、不能被吸收的络合物。例如,含镁或铝的抗酸药可明显降低氟喹酮类、四环素类、磷酸盐类等药物在胃肠道的吸收。这是因为镁、铝金属阳离子通过与喹诺酮的 3-羧基和 4-氧桥功能基团络合而降低喹诺酮类药物的吸收。口服每片含有氢氧化镁 600 mg 和氢氧化铝 900 mg 的抗酸药美乐事(maalox)24 h 后,再服用 500 mg 的环丙沙星,环丙沙星的血浆药物峰浓度显著下降,尿中其原型药物的排出量平均从 24% 减少至 2%。服用美乐事 30 min 后再服用 400 mg 依诺沙星,其生物利用度降低 73%,尿中排出的原型药减少 67%。美乐事与依诺沙星间隔 2 h 服用,后者的生物利用度降低 49%。服用依诺沙星 2 h 或 8 h 后再给予抗酸药,其生物利用度无明显变化。铁、锌也影响喹诺酮类药物在胃肠道的吸收。

口服硫酸亚铁可导致环丙沙星的血药浓度-时间曲线下面积明显下降,血浆药物峰浓度降至 90%,低于敏感菌的最低抑菌浓度。服用含有锌的多种维生素可导致环丙沙星的生物利用度平均降低 24%。因此,上述药物如需与含二价或三价金属离子的抗酸药合用,两药分开服用的间隔时间应尽可能长。

离子交换树脂能与多种药物发生相互作用,特别是一些用作调脂、降胆固醇的药物,如考来烯胺、考来替泊等。考来烯胺与地高辛、洋地黄毒苷、阿司匹林、保泰松、华法林、甲状腺素等酸性分子有很强的亲和力,可形成难溶的复合物。考来烯胺与洋地黄毒苷合用时,可以减少洋地黄毒苷的吸收,降低其血药浓度与药效。基于此,在临床上考来烯胺既可减少经肝肠循环再次进入血液中的洋地黄毒苷的量,又能够促进其从粪便排泄,从而治疗洋地黄毒苷过量中毒。

3. 胃的排空和肠蠕动

胃肠蠕动影响药物的吸收,药物在胃肠道的吸收速度和程度部分取决于其在胃肠道的滞留时间。因为大多数药物在小肠被吸收,所以影响胃肠排空速率的因素能显著影响药物到达小肠的时间。胃肠蠕动加快,药物快速到达小肠,药物起效快,但经粪便排出也迅速,因此可能致吸收不完全。相反,胃肠蠕动减慢,药物到达小肠的时间延长,药物起效慢,但药物在肠道的停留时间延长,其吸收可能更完全。例如,溴丙胺太林(普鲁本辛)与地高辛同用时前者可以延缓胃排空,使地高辛进入小肠的速度减慢,从而延长其达峰时间并抑制吸收速度;但溴丙胺太林也能减弱肠道蠕动,延长地高辛在小肠的停留时间,从而增加其吸收程度。而常见的促胃肠动力药如甲氧氯普胺、多潘立酮、西沙必利和莫沙必利,可促进胃排空,使胃中的其他药物迅速进入小肠,从而加速药物的吸收。

4. 药物损害肠道的吸收功能

环磷酰胺、对氨基水杨酸、新霉素等药物可损害肠道黏膜吸收功能,导致与其合用的药物被机体吸收减少。例如,新霉素与地高辛合用,可使地高辛的血药浓度降低;对氨基水杨酸使抗结核药利福平的吸收减少并进而削弱其抗结核作用,而异烟肼则不影响利福平的吸收,因此建议异烟肼与利福平合用。

5. 肠道转运体的影响

小肠细胞膜上存在多种转运体。这些转运体可将营养物质、内源化合物及药物转运至血液循环,促进物质的吸收;也可通过分泌作用将这些物质外排至肠腔,从而减少其吸收。药物转运体参与众多口服药物联合用药时的药物相互作用,对其吸收有十分重要的影响。

根据对药物吸收的作用可将小肠转运体分为两类:① 介导药物吸收的转运体,包括 OATP、PEPT1 和多药耐药相关蛋白 1(multidrug resistance associated protein 1, MRP1)。例如,β-内酰胺类抗生素与寡肽均为 PEPT1 的底物。临床上二肽、三肽药物与内酰胺类抗生素合用时,由于竞争性与小肠上皮细胞的 PEPT1 结合,从而相互抑制对方在小肠的吸收。② 介导药物外排的转运体,包括 P-gp、多药耐药相关蛋白 2(multidrug resistance-associated protein2, MRP2)和 BCRP。

P-gp 广泛分布于全身各组织器官,如小肠上皮细胞、胆管上皮细胞、肾小管近端内皮细胞、血脑屏障、血睾屏障、胎盘屏障等。P-gp 通过主动转运方式将底物药物或其他物质从细胞内转运至细胞外,降低其细胞内的浓度。胃肠道的 P-gp 可降低其底物的吸收与生物利用度;肠道和肝中的 P-gp 可增加药物经粪便的排泄量;肾小管上皮细胞上的 P-gp 可促进药物经肾清除。P-gp 转运药物是高耗能过程且有饱和性,所以它对药物的作用随给药剂量和用药方式的改变而变化。有些 P-gp 底物超过一定剂量后,其生物利用度突然增加且清除率降低;某些底物如喹诺酮类抗菌药联用会竞争性抑制 P-gp 的转运作用。底物与 P-gp 抑制剂联用时,底物的血药浓度-时间曲线下面积增大,清除率下降;底物与 P-gp 增强剂联用时情况则相反。例如,止泻药洛哌丁胺通过作用于胃肠道的阿片受体来起到止泻作用,单用洛哌丁胺时,P-gp 的外排作用导致脑内其浓度偏低,不产生呼吸抑制。但洛哌丁胺与 P-gp 抑制剂奎尼丁合用时,洛哌丁胺的脑内浓度明显增加,通过作用于中枢的阿片受体而导致严重呼吸抑制等神经毒性。又如,当 P-gp 底物地高辛与奎尼丁、维拉帕米、硝苯地平、胺碘酮、克拉霉素、伊曲康唑等 P-gp 抑制剂合用时,P-gp 抑制剂会抑制地高辛的外排,导致其吸收增加,血药浓度增加,从而极易引发地高辛中毒。而同时口服地高辛与 P-gp 诱导剂利福平时,利福平能够通过增加地高辛在胃肠道的外排,导致其血药浓度下降。但是,同时静脉注射地高辛与利福平不会改变地高辛的血药浓度,这提示地高辛与利福平是在肠道与 P-gp 发生相互作用。临床上地高辛用药应该警惕过量或毒性反应,若发现地高辛与 P-gp 抑制剂联合用药的处方,一定要严格审查,不得已应用时要进行血药浓度监测,以防地高辛过量中毒。因为 P-gp 的底物、抑制剂、增强剂或诱导剂在常用药物中普遍存在,所以应该警惕 P-gp 介导的药物相互作用而引致的临床药物疗效和毒性变化。

除 P‑gp 外,MRP2、BCRP 等外排转运体在肠道上皮细胞的刷状缘膜侧都有表达,它们共同发挥着将底物分泌至胞外的重要作用。临床用药时应该重视 MRP2、BCRP 介导的药物相互作用对药物疗效和毒性的改变。

6. 食物对药物吸收的影响

许多药物的药动学行为受食物与进食时间的影响。为减少对胃肠道的刺激,一些药物须与食物一起摄入;而有些药物则需要空腹服用才能够达到理想的疗效。例如,降血糖药在餐前半小时服用能够控制餐后高血糖,而促胃肠动力药、助消化药、胃黏膜保护剂等消化系统药物在餐前空腹服用则可使药物充分作用于胃壁;伊曲康唑、酮康唑等药物与食物同服能够增加药物生物利用度;普萘洛尔、螺内酯、氢氯噻嗪、维生素 B_2 等药物在餐后服用则可增加其生物利用度。

二、药物在体内分布过程的相互作用

1. 影响血流量而发生药物相互作用

一些药物通过直接影响内脏血液循环或间接影响心排血量从而改变肝血流量,使经肝代谢的药物的药动学发生改变。例如,利多卡因血浆清除率受肝血流量的影响,而西咪替丁影响肝血流量,两药并用时可致利多卡因血浆清除率下降(其正常的肝清除率约为 70%)。普萘洛尔具有较高的首过效应,它还能够减少心排血量并随之而减少肝血流量,进而降低利多卡因的血浆清除率。给猩猩注射异丙肾上腺素后,其肝血流量降低 30%~40%,再注射利多卡因,利多卡因的清除率显著降低,此相互作用的结果是使利多卡因的稳态血药浓度升高。

2. 竞争血浆蛋白结合部位

药物进入血液循环后,一方面与血中的红细胞或血浆蛋白结合,成为结合型药物;另一方面溶于血浆,成为游离型药物。游离型药物直接关系到药物作用与消除;而结合型药物不易透过生物膜,不易透过血脑屏障,不被肝代谢与灭活,不经肾排泄。药物与血浆蛋白结合得越多,其表观分布容积越小(例如,华法林的蛋白结合率98%,表观分布容积为 0.11 L/kg±0.01 L/kg)。

很多药物能与血浆蛋白发生非特异性结合,同时使用相同血浆蛋白结合部位的几种药物,其中结合力强的药物能置换结合力弱的药物,可使药物疗效发生显著变化。但大多数蛋白结合置换性相互作用并不产生严重的临床后果,因为置换作用使游离型药物增加的同时,相应的能够被肾小球滤过和代谢的药物也增多,仅引起血中游离型药物浓度短期波动。一般认为,血浆蛋白结合率极高(如蛋白结合率超过90%)且治疗指数低的药物会因置换作用导致显著的药物毒性反应,而蛋白结合率低的药物大多不会因置换作用引发药物中毒。例如,华法林蛋白结合率为98%,在正常情况下仅2%的游离型华法林发挥药效;而保泰松能将华法林从血浆蛋白结合位点上置换下来,使华法林的蛋白结合率降至96%,血药浓度增加至4%,使华法林的抗凝效果增倍;因此,两药合用时须减少华法林用量,以避免引发致命的出血并发症。大剂量快速注射一些强置换血浆蛋白的药物,也可能产生不良反应或明显的毒性反应。例如,新生儿静脉注射磺胺类药物时,其能够置换与血浆结合的胆红素,从而导致血中游离胆红素大量增加并进入大脑而引起核黄疸。表7-1列举了一些因血浆蛋白置换而引起的药物相互作用。

表7-1 因血浆蛋白置换而引起的药物相互作用

被置换药	置 换 药	药物相互作用的临床后果
甲苯磺丁脲	水杨酸盐、保泰松、磺胺药	低血糖
华法林	保泰松、水杨酸盐、氯贝丁酯、水合氯醛	出血
甲氨蝶呤	水杨酸盐、磺胺药	粒细胞缺乏症
硫喷妥钠	磺胺药	麻醉延长
胆红素	磺胺药	新生儿核黄疸
奎宁	乙胺嘧啶	金鸡纳反应、粒细胞减少

三、药物在体内生物转化过程的相互作用

代谢性药物相互作用是临床上两种或两种以上的药物同时或先后使用时,在代谢过程中相互干扰,使药物疗效增强、减弱,或是无效甚至产生不良反应。通过影响药物代谢而产生的药物相互作用约占药动学相互作用的40%,是最具临床意义的一类药物相互作用。临床上90%以上的代谢性药物相互作用是由CYP450酶介导的,其中酶抑制(enzyme inhibition)引起的药物相互作用约占70%,酶诱导(enzyme induction)约占23%,其他类型约占7%。

1. CYP 酶与药物相互作用

药物代谢分为相互衔接的两个过程：Ⅰ相代谢和Ⅱ相代谢。

参与Ⅰ相代谢酶是位于内质网的 CYP 酶,是狭义上的药物代谢酶。CYP 酶又称为微粒体酶系,存在于肝、肾、胃肠、皮肤、胎盘、脑和肺等组织中,在肝中含量最高,因此也称为肝药酶。CYP 基因超家族的命名是以 CYP 开头,后面的阿拉伯数字表示基因家族,其后的大写英文字母表示亚家族,最后的阿拉伯数字表示某个 CYP 酶的基因号码。CYP1A2、CYP2A6、CYP2C9、CYP2C19、CYP2D6、CYP2E1 和 CYP3A4 是人类肝脏中与药物代谢密切相关的 CYP450 酶,占肝中 CYP 总含量的75%以上。多种机制诱导或抑制 CYP450 酶从而导致许多临床药物发生代谢性相互作用。两药并用时,影响 CYP 酶活性的药物可能改变另一底物药物的药效或毒性。了解每一个 CYP 酶的底物药物、诱导剂和抑制剂,对阐明代谢性药物相互作用,指导临床合理用药具有重要意义。

尿苷二磷酸葡糖醛酸转移酶、谷胱甘肽－S－转移酶、磺酸化酶、环氧水合酶等参与药物的Ⅱ相代谢过程(结合反应)。

(1) CYP 酶的诱导作用:肝内 CYP 酶受巴比妥类、利福平等药物诱导后活性增强,从而可以增加药物代谢的速率,这一过程称为 CYP 酶诱导。能够诱导代谢酶活性增强的药物称为酶诱导剂。酶诱导剂可以降低该酶的底物药物浓度,升高其代谢物浓度,通常具有 CYP 酶特异性。临床常用的苯巴比妥和其他巴比妥类药物以及苯妥英钠、卡马西平、利福平、水合氯醛等多种药物都具有酶诱导作用。这些药物的共同特点是亲脂、易与 CYP 酶结合且具有较长的半衰期。CYP 酶的诱导表现为 DNA 转录和酶蛋白合成增加,这些过程一般需要数天或数周,其速度取决于诱导剂的剂量、半衰期和 CYP 酶的动力学特性。诱导剂的剂量越大,消除半衰期越短(达到稳态血药浓度快),被诱导的酶的合成与降解周期越短,则诱导作用出现越快。诱导作用的最大效应一般在用药 1~2 周出现,停药后可能维持数天乃至数周。当诱导药物被人体清除和肝药酶作用改变时,诱导作用即可逆转。近年的研究表明,核受体如孕烷 X 受体(pregnane X receptor, PXR)、组成型雄甾烷受体(constitutive androstane receptor, CAR)对一些 CYP 酶及转运体的表达具有重要的调控作用。很多 CYP 酶诱导剂可通过激动 PXR、CAR 等核受体来调控诱导下游 CYP 等代谢酶,从而介导代谢性药物相互作用。

诱导作用能够缩短药物的半衰期、加速药物的灭活、降低其血药浓度及增加其代谢物。例如,利福平、苯巴比妥、苯妥英、卡马西平等可诱导 CYP3A4,导致由 CYP3A4 代谢的利多卡因、地西泮、尼非地平、华法林、环孢素、丙吡胺、特非那定、唑尼沙胺、他克莫司等药物的代谢增强。吸烟、摄入多环芳烃(polycyclic aromatic hydrocarbons)、食用十字花科蔬菜(白菜、油菜、花椰菜、芥蓝、芜菁和萝卜等)以及服用奥美拉唑、苯妥英、苯巴比妥、灰黄霉素等因素能诱导 CYP1A2 酶使其活性增加,从而使茶碱、咖啡因、非那西丁、普萘洛尔等 CYP 1A2 底物药物的代谢加速。

(2)CYP 酶的抑制作用:能够抑制代谢酶活性的药物称为酶抑制剂,其产生的作用称为酶抑制作用。CYP 酶抑制剂通过减慢自身或相互作用药物的代谢速率,导致血药浓度升高、半衰期延长、药理活性增强;而对于治疗指数较小的药物,则可能导致毒副作用。当抑制剂在肝中达到足够的浓度时即可发生抑制作用;一旦停用抑制剂,酶的抑制作用通常比诱导作用逆转得更迅速。酶抑制作用可分为可逆性抑制(reversible inhibition)和不可逆性抑制(irreversible inhibition);可逆性抑制又可分为竞争性抑制(competitive inhibition)、非竞争性抑制(noncompetitive inhibition)和反竞争性抑制(uncompetitive inhibition)。竞争性抑制是最常见的抑制作用,指两种或两种以上底物药物竞争同一种酶的结合位点,其抑制程度与抑制剂浓度成正比,与底物浓度成反比。非竞争性抑制的抑制程度只与抑制剂浓度成正比,而与底物浓度无关。反竞争性抑制的抑制程度既与抑制剂浓度成正比,也和底物浓度成正比。

CYP 酶的抑制作用指药物与酶的血红素结合部位进行可逆或不可逆结合,从而抑制其他药物与之结合。例如,CYP1A2 是茶碱的代谢酶之一,环丙沙星或依诺沙星可逆性抑制 CYP1A2,所以两者合用时可降低茶碱的清除率。另一种 CYP1A2 的选择性抑制剂西咪替丁与茶碱合用时能显著抑制茶碱代谢。CYP3A4 是临床上最重要的 CYP 酶之一,约占人肝 CYP 酶总量的 30%,占肠壁组织 CYP 酶总量的 70%,在药物及内源性物质代谢中发挥重要作用。辛伐他汀、洛伐他汀和阿托伐他汀主要通过 CYP3A4 代谢。这些他汀类药物与 CYP3A4 抑制剂环孢素或奈法唑酮合用,可显著增加他汀类药物的血药浓度,从而增加肌炎和横纹肌溶解症等不良反应风险;而主要由 CYP2C9 代谢的氟伐他汀和经其他代谢途径消除的普伐他汀合用则较少发生药物相互作用。以 CYP3A4 为例,与其抑制相关的药物相互作用见表 7-2。

表 7-2　与 CYP3A4 抑制相关的药物相互作用

CYP3A4 酶抑制剂	合用药物	两药合用的结果
红霉素	辛伐他汀	原型药 C_{max} 增加 3.4 倍，AUC 增加 6.2 倍。活性代谢物 C_{max} 增加 5 倍，AUC 增加 3.9 倍。血清肌酐升高，要密切注意肌紧张度
	西沙必利	心电图 Q-T 间期延长，可能会突发死亡
	环孢素	吸收增加 3~10 倍，降低代谢。会出现胃痛、高血压等不良反应
红霉素、克拉霉素、交沙霉素	卡马西平	竞争性抑制卡马西平的代谢。大环内酯类抗生素的抗菌作用也下降
依曲康唑	阿普唑仑	AUC 明显增加，清除率降低，$t_{1/2}$ 延长
	阿伐他汀	阿伐他汀酸增加 3~6 倍，C_{max} 不变。阿伐他汀内酯增加 4 倍，C_{max} 增加 3.2 倍，$t_{1/2}$ 延长 3.2 倍。
	奎尼丁	总清除率、3-OH 代谢物和 N-氧化代谢物分别下降 61%、84%、73%；肾清除率减少 60%，$t_{1/2}$ 延长 25%
利托那韦	甲基泼尼松龙	AUC 增加 12.2 倍，$t_{1/2}$ 从 2.1 h 延长到 4.8 h
	华法林	抗凝血作用增强
	沙奎那韦	抑制代谢，AUC 增加 5 倍。AUC 的个体差异从 146（57~702）μg/L·h 升至 4 795（1 420~15 810）μg/L·h
地尔硫䓬	三唑仑	心电图 Q-T 间期延长，昏厥

注，C_{max}，血药峰浓度；AUC，血药浓度-时间曲线下面积；$t_{1/2}$，半衰期。

2. 与其他代谢酶有关的药物相互作用

单胺氧化酶能对体内去甲肾上腺素、肾上腺素、酪胺、多巴胺、5-羟色胺等多种化合物进行氧化脱氨，分布于肾上腺素能神经末梢、肝、肠等组织中。单胺氧化酶抑制剂通过抑制单胺氧化酶，减少中枢神经系统内单胺类神经递质的降解，从而相对提高中枢单胺类递质水平，产生抗抑郁作用。单胺氧化酶抑制剂可分为肼和非肼类两种。肼类结构包括环己甲肼、苯乙肼、右异苯乙肼、卡巴肼、异卡波肼等药物。非肼类结构有苯环丙胺、西莫沙酮、巴嗪普令、苄甲吲胺酯等。

单胺氧化酶抑制剂通过抑制脑内单胺氧化酶的活性而减少多巴胺的降解，使其水平升高。左旋多巴亦可使中枢神经系统中的多巴胺水平升高，使自发运动明显增强。两者合用会导致血压升高、心跳加快等。因此，两药合用时至少间隔 4 周。单胺氧化酶抑制剂苯乙肼与丙米嗪合用，可产生如疼痛、肌强直、意识丧失、高热、惊厥等致命性威胁。可能原因是单胺氧化酶抑制剂通过抑制肝微粒体酶间接增强三环类药物的抗抑郁作用,进而增加肾上腺素能受体对胺类的敏感性,而单胺氧化酶抑制剂使胺类在神经元内聚集。两者合用时应密切观察。

硫唑嘌呤和巯嘌呤可通过黄嘌呤氧化酶转变为无活性的代谢物。别嘌呤醇可抑制该酶的活性。若这两类药物同时服用,硫唑嘌呤或巯嘌呤的剂量应减少75%。

四、药物在体内排泄过程的相互作用

在药物排泄的各个环节均可能发生药物相互作用。肾是药物排泄的主要器官,亦是在排泄过程发生药物相互作用最多的部位。药物在肾内的排泄包括肾小球过滤、肾小管的被动重吸收和主动排泌3种途径。肾环境中pH的改变会影响一些药物的排泄,竞争转运系统也会导致肾小管主动排泌过程中发生药物相互作用。

1. 被动重吸收过程中的相互作用

影响被动吸收的主要因素是尿液的pH和药物的pKa。弱碱药在酸性尿液中解离度大,重吸收少,排泄多。因此,常见的弱碱性药物阿米替林、苯丙胺、抗组胺药、氯喹、丙米嗪、美卡拉明、吗啡、哌替啶和普鲁卡因等在低pH尿液中重吸收少,尿中排泄较快,而在高pH尿液中排泄较慢。相反,弱酸性药物如萘啶酸(nalidixic acid)、呋喃妥因、苯巴比妥、水杨酸等在碱性尿液中解离度大,重吸收少,排泄多。

以口服苯丙胺为例,当尿液pH在正常范围内波动时,服药48 h后有30%~40%的原型药物通过尿液排出。若尿液pH被酸化至5,48 h后原型药物的排泄量增至60%~70%。尿液被碳酸氢钠碱化和被氯化铵酸化后,同一药物的排泄结果会截然不同。碳酸氢钠因提高尿液pH而延迟了苯丙胺的正常排泄;氯化铵因降低尿液pH而增加苯丙胺的排泄量,缩短其作用时间。

当酸性药物的pKa值为3.0~7.5时,碱性药物的pKa为7.5~10.5,并且大部分药物是以原型从尿中排出时,尿液pH对药物排泄的影响才具有临床意义。

2. 主动排泌过程中的相互作用

主要是药物在肾小管转运系统相互竞争,即一个药物可抑制另一联用药物或其代谢物在肾小管细胞的主动转运,从而使后者的排泄减少。强效利尿药呋塞米或依他尼酸能减缓尿酸的排泄,导致尿酸在体内堆积,从而引起痛风,主要是因为两者竞争肾小管的同一转运系统。阿司匹林因妨碍甲氨蝶呤的排泄而增加后者的毒性。双香豆素或保泰松通过抑制氯磺丙脲的排泄而增强后者的降糖效应。临床常用的在肾小管主动排泄过程中发生相互作用的药物见表7-3。

表7-3 临床常用的在肾小管主动排泄过程中发生相互作用的药物

药物 A	药物 B	相互作用机理	临 床 意 义
呋塞米	吲哚美辛	药物 B 抑制药物 A 的肾小管排泄,并降低肾小球的过滤	降低利尿作用
螺内酯	地高辛	抑制药物 B 的肾小管排泄	增加血清中地高辛浓度
丙磺舒	氨苄西林 羧苄西林 甲氧西林 头孢菌素类 氨苯砜 呋喃妥因 甲氨蝶呤 水杨酸盐 氯磺丙脲 吲哚美辛	抑制药物 B 的肾小管排泄	增加药物 B 的血清浓度;增加毒性;增强具有全身作用药物的临床疗效;但药物尿道抗感染的疗效减弱
水杨酸盐	甲氨蝶呤	抑制药物 B 的肾小管排泄	增加甲氨蝶呤的毒性
吲哚美辛 保泰松 阿司匹林	青霉素类	抑制药物 B 的肾小管排泄	可能无影响
奎尼丁	地高辛	从组织结合部位置换;抑制药物 B 的肾小管排泄	增加地高辛血清浓度;有增加毒性的危险

肾小管中存在许多介导药物转运的转运体,可影响药物在肾内的排泄,如OAT 和 OCT。OAT 在肾内主动排泄弱酸性药物,如甲氨蝶呤、阿德福韦、阿昔洛韦、丙磺舒、氨苯砜、β-内酰胺类和非甾体抗炎药等。OCT 主动排泄弱碱性药物,如齐多夫定、拉米夫定、茚地那韦、利托那韦、奈非那韦、普鲁卡因、普鲁卡因胺、氯苯那敏等。如果由同一转运体介导的两种或多种药物联用,可能由于竞争相同的转运体、产生药物相互作用而影响这些药物的排泄。PEPT2 也在药物的肾内重吸收过程中发挥着不可或缺的作用。例如,二肽型药物与头孢妥仑竞争肾 PEPT2 结合位点,导致两者在肾的重吸收减少。二肽模型药物

甘氨酰肌氨酸(glycyl-sarcosine，Gly-sar)使头孢妥仑的肾清除率较其单独给药时增加3.1倍。

第三节　药物相互作用的研究

临床上患者经常会同时使用多种药物,这些药物所产生的相互作用有可能会改变治疗效果或导致严重不良反应。因此,在临床药物治疗前,如果能科学评估和预测相互作用发生的可能性、严重性及其影响程度,则可能避免药物联合应用导致的不良反应或毒性反应,而且对研发安全、高效的新药也有重要的指导意义。

国家药品监督管理局药品审评中心于2021年1月颁布了《药物相互作用研究技术指导原则(试行)》,为高效规范地开展药物相互作用研究提供了指引。

一、药物相互作用的体外研究

药物相互作用评价和研究通常从体外试验开始,其主要内容包括确定药物的主要代谢途径、评价相关代谢酶和转运体对药物处置的贡献、考察药物对代谢酶和转运体的影响等。决定何时及如何进行临床药物相互作用研究,可参考《药物相互作用研究技术指导原则(试行)》"附录(一) 代谢酶介导的 DDI 研究策略图""附录(二) 转运体介导的 DDI 研究策略图"及"附录(三) 基于模型预测药物间的相互作用"。有关评估用于药物相互作用的体外试验的一般注意事项,可参阅"附录(四) 体外评估代谢酶介导的药物相互作用"和"附录(五) 体外评估转运体介导的药物相互作用"。

体外试验系统常用来评价与 CYP450 等代谢酶及转运体有关的药物相互作用。这些常用的体外试验方法常利用微粒体、肝肾薄切片、分离培养的肝细胞、膜囊、重组人 DNA 转染细胞等来评价 CYP450 等代谢酶及转运体对药物相互作用的影响。

1. 代谢酶介导的药物相互作用研究

肝代谢主要由 CYP450 酶催化,也可通过非 CYP450 酶催化(如Ⅱ相代谢酶)。在首次人体试验之前,应开展体外代谢试验评估代谢酶与在研药物之间相互作用的可能性,为临床药动学研究设计提供参考。主要的研究内容包括评价在研药物是否为代谢酶的底物、是否为代谢酶的抑制剂、是否为代谢酶的诱导剂等。

2. 转运体介导的药物相互作用研究

转运体在人体全身组织中均有表达,通过影响药物的吸收、分布和消除而影响药物的药动学和药效学特征。转运体与代谢酶协同作用可影响药物的处置和药效作用。药物也可以影响转运体的表达或活性,从而导致外源药物及内源物质的体内处置发生改变。应评估在研药物与转运体之间的相互作用。每个转运体体外评估的时机可能因在研药物的适应证/目标人群而异。主要的研究内容包括评价在研药物是否为 P‑gp、BCRP、OATP1B1、OATP1B3、OAT、OCT 等的底物、是否为转运体的抑制剂、是否为转运体的诱导剂等。

二、药物相互作用的临床研究

根据临床研究设计,药物相互作用的临床研究分为前瞻性药物相互作用临床试验和回顾性药物相互作用临床试验。依据研究方法可将其分为基于指针药物的药物相互作用研究、基于临床常见合并用药品种的药物相互作用研究和药物相互作用临床试验模拟研究。在设计药物相互作用的临床研究时,要考虑一些复杂的影响因素。例如,在研药物是否为具有基因多态性的代谢酶或转运体的底物、受试者吸烟状况(吸烟对 CYP1A2 活性有诱导作用)、治疗用蛋白药物的相互作用、中药或天然药物等复杂成分对相互作用评价的影响等。

1. 前瞻性药物相互作用临床试验和回顾性药物相互作用临床试验

前瞻性药物相互作用临床试验是特地为评价药物相互作用而设计的,可以是独立的研究,也可以是大规模临床试验中的一部分嵌套临床试验,或者是扩大队列临床试验中的一个扩展试验。回顾性药物相互作用临床试验的研究目的并不单纯是药物相互作用,所以通常不能为药物相互作用提供足够的评价证据。通常需要基于为药物相互作用专门设计的前瞻性研究结果进行监管决策。

2. 指针药物的药物相互作用研究

针对特定代谢酶或转运体介导的相互作用,以特定酶/转运体的特异性抑制剂和诱导剂或敏感性底物为指针药物[详见《药物相互作用研究技术指导原则（试行）》附录］，评价在研药物与指针药物合并使用时的药动学特征改变情况，以获得代谢酶或转运体与在研药物的相互作用特征，进而指导临床合并用药时的剂量方案。

3. 基于临床常见合并用药品种的药物相互作用研究

对于非常见代谢酶或转运体介导、但在临床治疗时常常需要联用的药物，如治疗糖尿病的二甲双胍，也需要评价该药物与在研药物的药动学及可能的药效学甚至安全性的相互影响，从而指导临床合并用药时的给药方案。该研究将会支持后期临床试验中合并用药的给药方案的设计和临床治疗实践中合并用药给药方案的制订。

4. 药物相互作用临床试验模拟研究

药物相互作用临床试验模拟研究是通过使用建模与模拟技术和软件如生理药动学模型，整合系统特异参数和药物特异参数来前瞻性地预测可能的药物相互作用。例如，预测中等或弱抑制剂/诱导剂对在研药物的影响，需要先用强抑制剂/诱导剂的临床药物相互作用药动学数据充分验证该生理药动学模型，然后再用验证后的生理药动学模型预测中等或弱抑制剂/诱导剂的影响。

第四节 临床药物相互作用案例分析与应对策略

在错综复杂的临床药物治疗过程中，为了缩短病程、提高疗效，联合用药是常用的药物治疗手段。但是，前提是有的放矢地联用一些作用机制明确、无配伍禁忌、药物相互作用能产生相加、协同等效果的药物。在病情变化、患者机体状态受限、个体差异较大等复杂情况下不得不采取某种联合用药时，必须了解发生严重不良药物相互作用的可能性和潜在风险，严格掌握联合用药的原则，防止不良药物相互作用的发生。

临床上如确需联合用药，一定要明确治疗目的，避免盲目用药。联合用药要达到提高临床疗效、降低毒性或延缓耐药性产生等治疗目的。联合用药前，要全面掌握各个药物的药动学、药理作用机制、不良反应和适应证后再进行联合用药；同时要全面了解患者年龄、性别、用药史、家族史、病情及肝肾功能状况等因素对药物相互作用的影响。在联合用药时，尽可能遵循

"能用一种药物治疗就不要用两种药物"的原则,要严格防止药物相互作用导致的不良反应。对于容易发生药物相互作用不良反应的患者(如老年患者、服用多种药物的患者、有肝肾疾病的患者、有急性疾病的患者、有不稳定性疾病的患者、需要长期应用药物治疗的患者、服用多个医生处方药物的患者等),一定要提高警惕,尽可能不联合用药,以减少发生严重不良药物相互作用的可能和风险。

一、伏立康唑和他克莫司相互作用案例分析与应对策略

1. 病史概况及治疗过程

患者,女性,45 岁,体重 49 kg,活体肾移植术后 3 个月。规律采用三联免疫抑制方案治疗:他克莫司 3 mg,每 12 小时 1 次;吗替麦考酚酯 500 mg,每 12 小时 1 次;泼尼松 5 mg,每天 1 次。因"干咳及自觉发热 7 天"到门诊复诊。患者自诉无力、活动后气促、厌食及夜间轻度出汗,无流涕、咽痛、恶心、呕吐、腹泻或全身酸痛等症状。患者移植术后出院在家曾接触较多亲友。入院时查体:体温 38.1℃,心率 96 次/分,血压 132/90 mmHg,呼吸频率 24 次/分,动脉血氧饱和度 94%。心肺叩诊和听诊均无明显异常。实验室检查结果回报:血常规白细胞计数 12.2×10^9/L,中性粒细胞比例 65%;肝功能和移植肾功能无异常。急诊胸片提示:双上肺结节状渗出病灶。纤维支气管镜肺泡灌洗液培养结果回报:曲霉菌。临床诊断为曲霉菌性肺炎。

结合患者的胸片结果、临床表现、使用免疫抑制剂的治疗史,以及纤维支气管镜肺泡灌洗液培养结果,本病例可确诊为侵袭性曲霉菌感染。考虑伏立康唑初始治疗曲霉菌感染的存活率和有效率优于两性霉素 B,且肾毒性显著低于两性霉素 B,因此选择伏立康唑进行抗感染治疗。患者肝肾功能正常,首日给予注射用伏立康唑 6 mg/kg(即 300 mg),每 12 小时 1 次,第二天起给予维持剂量 4 mg/kg(即 200 mg),每 12 小时 1 次。此外,为了更好地控制肺部感染,适当降低免疫抑制强度,在启动伏立康唑抗真菌治疗的同时,将他克莫司的次剂量从入院前的 3 mg 更改为 1.5 mg,同时密切监测他克莫司的全血谷浓度。更改剂量 2 天后,他克莫司的全血谷浓度从入院前的 7.8 ng/mL 上升至 14.1 ng/mL。因此,下调他克莫司的次剂量为 0.5 mg,2 天后再次检测浓度为 5.8 ng/mL,达到他克莫司在感染期间的浓度要求。该患者在静脉给予伏立康唑 3 天后患者体温恢复正常,7 天后将伏立康唑更改为口服 200 mg,每 12 小时

1次,复查他克莫司浓度为5.6 ng/mL,肝功能未出现异常,移植肾功能良好,血肌酐90~110 μmol/L。2周后复查胸片,显示肺部渗出明显减少,予以出院继续口服伏立康唑片3个月。复查肺部病灶完全吸收,肝肾功能稳定,停用伏立康唑,同时将他克莫司服用剂量更改回3 mg,每12小时1次,复查浓度为7.5 ng/mL。

2. 药物相互作用分析

(1)相互作用程度及机制:该患者联用伏立康唑且同时降低他克莫司一半剂量的情况下,他克莫司的全血谷浓度仍从联用前的7.8 ng/mL升高到14.1 ng/mL,其剂量校正后谷浓度上调至原来的3.6倍。该病例中的相互作用程度与现有文献报道一致,美国一项纳入100例联用伏立康唑和他克莫司的实体器官移植患者的多中心回顾性队列分析表明,伏立康唑致他克莫司的剂量校正后谷浓度上调至联用前的(5.0±2.7)倍。有文献报道,伏立康唑主要通过肝内的CYP2C19、CYP2C9、CYP3A4、CYP3A5代谢,同时也是上述酶的抑制剂,此外,伏立康唑也能轻度抑制P-gp的活性。他克莫司主要是经由肝和肠道的CYP3A4、CYP3A5代谢,同时也是P-gp的底物。因此,两药相互作用的可能机制在于伏立康唑通过抑制肝内CYP3A4、CYP3A5和P-gp转运体活性,使他克莫司经肝的代谢减少,且肠道的外排也减少,从而造成体内他克莫司蓄积,血药浓度显著升高。

(2)相互作用发生时的应对策略:肾移植术后患者应定期监测免疫抑制剂的血药浓度,尽量使其控制在合适的治疗范围。免疫抑制剂血药浓度偏低,会造成宿主对移植物的排异反应增加,降低移植肾的存活时间;免疫抑制剂的浓度偏高,不仅增加了免疫抑制剂的不良反应,还会导致过度免疫,继发其他感染。因此,该患者在同时联用伏立康唑和他克莫司时应密切结合血药浓度,调整他克莫司的剂量。目前,伏立康唑说明书提示已经接受他克莫司治疗的患者,开始应用伏立康唑时,建议初始将他克莫司剂量减至原来的1/2。但有研究提示,这两个药物的相互作用程度差异性大,联用时他克莫司的上调倍数范围为1~20.2倍。影响相互作用的因素包括红细胞比容、年龄、联用前他克莫司的剂量、CYP3A5基因型及联用使用CYP3A4抑制剂,但目前尚无研究给出有效的相互作用程度预测模型对精准剂量调整建议。因此,当伏立康唑与他克莫司联用时,可以建议在联用首日,下调他克莫司的初始剂量为原先1/3,同时后续密切结合他克莫司全血谷浓度监测结果调整剂量。

二、丙戊酸钠和美罗培南相互作用案例分析与应对策略

1. 病史概况与治疗过程

患者,女性,16 岁,体重 58 kg,身高 160 cm,对青霉素过敏,余无特殊。3 月余前因反复意识不清、全身水肿、双侧腹部及大腿可见紫纹,被诊断为狼疮性肾炎(Ⅲ型)、慢性肾衰竭(氮质血症期)、肾性高血压、狼疮性肺炎、狼疮性脑病、狼疮病血液系统损害。1 个月前在家中自觉受凉后感头晕,继而连续抽搐3 次,住院予以甲泼尼龙、环磷酰胺冲击治疗后好转出院,因水肿进一步加重再次入院。

入院后给予羟氯喹(口服,200 mg,每 12 小时 1 次),甲泼尼龙(注射,80 mg,每天 1 次),丙种球蛋白(注射,20g,每天 1 次),拉氧头孢(注射,1g,每12 小时 1 次)以及利尿、降压治疗。治疗期间,患者无明显诱因下持续抽搐,发作时四肢僵硬,牙关紧闭,双眼上翻,转醒后诉稍头晕,次日夜间及白天仍持续性抽搐,症状同上,头颅磁共振成像示双侧额颞顶叶、枕叶脑灰白质多发缺血灶,考虑为系统性红斑狼疮脑部改变,诊断为症状性癫痫,给予丙戊酸钠口服溶液(口服,600 mg,每天 2 次)对症治疗。丙戊酸钠治疗后患者癫痫发作症状有所缓解,同时监测血浆丙戊酸钠浓度为 89.3 μg/mL。后续患者出现持续发热,体温 38.9℃,结合患者体温及胸片示双下肺及左上肺舌段少许炎症、双侧胸腔积液,将拉氧头孢更改为美罗培南(注射,1g,每 8 小时 1 次),次日患者再次出现癫痫发作症状,复测丙戊酸钠浓度为 4.3μg/mL,经查阅文献,碳青霉烯类药物可以显著性降低丙戊酸钠血药浓度,因此,停用丙戊酸钠,并更改为拉莫三嗪(口服,25 mg,每天 1 次),后续患者癫痫症状控制较好。

临床药师通过药品说明书及相关文献,发现碳青霉烯类药物能显著降低丙戊酸钠的浓度进而影响癫痫治疗的效果,建议避免联用该两类药物,若必须联用时,可增加苯妥英钠或卡马西平等其他抗癫痫药物联合控制癫痫的发作。

2. 药物相互作用分析

(1)相互作用程度及机制:该病例中,丙戊酸钠在与美罗培南联用时,血药浓度从 89.3μg/mL 降低至 4.3μg/mL,远低于文献报道的治疗窗下限值50 μg/mL,导致该患者的癫痫症状复发。目前,碳青霉烯类药物联合丙戊酸钠 1 天左右就可以降低丙戊酸钠血药浓度,降低程度依次为美罗培南>帕尼培南>厄他培南>亚胺培南,其降低丙戊酸钠的幅度分别为 80%～90%、70%、60%

和30%~40%,停用碳青霉烯类药物8~14天丙戊酸钠才逐步上升恢复至正常。

碳青霉烯类药物在吸收、分布、代谢和排泄方面均能降低丙戊酸钠血药浓度。

1)吸收环节:碳青霉烯类药物可以浓度依赖性方式抑制丙戊酸钠通过Caco-2细胞,但不影响Caco-2细胞摄取丙戊酸钠,提示碳青霉烯类药物作用于小肠基底细胞膜,直接抑制丙戊酸钠的吸收。同时,碳青霉烯类药物能抑制肠道梭状芽孢杆菌、拟杆菌、粪肠球菌、表皮葡萄球菌等细菌的生长,降低胆汁盐分解,减少肠道β-葡糖醛酸酶的产生,而β-葡糖醛酸酶在肝肠循环中可以将丙戊酸葡糖醛酸化代谢物(VPA-glucoaldic,VPA-Glu)重新水解为丙戊酸钠,从而再次被肝摄取,因此其间接抑制了丙戊酸钠的肝肠循环。

2)分布环节:丙戊酸钠吸收入血后分布于红细胞,通过红细胞膜上的外排转运体进入血浆,促进红细胞摄取丙戊酸钠或抑制其外排,均可以降低丙戊酸钠的血浆浓度。碳青霉烯类药物对丙戊酸钠的血浆蛋白结合率无显著影响,但能抑制红细胞膜上ATP依赖的MRP,该类蛋白参与红细胞外排丙戊酸钠的过程,从而使VPA在红细胞中分布上升,导致血浆中浓度下降。

3)代谢环节:丙戊酸钠主要在肝脏中代谢,50%由葡糖醛酸化,其他通过β-氧化和羟基化等途径代谢。葡糖醛酸化是丙戊酸在尿苷二磷酸葡糖醛酸转移酶作用下与尿苷二磷酸葡糖醛酸(uridine diphosphateglucuronic acid,UDPGA)结合成VPA-Glu,一部分随胆汁排出,一部分在乙酰肽水解酶(acylpeptide hydrolase,APEH)作用下形成丙戊酸钠再进行肝肠循环。含有闭合β-内酰胺环的碳青霉烯类药物与APEH的丝氨酸部分结合,导致APEH作用丧失,减少了游离型丙戊酸钠的形成。

4)排泄环节:丙戊酸钠在肾中主要以VPA-Glu形式排泄,碳青霉烯类药物抑制APEH活性从而导致VPA-Glu水平增高,但确切机制还需要进一步研究。

(2)相互作用发生时的应对策略:美罗培南与丙戊酸联用后1天内就可以使丙戊酸浓度下降至远低于治疗窗,且需要2周时间才能消除相互作用的影响。因此,建议将丙戊酸钠更改为其他类抗癫痫药物,如拉莫三嗪或卡马西平,如有需要,可在2周后重新更换为丙戊酸钠治疗。

(毕惠嫦、陈 攀、杨 潇、黄 民)

参考文献

刘克辛,韩国柱,娄建石,等,2014.临床药物代谢动力学.2 版.北京:科学出版社.

刘克辛,娄建石,黄民,等,2012.临床药理学.北京:清华大学出版社.

ATKINSON JR A J, HUANG S M, LERTORA J J L, et al., 2012. Principles of Clinical Pharmacology. 3rd Edition. Pittsburgh: Academic Press.

PALLERIA C, DI PAOLO A, GIOFRÈ C, et al., 2013. Pharmacokinetic drug-drug interaction and their implication in clinical management. J Res Med Sci, 18(7): 601 − 610.

PRUEKSARITANONT T, CHU X, GIBSON C, et al., 2013. Drug-drug interaction studies: regulatory guidance and an industry perspective. AAPS J, 15(3): 629 − 645.

QIN X L, CHEN X, WANG Y, et al., 2014. *In vivo* to *in vitro* effects of six bioactive lignans of Wuzhi tablet (Schisandra Sphenanthera extract) on the CYP3A/ P − gp coprotein mediated absorption and metabolism of tacrolimus. Drug Metab Dispos, 42(1): 193 − 199.

SEAN BOYD, 2016. Clinical Pharmacology. New York: Syrawood Publishing House.

ZHANG H F, WANG H H, GAO N, et al., 2016. Physiological content and intrinsic activities of 10 cytochrome P450 isoforms in human normal liver microsomes. J Pharmacol Exp Ther, 358 (1): 83 − 93.

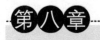

影响药动学的遗传因素与合理用药

第一节　概　　述

　　同样的给药方案,患者的反应可能完全不同,有的可能疗效很好,有的可能没有达到预期的疗效或者出现各种不良反应,有的甚至危及生命。影响药物体内过程和疗效的因素是多方面的,包括遗传变异、疾病类型与病程、合并用药、食物、年龄、性别、体重等。遗传因素是非遗传因素的基础,遗传因素的表现经常又受各种非遗传因素的影响,两者互相联系、互相影响。近20年来,随着研究技术与研究方法日新月异,遗传因素对药物药动学与药效学影响的研究发展迅速,遗传药理学与药物基因组学(Pharmacogenetics & Pharmacogenomics)这门学科也迅速地发展壮大起来。

一、遗传药理学与药物基因组学的起源与发展

　　1949年,Haldane基于一些零散的药物异常反应的报道,推测这些特殊的药物反应可能是由个体的生化差异造成的。之后8年间,关于药物的异常反应的多次报道(例如,1956年,给丁酰胆碱酯酶活性缺乏患者注射琥珀胆碱麻醉后导致死亡的案例;又如,1957年,使用异烟肼治疗结核的患者因为N-乙酰基转移酶活性异常而发生严重不良反应)促使美国医学会药物咨询委员会敦请Motulsky博士对已发表的所有资料进行总结并发表。Motulsky认为药物的异常反应有时是由遗传决定的酶缺陷引起的;之后于1959年,Vogel首先创造出"遗传药理学(pharmacogenetics)"一词(又译为药物遗传学);Kalow于1962年撰写了第一本关于遗传药理学的书,阐述了遗传结构对药物反应的影响。

在现代遗传药理学研究发展之前,经典的遗传药理学研究方法是双生子法。双生子包括同卵双生子与异卵双生子,一般认为同卵双生子遗传结构完全一致,而异卵双生子的遗传结构与普通兄弟姐妹一样,相似性只有50%。人们利用双生子的这一特点,研究了多种药物、疾病与遗传因素的关系,明确了遗传因素对疾病发生发展及药理效应的影响。

1990年正式启动的人类基因组计划(Human Genome Project, HGP)促使基因检测技术迅猛发展,药物基因组学(pharmacogenomics)(又译为基因组药理学)应运而生。它研究范围涉及基因组中与药物相关的全部基因,比遗传药理学研究范围更加广泛。经过多年的发展,药物基因组学研究对使用药物时识别药物有效患者、无效患者、避免不良反应、选择恰当剂量等均有重要作用。截至2016年4月,美国FDA、欧洲药品管理局(European Medicines Agency, EMA)、日本独立行政法人医药品医疗器械综合机构(Pharmaceuticals and Medical Devices Agency, PMDA)等已推荐了约200种药物的基因组学信息,并且在这些药品的说明书上增加了相关信息(其中涉及我国上市药116种)。此外,美国于2015年提出了精准医疗计划(precision medicine initiative),我国也于2016年启动了中国精准医疗计划,这必将进一步推动药物基因组学研究快速向前发展。

在介绍药物基因组学研究进展与临床应用之前,我们先来介绍一些本研究领域的基本知识与基本概念。

二、药物基因组学相关知识与基本概念

(一) 基本概念

1. 表型(phenotype)和基因型(genotype)

个体已形成的性状称为表型,与形成这种性状有关的遗传结构称为基因型。一种基因型不只决定一种表型,在不同的环境因素影响下,经过不同的发育途径,可形成几种表型。表型相同的个体具有不同基因型的现象称为遗传异质性。

2. 遗传多态性(genetic polymorphism)

自然界中,一群体同种生物常在某些方面有所不同,存在两种以上变异型的现象,称为多态性。在一个群体中由于多个不同的等位基因作用出现两种或两种以上遗传决定的表型或基因型,一般认为变异频率超过1%为遗传多态

性,不足 1% 称为罕见变异。

3. 基因频率(gene frequency)与等位基因频率(allele frequency)

经典意义上的基因频率指群体中某一基因座上突变基因的频率,是通过随机样本获得的突变基因的百分数来表示的。基因频率常指每个等位基因的频率,推广到多态性位点,则为每个等位基因的频率。

(二)基因多态性的类型

1. 单核苷酸多态性(single nucleotide polymorphism,SNP)

(1)编码区内单核苷酸多态性(coding SNP)

1)同义单核苷酸多态性(synonymous SNP):指核苷酸的替换没有导致氨基酸改变。这是由于密码子具有兼并性,mRNA 的密码子改变前后所编码的氨基酸一样。同义单核苷酸多态性有时也称为沉默单核苷酸多态性。MDR1 3435 C>T 就是一个同义单核苷酸多态性,胞嘧啶(C)被胸腺嘧啶(T)所取代,但所编码的氨基酸没有改变。有实验表明,MDR1 3435 C>T 可导致 P-gp 表达和功能降低,这一现象有可能是通过降低 mRNA 的稳定性来实现的。在一项 HIV 感染患者的病例对照研究中发现,依法韦仑肝毒性的降低与 MDR1 3435 C>T 的多态性相关。但相反的是,携带 MDR1 3435 C>T 变异的肾移植患者他克莫司的药动学没有显著性改变。依法韦仑和他克莫司结果的不一致性有可能是这一"沉默"的多态性改变了 P-gp 底物的相互作用位点。最近的研究也证实了 P-gp 通过部分重叠但又不同的结合位点来识别多种底物。

2)非同义单核苷酸多态性(nonsynonymous SNP):指核苷酸的变化改变了 mRNA 上的遗传密码,导致相应的氨基酸也发生了变化。有些非同义单核苷酸多态性不影响蛋白质或酶的生物活性,不表现出明显的表型效应,这种突变属于中性突变,一般对人体并无影响。但在某些情况下也会发生严重后果。硫代嘌呤甲基转移酶主要代谢嘌呤类药物,如硫唑嘌呤、6-巯嘌呤,TPMT*3A 就是一个非同义单核苷酸多态性,DNA 上的鸟嘌呤被腺嘌呤取代,导致相应的丙氨酸转变为苏氨酸,TMPT 的活性降低,相应的嘌呤类药物的毒性增加。

3)未成熟终止密码多态性(premature termination codon polymorphism):指当核苷酸发生变化时,不再编码相应的氨基酸,蛋白的合成也被终止。CYP2C19*3 等位基因就是一个未成熟终止密码,其鸟嘌呤被腺嘌呤取代,导致蛋白合成提前终止,CYP2C19 酶活性丧失。质子泵抑制剂奥美拉唑和兰索

拉唑就受到 *CYP2C9* 基因型的影响。有研究报道，*CYP2C19 * 2/CYP2C19 * 3* 基因型的患者奥美拉唑的曲线下面积是 *CYP2C19 * 1/CYP2C19 * 1* 基因型携带者的 12 倍。奥美拉唑药动学的改变可以影响到其临床效果。采用奥美拉唑和阿莫西林联合治疗的幽门螺杆菌阳性的消化性溃疡病患者，*CYP2C19 * 2/ CYP2C19 * 3* 和 *CYP2C19 * 1/CYP2C19 * 1* 基因型患者的治愈率分别为 100% 和 28.6%。

（2）非编码区内单核苷酸多态性（non-coding region SNP）：非编码区包括 3′-非编码区与 5′-非编码区及内含子序列，占人类基因组总 DNA 序列的 98% 左右，因其不直接参与编码氨基酸序列，而一度认为其是人类基因组中的冗余序列。随着遗传学研究进展，人们发现非编码 DNA 在基因剪切及表达调控方面具有重要的作用，因而对非编码区突变的研究也越发重视。例如，2014 年，Fredriksson NJ 等对 14 类肿瘤患者的基因组非编码区的突变进行了筛查，发现端粒逆转录酶（telomere reverse transcriptase，TERT）启动子区的突变与癌症类型有显著相关性，但尚未对其具体机制进行详细的论证。因而，非编码区突变在药物基因组学的研究中需要得到重视。

2. 可变数目串联重复序列（variable number of tandem repeat，VNTR）

VNTR 指 DNA 序列中有重复核苷酸序列的插入，其可以增加、降低或者对蛋白的活性没有影响。具有正常活性的 UGT1A1 酶基因启动子区具有 6 个 TA 二核苷酸的重复，命名为 *UGT1A1 * 1* 等位基因。*UGT1A1 * 28* 等位基因具有额外的一个 TA 二核苷酸序列，形成了 7 个 TA 二核苷酸的重复。*UGT1A1 * 28* 等位基因引起 UGT1A1 酶表达和活性降低，伊立替康的毒性风险就和 *UGT1A1 * 28* 等位基因的可变重复序列多态性相关。

3. 基因插入/缺失多态性（insertion/deletion polymorphism）

对某些基因来说，可以有几千个核苷酸的缺失。CYP2D6 亚家族有 50 多个等位基因突变亚型，其中 *CYP2D6 * 5* 等位基因就是基因缺失多态性。变异的结果是 *CYP2D6* 整个基因的缺失和 CYP2D6 酶活性的丧失。

4. 拷贝数多态性（copy number polymorphism，CNP）

基因拷贝数的变异指包含特定基因的几千个核苷酸序列的重复。从本质上来说，同一基因的另一拷贝在 DNA 中是存在的。在一些情况下，有些基因可以有 2~13 个拷贝。*CYP2D6 * 2* 等位基因即为基因拷贝数变异的多态性，携带有该等位基因的个体表现为超强代谢。选择性 5-羟色胺再摄取抑制剂及他莫昔芬都是 CYP2D6 的底物,其多态性将会影响到药物的剂量、疗效和毒性。

三、药物基因组学的研究方法

1. 基因型检测方法

近些年来,基因型检测方法迅速发展,日新月异。从单基因单位点的一代测序到大样本多位点的基因芯片、新一代测序,药物基因组学研究的效率呈指数倍增高。每种检测方法各有其适用的范围。不同药物基因组学检测技术的优缺点具体见表 8-1。

表 8-1 不同药物基因组学检测技术的优缺点

技　术	优　　点	缺　　点
Sanger 测序	确认遗传变异的金标准	处理大样本时耗时且烦琐
实时定量 PCR	专注于已知重要性的变异 适合分析少量靶点	不能发现新型变异
基因芯片	高通量 可检测单核苷酸多态性和 拷贝数多态性	不能发现新型变异 分析基因缺失和复制时需要高质量样本
新一代测序(NGS)	可发现新型变异	生物信息学分析复杂,需要专门软件工具辅助

2. 基因型与药物反应关联性的研究方法

确定不同基因型与药物反应的相关性需要进行系统的回顾性与前瞻性研究。基因型与药物反应关联性的研究方法主要分为候选基因分析与全基因组关联分析,候选基因分析所需样本量较少,相关临床研究易于开展,但其缺点是不能发现新的导致药物反应个体差异的遗传变异;而全基因组关联分析可以发现新的影响药物反应的遗传结构,但其样本量需求较大,同时需要复杂生物信息学软件进行分析。目前,关于药物基因组学研究的大规模数据库主要有 PharmGKB、CPIC、dbSNP,其可以作为临床个体化给药方案设计与调整的依据,也可作为药物基因组学研究的参考。

四、药物基因组学的主要任务与研究内容

药物疗效及毒性的个体差异对于临床安全合理用药是巨大挑战。近 20

年来,药物基因组学迅速发展。从一代测序时期的遗传药理学发展至新一代测序时期的药物基因组学,其学科的实质与主要任务都是研究人类基因组变异如何影响人类对药物的反应。药物基因组学研究成果的应用可以极大程度地发挥药物的优势,提高药物疗效,降低毒性反应,实现精准治疗,从而降低医疗成本。

药物的异常反应既可能源于药动学方面的遗传变异,也可能源于药效学方面的遗传变异,这可以通过分析人群中药物暴露量(或者血药浓度)与药物反应的关系来判断。源于药动学方面的个体差异通常由编码药物代谢酶及转运体的基因的遗传变异造成,这些遗传变异导致药物的吸收、分布、生物转化和排泄等环节产生个体差异,造成个体间药物暴露量不同,从而造成患者疗效与毒性反应差异;而源于药效学方面的个体差异通常由编码药物受体的基因的遗传变异造成,个体间的血药浓度或者暴露量没有显著差异。目前,FDA 推荐的 50 多种遗传生物标志物,涉及临床常用的 200 多种药物,这些药物的安全性问题大概 2/3 是由遗传变异导致的药动学异常造成的。

代谢酶及转运体在药物处置过程中发挥重要的作用,所以编码这些蛋白的遗传基因的变异是构成药物药动学差异的决定因素。目前,Ⅰ 相代谢酶 CYP2B7、CYP2C19、CYP2D6,Ⅱ 相代谢酶 TPMT、NAT2、UGT1A 及转运体 SLCO1B1 的遗传多态性对药物体内过程的影响研究得较为深入系统,本章以代表性药物为例,来介绍相关代谢酶及转运体的遗传多态性对药动学的影响及据此进行的给药方案调整。

第二节 药物代谢酶转运体遗传多态性与合理用药

一、Ⅰ 相代谢酶系

药物的 Ⅰ 相代谢又称为修饰反应(modification),是药物活性基团暴露或者引入活性/极性基团的过程,通常包括氧化反应、还原反应与水解反应。这 3 种类型的反应中,氧化反应存在显著的遗传多态性。目前的研究显示,多种酶系统参与药物的氧化反应,包括 CYP450 酶、黄素单氧化酶、乙醇脱氢酶与乙醛脱氢酶、单胺氧化酶等。其中 CYP450 酶参与临床大部分药物的代谢,临床影响最为广泛。

CYP450 酶由一群基因超家族编码的酶蛋白组成,自从 1962 年发现 CYP450 酶到现在,已确认了 221 个 CYP 基因和 12 个假基因,它们分别存在于 31 种真核生物和 11 种原核生物中。人类许多药物代谢 CYP450 酶具有遗传变异,大量研究表明,CYP1A1、CYP1A2、CYP2A6、CYP2B6、CYP2C9、CYP2C19、CYP2D6 和 CYP2E1 的活性在人群中的分布呈遗传多态性,同时 CYP450 酶的遗传多态性具有明显种族或地域差异。CYP450 酶遗传多态性和多种药物的不同氧化代谢能力存在着密切的相关性,从而可能影响多种药物的临床疗效和安全性。其中,CYP2B6、CYP2C19、CYP2D6 遗传多态性对药物体内过程影响的研究较为系统深入,对临床用药方案的调整具有重要的指导作用。

二、代表性 I 相代谢酶遗传多态性与合理用药

(一) CYP2B6 与依法韦伦

1. CYP2B6 及其遗传多态性

CYP2B6 是人体内重要的药物代谢酶,占肝 CYP 代谢酶的 6%~10%。临床上,CYP2B6 广泛参与了许多药物的代谢。据统计,约有 8% 的上市药物如安非他酮、环磷酰胺、依法韦伦和美沙酮等由 CYP2B6 进行代谢。

CYP2B6 基因具有高度多态性。研究显示,*CYP2B6* 基因具有 38 个已知的变异等位基因和多个亚等位基因。这些等位基因在不同程度上影响了 CYP2B6 酶活性,如 *CYP2B6 * 4* 等位基因和 *CYP2B6 * 22* 等位基因会导致 CYP2B6 代谢活性增强,而 *CYP2B6 * 6* 等位基因则会导致 CYP2B6 代谢活性降低,而有的等位基因如 *CYP2B6 * 18* 等位基因(983T>C)甚至会导致代谢酶活性完全丧失。

个体携带的等位基因组合构成 *CYP2B6* 基因的双倍型,共同决定了 CYP2B6 的酶活性。由 *CYP2B6* 遗传多态性导致的代谢酶活力差异常常使得个体在药物代谢上产生千差万别。例如,同时携带 *CYP2B6 * 4* 等位基因和 *CYP2B6 * 22* 等位基因将显著增强 CYP2B6 的酶活性。因此,如表 8-2 所示,在临床上,常根据 *CYP2B6* 基因双倍型对代谢酶活性的影响,将 CYP2B6 代谢表型划分为超快代谢型(UM)、快代谢型(EM)、正常代谢型(NM)、中间代谢型(IM)及慢代谢型(PM)。其中,快代谢型和超快代谢型个体由于具有更高

的酶活性，使得其在使用一些经由 CYP2B6 代谢的药物如依法韦伦、安非他酮和美沙酮等时，往往具有更低的生物利用度。表 8 - 2 总结了 *CYP2B6* 基因多态性对 CYP2B6 代谢表型的影响。

表 8 - 2 **CYP2B6** 基因多态性对 **CYP2B6** 代谢表型的影响

代谢表型	基 因 型 特 点	代表双倍型
超快代谢型（UM）	携带两个功能增强型等位基因	*CYP2B6 * 4/CYP2B6 * 4,* *CYP2B6 * 4/CYP2B6 * 22,* *CYP2B6 * 22/CYP2B6 * 22*
快代谢型（EM）	携带一个正常功能等位基因和一个功能增强型等位基因	*CYP2B6 * 1/CYP2B6 * 4,* *CYP2B6 * 1/CYP2B6 * 22*
正常代谢型（NM）	携带两个正常功能等位基因	*CYP2B6 * 1/CYP2B6 * 1*
中间代谢型（IM）	携带一个正常功能等位基因和一个功能降低/缺失等位基因；携带一个功能增强型等位基因和一个功能降低/缺失型等位基因	*CYP2B6 * 1/CYP2B6 * 6,* *CYP2B6 * 1/CYP2B6 * 18,* *CYP2B6 * 4/CYP2B6 * 6,* *CYP2B6 * 4/CYP2B6 * 18,* *CYP2B6 * 6/CYP2B6 * 22,* *CYP2B6 * 18/CYP2B6 * 22*
慢代谢型（PM）	携带两个功能降低/缺失型等位基因；携带一个功能降低型等位基因和一个功能缺失型等位基因	*CYP2B6 * 6/CYP2B6 * 6,* *CYP2B6 * 18/CYP2B6 * 18,* *CYP2B6 * 6/CYP2B6 * 18*

2. 依法韦伦及其体内过程

依法韦伦是一种非核苷类逆转录酶抑制剂，其 S -对映体可以通过抑制 HIV 逆转录酶来抑制 HIV DNA 的合成，目前主要用于治疗 HIV 感染。依法韦伦不良反应发生率高，常见不良反应包括皮疹、恶心、头痛、疲倦和入睡困难，严重不良反应包括抑郁、肝损伤、致畸性及神经毒性。其中，依法韦伦所致中枢神经系统不良反应常常导致患者治疗中断，且与依法韦伦的血药浓度相关。有研究显示，在依法韦伦血药浓度>4 μg/mL、1~4 μg/mL 和<1 μg/mL 的患者中，中枢神经系统不良反应发生率分别为 24%、9%、0。HIV 感染者需要终身服用抗病毒药物，因此合适的依法韦伦给药剂量对有效发挥抗病毒作用，避免产生严重不良反应具有重要作用。

3. *CYP2B6* 遗传多态性与依法韦伦药动学相关性

参与依法韦伦代谢 Ⅰ 相代谢酶有 CYP2B6、CYP3A4、CYP3A5、CYP1A2 和 CYP2A6。其中最主要的 Ⅰ 相代谢酶为 CYP2B6。如图 8 - 1 所示，在体内，依法韦伦大部分通过 CYP2B6 代谢为 8-羟基依法韦伦和 8,14-羟基依法韦伦。随后,在包括 UGT1A1、UGT1A3、UGT1A7、UGT1A8、UGT1A9、UGT1A10 和 UGT2B7 在内的多个尿苷二磷酸葡糖醛酸转移酶的作用下,8-羟基依法韦伦和 8,14-羟基依法韦伦形成葡糖醛酸结合物,进而排出体外。

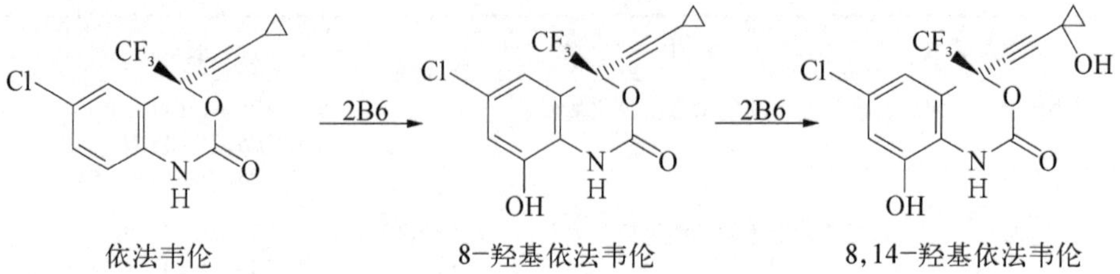

依法韦伦　　　　　　　　8-羟基依法韦伦　　　　　　8,14-羟基依法韦伦

图 8-1　CYP2B6 介导的依法韦伦代谢

有研究显示,*CYP2B6* 遗传多态性将显著影响依法韦伦在人体内的清除速率。其中,最为常见的遗传多态性为 *CYP2B6 * 6* 等位基因,该等位基因 c.516G>T,因此降低了 CYP2B6 酶活性。多项研究表明,该基因位点的单核苷酸多态性对依法韦伦的血药浓度、血浆清除速率具有重要影响。一项纳入 71 名 HIV 阴性受试者(共 1 132 份血浆样本)的依法韦伦群体药动学研究显示,在口服单剂量 600 mg 依法韦伦后,c.516GT 携带者和 c.516TT 携带者体内依法韦伦清除速率约为正常代谢型个体的 25% 和 50%。同时,相比于 c.516GG 型和 c.516GT,c.516TT 型显著延长了依法韦伦停药后人体的消除相半衰期(c.516GG *vs.* c.516GT *vs.* c.516TT = 6 天 *vs.* 7 天 *vs.* 14 天)。

除了 c.516G>T,另一单核苷酸多态性 c.983T>C(*CYP2B6 * 18*)也与依法韦伦的体内暴露有关。该突变位点的首次报道是在一项关于依法韦伦的药物基因组学研究。该研究共纳入 225 名高加索人和 146 名黑种人,结果发现,在 2 名携带 c.983CC 的黑人中,其血浆依法韦伦浓度是 c.983TT、c.983TC 型携带者的 2 倍。随着依法韦伦药物基因组学的研究进展,c.983T>C 单核苷酸多态性被证明具有种族特异性,其在黑种人中突变频率显著高于其他人种。在非洲人和非裔美国人中,c.983CC 型携带者依法韦伦稳态谷浓度为正常代谢型个体的 3~4 倍。

其他基因多态性如 *CYP2B6 * 4* (c.785A>G)可能也与依法韦伦的血药浓度有关,但仍需要更多的临床证据支持。

4. CYP2B6 遗传多态性种族差异及据此进行的临床给药剂量调整

CYP2B6 基因多态性具有明显的种族差异,其主要遗传多态性种族差异如表 8-3 所示。例如,*CYP2B6 * 18* 等位基因目前只在黑种人(包括南撒哈拉黑种人)中发现,且最小等位基因频率仅为 0.01～0.06,而在其他人群暂无报道。而 *CYP2B6 * 6* 等位基因则在大洋洲人群中更为常见。这两个基因多态性对依法韦伦的体内代谢具有重要影响,基于 *CYP2B6 * 18* 等位基因和 *CYP2B6 * 6* 等位基因进行依法韦伦给药剂量调整目前已经得到多项临床研究结果的支持。

表 8-3　*CYP2B6* 基因主要遗传多态性种族差异

等位基因	变异类型	等位基因频率					功 能
		中/南亚人	东亚人	欧洲人	大洋洲人	南撒哈拉黑种人	
*CYP2B6 * 1*	—	0.61	0.65	0.49	0.34	0.31	活性正常
*CYP2B6 * 4*	错义突变(K26R)	0.10	0.08	0.04	<0.01	<0.01	活性增加
*CYP2B6 * 6*	错义突变(Q172H)	0.19	0.17	0.23	0.62	0.37	活性降低
*CYP2B6 * 18*	错义突变(I328T)	<0.01	<0.01	<0.01	<0.01	0.06	失活
*CYP2B6 * 22*	转录增强(TATA 盒)	<0.01	<0.01	0.01	<0.01	0.03	活性增加

从临床的角度,依法韦伦给药剂量的调整主要从以下两方面考虑。

(1)*CYP2B6* 基因多态性对依法韦伦在人体内的暴露量是否产生影响。

(2)依法韦伦剂量的调整是否会影响其疗效或产生不良反应。

有研究发现,对于 40 kg 以上的成人及儿童,正常代谢型个体以 600 mg/d 的标准给药剂量口服依法韦伦即能够获得理想的血药浓度(1～4 μg/mL)。而对于中间代谢型个体,在标准剂量下,其经剂量校正的谷浓度高于正常代谢型个体,同时中枢神经系统不良反应发生风险为正常代谢型个体的 1.3 倍。而对于慢代谢型个体,其依法韦伦剂量校正浓度显著高于正常代谢型个体和中间代谢型个体,若给予标准剂量,其中枢神经系统不良反应发生风险为中间代谢型个体和正常代谢型个体的 4.8 倍,严重者还可能会导致停药。因此,如表 8-4 所示,根据临床药物遗传学实施联盟(Clinical Pharmacogenetics Implementation Consortium, CPIC)指南,建议中间代谢型个体初始给药剂量调整为 400 mg/d,慢代谢型个体应降低初始给药剂量至 400 mg/d 或 200 mg/d。

表 8-4 根据 CYP2B6 代谢表型对依法韦伦给药剂量进行调整的方案

代谢表型	依法韦伦血药浓度特点	起始剂量调整方案	推荐强度
超快代谢型	经剂量校正的谷浓度略低于正常代谢型	标准剂量：600 mg/d	强
快代谢型	经剂量校正的谷浓度略低于正常代谢型	标准剂量：600 mg/d	强
正常代谢型	正常血药浓度	标准剂量：600 mg/d	强
中间代谢型	经剂量校正的谷浓度高于正常代谢型,且中枢神经系统不良反应发生率高于正常代谢型	考虑降低起始剂量至 400 mg/d	中等
慢代谢型	经剂量校正的谷浓度高于正常代谢型,且中枢神经系统不良反应发生率显著高于正常代谢型	考虑降低起始剂量至 400 mg/d 或 200 mg/d	中等

尽管超快代谢型和快代谢型个体依法韦伦稳态谷浓度略低于正常代谢型个体,但目前尚无证据显示对该部分人群需要增大给药剂量。因此,对于超快代谢型和快代谢型个体,仍以 600 mg/d 的起始剂量进行 HIV 治疗。

综上,对于除黑种人以外的人群,在使用依法韦伦时,需要确定患者是否携带 CYP2B6 * 6 等位基因;而对于黑种人,除了 CYP2B6 * 6 等位基因,还需要检查其是否携带 CYP2B6 * 18 等位基因,根据其双倍型进行表型划分从而进行剂量调整。

（二）CYP2C19 与奥美拉唑

1. CYP2C19 及其遗传多态性

CYP2C19 是 1993 年 Wrighton 从人类肝内分离出的一种酶,其后 Goldstein 发现其对 S-美芬妥英羟化代谢存在遗传多态性。CYP2C19 具有代谢多态性的分子机制是编码 CYP2C19 的基因发生了单碱基突变,CYP2C19 基因的多态性导致了其代谢多态性。

CYP2C19 位于人 10 号染色体长臂上(10q24.1-10q24.3)。CYP2C19 基因全长约 55 kb,具有 9 个外显子和 8 个内含子,其 cDNA 全长 1 940 bp,编码区为 1 473 bp。由于美芬妥因是 CYP2C19 的特异性代谢底物,早期研究根据其代谢美芬妥因能力的强弱,将 CYP2C19 代谢表型分为快代谢型和慢代谢型。快代谢型有 3 种基因型：野生纯合子(CYP2C19 * 1/CYP2C19 * 1)和野生杂合子(CYP2C19 * 1/CYP2C19 * 2,CYP2C19 * 1/CYP2C19 * 3),代谢速度快;慢代谢型也有 3 种基因型：突变纯合子(CYP2C19 * 2/CYP2C19 * 2,CYP2C19 * 3/

*CYP2C19 * 3*) 和突变杂合子 (*CYP2C19 * 2/CYP2C19 * 3*)。后有研究发现, *CYP2C19 * 17* 等位基因与酶活性增加有关,可能会导致治疗失败。因此,将携带 *CYP2C19 * 17* 等位基因 (*CYP2C19 * 17/CYP2C19 * 17* 或 *CYP2C19 * 1/ CYP2C19 * 17*) 的个体归类为超快代谢型;将携带野生纯合子 (*CYP2C19 * 1/ CYP2C19 * 1*) 的个体归类为快代谢型;将拥有一个非功能等位基因 (如 *CYP2C19 * 2* 和 *CYP2C19 * 3*) 的个体被归类为中间代谢型 (如 *CYP2C19 * 1/ CYP2C19 * 2*),拥有两个非功能等位基因的个体被归类为慢代谢型 (如 *CYP2C19 * 2/CYP2C19 * 2*,*CYP2C19 * 2/CYP2C19 * 3*)。最新的 CPIC 指南 (2020 年),将 CYP2C19 代谢表型分为超快代谢型、快代谢型、正常代谢型、可能的中间代谢型、中间代谢型、可能的慢代谢型、慢代谢型及未确定型 8 类,提示临床在应用经该酶代谢的药物,尤其是治疗指数低的药物时,需要对人群进行尽可能细分,以提高疗效降低毒性。

2. 奥美拉唑及其体内过程

奥美拉唑为第一个上市的质子泵抑制剂 (proton pump inhibitor, PPI),属于苯并咪唑类化合物,所有此类药物结构中均含有一个苯并咪唑环和吡啶环,两者通过一个甲磺酰基相连 (图 8 - 2)。奥美拉唑于 1988 年由瑞典 Astra 公司 (现在的阿斯利康公司) 研发,首先在瑞典上市,商品名为 Losec,是一种取代的苯并咪唑化合物。该药于 1989 年 9 月在美国由 FDA 批准上市,2003 年经 FDA 批准为非处方药,是全球最畅销的药品之一。临床主要用于治疗十二指肠溃疡、胃溃疡、胃食管反流病 (gastroesophageal reflux disease, GERD)、胃泌素瘤 [又称佐林格-埃利森综合征 (Zollinger - Ellison syndrome)]、腐蚀性食管炎和幽门螺杆菌感染等。

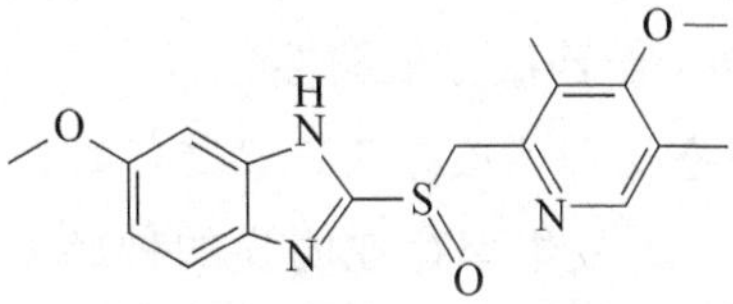

图 8 - 2　奥美拉唑结构式

奥美拉唑在体内主要通过 CYP2C19 代谢成 5 -羟奥美拉唑,次要途径是经 CYP3A4 代谢生成磺基奥美拉唑,奥美拉唑与 CYP2C19 的亲和力比与 CYP3A4 的亲和力高 10 倍。无论单次或多次给药,奥美拉唑的氧化代谢存在着明显的个体差异,主要表现为某些个体对药物的羟化代谢能力低下或有缺陷,使原型药物消除缓慢,消除半衰期延长而血药浓度-时间曲线下面积明显增加。

3. CYP2C19 遗传多态性与奥美拉唑药动学相关性

奥美拉唑是最先被证实为 CYP2C19 代谢底物并具有羟化代谢多态性的治疗消化性溃疡的药物。由于遗传易感因素,人体 CYP2C19 表现为基因多态性,致使奥美拉唑的血药浓度存在个体差异。慢代谢型个体对奥美拉唑的清除率低,而强代谢型个体对奥美拉唑的清除率高,致使其血药浓度低。

国内外有研究结果表明,单次和多次给予奥美拉唑后各 CYP2C19 基因型组间平均血药浓度-时间曲线下面积的相对比率具有显著差异。其中,高加索人群的血药浓度-时间曲线下面积在不同基因型组间的差异最大,慢代谢型个体血药浓度-时间曲线下面积值为 CYP2C19 * 1/CYP2C19 * 1 等位基因型的 20 倍,日本人群中慢代谢型个体血药浓度-时间曲线下面积为 CYP2C19 * 1/CYP2C19 * 1 等位基因型的 7~12 倍,中国人群中慢代谢型个体血药浓度-时间曲线下面积为 CYP2C19 * 1/CYP2C19 * 1 等位基因型的 2~4 倍。另外,有研究发现在携带有 CYP2C19 * 1/CYP2C19 * 1、CYP2C19 * 1/CYP2C19 * 2 和 CYP2C19 * 1/CYP2C19 * 3 等位基因的人群中,多次给予奥美拉唑后的血药浓度-时间曲线下面积值较单次服药时显著增高,而在慢代谢型人群中未观察到此现象。分析其原因可能是奥美拉唑对 CYP2C19 具有高选择性,可抑制 CYP2C19 活性,在快代谢型个体中,多次口服奥美拉唑抑制了 CYP2C19 活性,肝的首过效应降低,奥美拉唑的血药浓度-时间曲线下面积呈上升趋势,而在慢代谢型个体中,CYP2C19 基础活性缺失或极低,多次给予奥美拉唑不能对 CYP2C19 的活性产生显著影响。因此,奥美拉唑单次给药,慢代谢型人群血药浓度-时间曲线下面积总体大于快代谢型人群;另外,快代谢型个体的血药浓度-时间曲线下面积升高呈给药次数依赖性。

4. CYP2C19 遗传多态性种族差异及据此进行的临床给药剂量调整方案

CYP2C19 基因多态性的发生率存在明显的种族差异,亚洲人群中超快代谢型仅占 1.3%,而非亚洲人群中约占 20%。欧美人群慢代谢型发生率在 2.4%~5.4%,非洲黑种人慢代谢的发生率为 1%~7.5%,亚洲人的慢代谢型发生率明显高于欧美人群和黑种人,其中日本人的慢代谢型发生率为 18.5%~22.5%,韩国人为 12.6%。中国人群慢代谢型发生率为 9%~19.8%。CYP2C19 基因多态性对奥美拉唑在人体内的药动学过程有重要影响,进而影响疗效和产生不良反应,对其基因多态性的检测有助于指导临床合理用药。CPIC 在 2020 年发布的相关指南中基于 CYP2C19 代谢表型调整奥美拉唑给药建议见表 8-5。

表 8-5　基于 CYP2C19 代谢表型的 CPIC 奥美拉唑给药建议量(2020 年)

代谢表型	表 型 描 述	治 疗 建 议	推荐级别
超快代谢型	与 CYP2C19 正常代谢型相比,血浆浓度降低;治疗失败的风险增加	将每天起始剂量增加 100%,每天剂量可分次服用并监测疗效	可选
快代谢型	与 CYP2C19 正常代谢型相比,血浆浓度降低;治疗失败的风险增加	按标准剂量用药,幽门螺杆菌感染和糜烂性食管炎患者可考虑增加 50%~100% 的剂量,每天剂量可分次服用并监测疗效	中等推荐
正常代谢型	奥美拉唑代谢正常,与 CYP2C19 中间代谢型和慢代谢型相比,可能会增加治疗失败的风险	按标准剂量用药,幽门螺杆菌感染和糜烂性食管炎患者可考虑增加 50%~100% 的剂量,每天剂量可分次服用并监测疗效	中等推荐
可能中间代谢型	与 CYP2C19 正常代谢型相比,奥美拉唑的血浆浓度可能增加;疗效可能加强,也增加潜在的毒性风险	起始剂量为标准剂量。若长期治疗(>12 周)且已达到疗效,考虑将每天剂量减少 50%,并监测疗效	可选
中间代谢型	与 CYP2C19 正常代谢型相比,奥美拉唑的血浆浓度可能增加;疗效可能加强,也增加潜在的毒性风险	起始剂量为标准剂量。若长期治疗(>12 周)且已达到疗效,考虑将每天剂量减少 50%,并监测疗效	可选
可能慢代谢型	与 CYP2C19 正常代谢型相比,奥美拉唑的血浆浓度可能增加;疗效可能加强,也增加潜在的毒性风险	起始剂量为标准剂量。若长期治疗(>12 周)且已达到疗效,考虑将每天剂量减少 50%,并监测疗效	中等推荐
慢代谢型	与 CYP2C19 正常代谢型相比,奥美拉唑的血浆浓度可能增加;疗效可能加强,也增加潜在的毒性风险	起始剂量为标准剂量。若长期治疗(>12 周)且已达到疗效,考虑将每天剂量减少 50%,并监测疗效	中等推荐

注: 推荐级别为"可选"的表型的强度与它们各自确认的表型相同。"可选"表示表型分配的不确定性,但将已确认的表型推荐应用于相应的"可选"表型是合理的。

(三) CYP2D6 与阿米替林/去甲替林

1. CYP2D6 及其遗传多态性简介

CYP2D6 属于 CYP2D 家族,位于第 22 号染色体。肝内的 CYP2D6 蛋白的表达量个体差异极大(0~80 fmol/μg),其主要的原因是 *CYP2D6* 基因多态性,而非酒精、吸烟及性别等的差异。临床上 15%~25% 的常用药物主要经 CYP2D6 代谢,这些药物包括抗心律失常药(普罗帕酮、美西律、氟卡尼)、三环类抗抑郁药(如阿米替林、去甲替林)、抗精神病药(阿立哌唑、利培酮)、β 受体阻滞剂(丁呋喃洛尔、米托洛尔)等。

CYP2D6 基因在人群中具有高度的多态性,目前已经鉴定了逾百个 CYP2D6 等位基因变异体和亚变异体。临床常见的等位基因有 CYP2D6 * 1、CYP2D6 * 2、CYP2D6 * 9、CYP2D6 * 10、CYP2D6 * 41、CYP2D6 * 3、CYP2D6 * 6。依据人群所携带 CYP2D6 等位基因及 CYP2D6 基因拷贝数量(N)的不同,可将 CYP2D6 代谢表型分成超快代谢型、正常代谢型、中间代谢型及慢代谢型(表 8 - 6)。

表 8 - 6   CYP2D6 基因多态性与 CYP2D6 代谢表型

代谢表型	活性评分	代 表 双 倍 体
超快代谢型	>2	(CYP2D6 * 1/CYP2D6 * 1) × N, (CYP2D6 * 1/CYP2D6 * 2) × N, (CYP2D6 * 2/CYP2D6 * 2) × N
正常代谢型	1~2	CYP2D6 * 1/CYP2D6 * 1, CYP2D6 * 1/CYP2D6 * 2, CYP2D6 * 2/CYP2D6 * 2, CYP2D6 * 1/CYP2D6 * 9, CYP2D6 * 1/CYP2D6 * 41, CYP2D6 * 41/CYP2D6 * 41, CYP2D6 * 1/CYP2D6 * 5, CYP2D6 * 1/CYP2D6 * 4
中间代谢型	0.5	CYP2D6 * 1/CYP2D6 * 1, CYP2D6 * 1/CYP2D6 * 2, CYP2D6 * 2/CYP2D6 * 2, CYP2D6 * 1/CYP2D6 * 9, CYP2D6 * 1/CYP2D6 * 41, CYP2D6 * 41/CYP2D6 * 41, CYP2D6 * 1/CYP2D6 * 5, CYP2D6 * 1/CYP2D6 * 4
慢代谢型	0	CYP2D6 * 4/CYP2D6 * 4, (CYP2D6 * 4/CYP2D6 * 4) × N, CYP2D6 * 3/CYP2D6 * 4, CYP2D6 * 5/CYP2D6 * 5, CYP2D6 * 5/CYP2D6 * 6

2. 阿米替林/去甲替林及其体内过程

三环类抗抑郁药已在临床广泛应用多年,如阿米替林。阿米替林是一种叔胺,主要通过阻断 5 -羟色胺及去甲肾上腺素的再摄取来发挥抗抑郁的药理作用。去甲替林是阿米替林的体内活性代谢物,阿米替林及去甲替林主要适用于抑郁症的治疗。阿米替林及去甲替林的不良反应十分广泛,常见的不良反应包括便秘、口干、头晕、头痛和嗜睡等,严重的不良反应包括心功能障碍、视物模糊、尿潴留、精神错乱和谵妄等。

阿米替林在体内主要经 CYP2C19 代谢成去甲替林,后者同样具有较强的抗抑郁作用。阿米替林及去甲替林由 CYP2D6 进一步转化为低活性的水化物而排出体外(图 8 - 3)。CYP2C19 功能的强弱主要影响阿米替林与去甲替林的比例,但对两者的体内清除过程的影响远不及 CYP2D6。

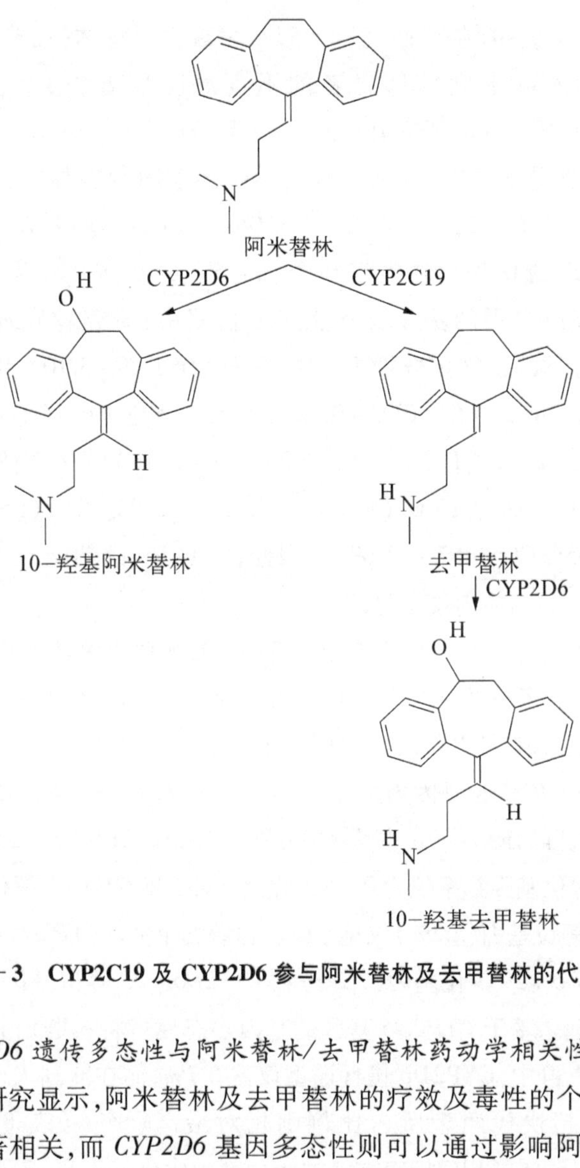

图 8 - 3　CYP2C19 及 CYP2D6 参与阿米替林及去甲替林的代谢过程

3. CYP2D6 遗传多态性与阿米替林/去甲替林药动学相关性

目前的研究显示,阿米替林及去甲替林的疗效及毒性的个体差异与其血浆暴露量显著相关,而 CYP2D6 基因多态性则可以通过影响阿米替林及去甲替林的清除过程从而影响患者体内药物的暴露量进而影响其疗效及毒性。例如,Werner Steimer 等在纳入 50 例患者的临床研究中发现,与携带 CYP2D6 * 1 或 CYP2D6 * 2 等位基因的患者相比,携带 CYP2D6 * 4 等位基因的患者的血浆浓度增加 95.6%(P<0.000 1),携带 CYP2D6 * 10 等位基因的患者的血浆浓度增加 63.3%(P<0.001),携带 CYP2D6 * 41 等位基因的患者的血浆浓度增加 39.8%(P<0.000 1),这些患者血浆中的阿米替林及去甲替林显著增加;Werner

Steimer 进一步通过一项临床研究($n=55$),发现去甲替林(而非阿米替林)暴露量与高加索人群中度抑郁患者的不良反应显著相关($AUC=0.733$,$P=0.008$);而韩国学者的研究则提示在携带 $CYP2D6*10/CYP2D6*10$ 等位基因的健康东亚受试者中,阿米替林与 10-羟基阿米替林的比例显著低于携带 $CYP2D6*1/CYP2D6*1$ 或 $CYP2D6*1/CYP2D6*10$ 等位基因者(约 0.09 $vs.$ 0.27 或 0.20);在携带 0 个($n=5$)、1 个($n=7$)及 2 个($n=10$)$CYP2D6$ 变异等位基因的法罗群岛患者的血浆中,研究者发现去甲替林与 10-羟基阿米替林的暴露比分别为 3.07($95\%CI=1.49\sim5.10$)、0.53($95\%CI=0.27\sim1.05$)及 0.28($95\%CI=0.22\sim0.82$),阿米替林与 10-羟基阿米替林的暴露比在携带 0 个($n=3$)、1 个($n=6$)及 2 个($n=10$)$CYP2D6$ 变异等位基因的法罗群岛患者中分别为 10.69($95\%CI=5.75\sim14.10$)、4.61($95\%CI=2.70\sim9.51$)及 3.98($95\%CI=1.67\sim13.69$)。因此,CYP2D6 的功能变异显著影响阿米替林或去甲替林的体内暴露量。

4. CYP2D6 遗传多态性种族差异及据此进行的临床给药剂量调整

CYP2D6 遗传多态性具有十分明显的种族差异。$CYP2D6*1$ 等位基因及 $CYP2D6*2$ 等位基因在欧洲人、非洲人及南亚人群中十分常见,而在东亚人群中则以 $CYP2D6*10$ 等位基因为主;失活变异的 $CYP2D6*4$ 等位基因在欧洲人、非洲人及南亚人群的最小等位基因频率分别为 15.5%、11.9% 及 11.6%,而在东亚人群中的最小等位基因频率仅为 0.4%。除此之外,$CYP2D6*3$ 等位基因(4.1%)和 $CYP2D6*6$ 等位基因(2.2%)仅见于欧洲血统的个体。$CYP2D6*17$ 等位基因(19.7%)、$CYP2D6*29$ 等位基因(9.2%)和 $CYP2D6*43$ 等位基因(2%)是非洲人特有的单倍型。基于 CYP2D6 基因的基因多态性可将人群划分为不同的代谢型。在东亚人群中,CYP2D6 慢代谢型仅占 0.7%,而在欧洲人中高达 6.2%,但非洲人群的超快代谢型所占比例则相对最高(8%)(表 8-7)。依据 CYP2D6 的代谢强弱,CPIC 指南推荐的给药剂量优化如表 8-8 所示。

表 8-7 CYP2D6 代谢表型与种族差异

代 谢 表 型	人群(%)			
	欧洲人群	非洲人群	东亚人群	南亚人群
慢代谢型	6.2	2.8	0.7	2.1
中间代谢型	2.6	24.5	48.6	10

代　谢　表　型	人群(%)			
	欧洲人群	非洲人群	东亚人群	南亚人群
中间代谢型+慢代谢型	8.8	27.3	49.3	12.2
正常代谢型	88.1	64.7	49.6	85.9
超快代谢型	3.2	8	1.2	1.9

表 8-8　CYP2D6 代谢表型指导下的阿米替林或去甲替林用药方案调整

代谢表型	药物代谢特征	治　疗　推　荐	推荐强度
超快代谢型	加快阿米替林或去甲替林代谢失活,血浆中阿米替林或去甲替林浓度降低,有治疗失败的风险	1. 避免使用阿米替林或去甲替林,推荐不经 CYP2D6 代谢的药物 2. 若必须使用阿米替林或去甲替林,建议在血药浓度监测下调整给药剂量	强
正常代谢型	阿米替林或去甲替林正常代谢	标准治疗方案	强
中间代谢型	减缓阿米替林或去甲替林代谢失活,血浆中阿米替林或去甲替林浓度增加,不良反应发生风险增加	推荐起始剂量减少 25%,并在血药浓度监测下进行剂量调整	中等
慢代谢型	极大地减缓阿米替林或去甲替林代谢失活,血浆中积聚的阿米替林或去甲替林将显著增加患者不良反应的发生风险	1. 避免使用阿米替林或去甲替林,推荐不经 CYP2D6 代谢的药物 2. 若必须使用阿米替林或去甲替林,推荐起始剂量减少 50%,建议在血药浓度监测下优化给药剂量	强

(四) CYP2C9 与华法林

1. CYP2C9 及其遗传多态性简介

CYP2C9 属于 CYP2C 亚家族,位于第 10 号染色体。临床上 15%～20% 的常用药物经 CYP2C9 进行代谢,包括抗凝血药物(如华法林)、抗惊厥药(如苯妥英)、抗高血压药(如氯沙坦、厄贝沙坦)、降血糖(如甲苯磺丁脲、格列吡嗪)和非甾体抗炎药(如布洛芬、吡罗昔康)等。

CYP2C9 基因在人群中具有高度的多态性,目前已经鉴定了至少 61 个 *CYP2C9* 等位基因变异体和亚变异体。*CYP2C9* 常见的等位基因可分为功能正常组(如 *CYP2C9 * 1*)、功能减退组(如 *CYP2C9 * 2*、*CYP2C9 * 4*、*CYP2C9 * 5*、*CYP2C9 * 8* 和 *CYP2C9 * 11*)和无功能组(如 *CYP2C9 * 3*、*CYP2C9 * 6* 和

CYP2C9 * 13)。与携带 2 个功能正常的等位基因的患者相比,携带 1 个及 1 个以上功能减退或无功能的等位基因的患者在使用华法林时发生出血的风险增加,因此可能需要更低剂量的华法林。依据人群所携带 *CYP2C9* 等位基因的不同,可将 *CYP2C9* 代谢表型分为正常代谢型、中间代谢型、慢代谢型和不确定型(携带功能未知的等位基因的个体)(表 8 - 9)。

表 8 - 9　CYP2C9 基因多态性与 CYP2C9 代谢表型

代谢表型	活性评分	代　表　双　倍　体
正常代谢型	2	*CYP2C9 * 1/CYP2C9 * 1*
中间代谢型	1~1.5	*CYP2C9 * 1/CYP2C9 * 2, CYP2C9 * 1/CYP2C9 * 4, CYP2C9 * 1/ CYP2C9 * 3, CYP2C9 * 2/CYP2C9 * 2, CYP2C9 * 4/CYP2C9 * 8, CYP2C9 * 14/CYP2C9 * 29*
慢代谢型	0~0.5	*CYP2C9 * 2/CYP2C9 * 3, CYP2C9 * 2/CYP2C9 * 6, CYP2C9 * 6/ CYP2C9 * 6, CYP2C9 * 3/CYP2C9 * 44, CYP2C9 * 4/CYP2C9 * 45*
不确定型	未知	*CYP2C9 * 1/CYP2C9 * 36, CYP2C9 * 29/CYP2C9 * 36, CYP2C9 * 36/ CYP2C9 * 45*

2. 华法林及其体内过程

华法林是一种口服抗凝药,在临床上被广泛用于预防和治疗血栓性疾病。华法林属于香豆素类药物,其主要通过抑制分子靶标维生素 K - 环氧化物还原酶复合物亚基 1(VKORC1)进而抑制维生素 K 依赖性凝血因子的活化,以此发挥抗凝血的药理作用(图 8 - 4)。华法林的治疗指数较窄,不同患者达到抗凝目标所需的华法林剂量差异较大,给药剂量不当容易引发血栓栓塞或出血等。

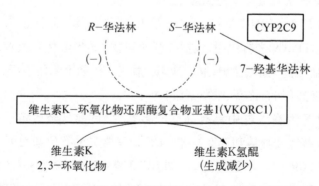

图 8 - 4　华法林的作用机制及经 CYP2C9 代谢过程示意图

华法林以 R -立体异构体和 S -立体异构体外消旋混合物的形式给药,主要的药理活性存在于 S -华法林中,而 S -华法林主要通过 CYP2C9 代谢为 7 -羟基代谢物(图 8 - 4)。

3. 关于 CYP2C9 主要遗传多态性与华法林药动学相关性

已有研究表明,*CYP2C9* 基因多态性可以通过影响 S -华法林的代谢过程从而影响患者体内药物的暴露量进而影响其抗凝效果和产生不良反应,这也是造成华法林剂量个体差异的重要影响因素之一。其中,研究较多的是 *CYP2C9 * 2*(rs1799853)和 *CYP2C9 * 3*(rs1057910)两种主要的遗传多态性,两种变异均导致华法林代谢能力减弱。而除了 *CYP2C9* 这一影响华法林药动学的重要基因之外,影响华法林剂量的相关基因还包括影响华法林药效学的基因,如作为华法林主要靶点的 *VKORC1* 基因,其部分遗传多态性(如- 1639G>A)已被报道与不同的华法林剂量需求相关。结合 *CYP2C9* 和 *VKORC1* 基因变异及其他非遗传因素,能够解释约 50% 的华法林剂量变异性。

例如,Peyvandi 等在纳入了 125 例患者的回顾性研究中发现,与仅携带野生型等位基因 *CYP2C9 * 1* 的患者相比,携带 *CYP2C9 * 2* 等位基因或 *CYP2C9 * 3* 等位基因的患者平均每天所需华法林剂量较低(分别 *CYP2C9 * 1* 患者剂量的 17% 和 40%,$P<0.0001$),且评价体内凝血功能的指标国际标准化比值(international normalized ratio, INR)也经常高于目标范围的上限(3.0),表明 *CYP2C9 * 2* 等位基因或 *CYP2C9 * 3* 等位基因变异增加了华法林使用中的过度抗凝和出血风险;Limdi 等研究发现。*CYP2C9* 基因和 *VKORC1* 基因在欧洲裔美国人($n = 302$)和非洲裔美国人($n = 273$)中分别能解释华法林剂量 30% 和 10% 的变异性,且在欧洲裔美国人中携带 *VKORC1 11173C/T* 变异的个体发生过度抗凝的风险较高($P<0.01$),而携带 *CYP2C9* 变异基因(*CYP2C9 * 2*、*CYP2C9 * 3*、*CYP2C9 * 5*、*CYP2C9 * 6*、*CYP2C9 * 11*)的个体发生过度抗凝的风险略高($P=0.08$);Lindh 等系统性回顾并纳入 39 项临床研究(共 7 907 名患者)进行 Meta 分析,得出与 *CYP2C9 * 1/CYP2C9 * 1* 基因型相比,*CYP2C9 * 1/CYP2C9 * 2*、*CYP2C9 * 1/CYP2C9 * 3*、*CYP2C9 * 2/CYP2C9 * 2*、*CYP2C9 * 2/CYP2C9 * 3* 和 *CYP2C9 * 3/CYP2C9 * 3* 基因型所需的华法林剂量分别降低 19.6%(95% *CI*: 17.4% ~ 21.9%)、33.7%(29.4% ~ 38.1%)、36.0%(29.9% ~ 42.0%)、56.7%(49.1%~64.3%)和 78.1%(72.0%~84.3%);Pirmohamed 等的一项前瞻性研究($n = 455$)则显示,基于 *CYP2C9 * 2*、*CYP2C9 * 3* 和 *VKORC1*

1639G>A 基因型的药物遗传学算法指导给药组的平均治疗窗内时间（time in therapeutic range，TTR，即口服华法林期间达到目标 INR 的百分比）高于对照组（67.4% *vs.* 60.3%，校正后差值为 7.0%，95%*CI* = 3.3%～10.6%，*P*<0.001），基因型指导组达到治疗 INR 的中位时间为 21 天而对照组为 29 天（*P*<0.001），且基因型指导组过度抗凝（INR≥4.0）的发生率明显低于对照组（*P*<0.05）。综上所述，*CYP2C9* 基因的功能变异通过影响华法林药动学显著影响华法林药物反应，同时药物主要靶点 *VKORC1* 基因多态性对于药物反应个体差异也有重要影响，因此需要综合考虑影响药动学与药效学的基因多态性，进行华法林临床给药剂量的调整。

4. *CYP2C9* 遗传多态性种族差异及据此进行的临床给药剂量调整方案

CYP2C9 遗传多态性具有十分明显的种族差异。*CYP2C9 * 2* 等位基因在欧洲人群中十分常见，在亚洲人群（包括东亚和南亚）中则以 *CYP2C9 * 3* 等位基因为主，而非洲人群中最常见的是 *CYP2C9 * 8* 和 *CYP2C9 * 9* 等位基因。值得注意的是，*CYP2C9 * 5*、*CYP2C9 * 6*、*CYP2C9 * 8*、*CYP2C9 * 9*、*CYP2C9 * 11* 等位基因几乎仅见于非洲人群，而 *CYP2C9 * 14* 等位基因是南亚人群特有的单倍型。基于 *CYP2C9* 基因的多态性可将人群划分为不同的代谢型（表 8-10）。

表 8-10 CYP2C9 代谢表型与种族差异

代 谢 表 型	人群（%）			
	欧洲人	非洲人	东亚人	南亚人
正常代谢型	62.9	74.5	83.8	60.0
中间代谢型	34.5	25.0	15.1	36.3
慢代谢型	2.6	0.5	0.6	3.7
不确定型	0	0	0.5	0

依据 *CYP2C9* 的基因型和 CYP2C9 代谢表型，荷兰药物遗传学工作组（Dutch Pharmacogenetics Working Group，DPWG）提出的华法林的治疗剂量建议如表 8-11 所示；FDA 建议的基于 *CYP2C9* 和 *VKORC1* 遗传多态性的华法林每天维持剂量方案如表 8-11 所示；而 CPIC 指南推荐的成人患者华法林剂量优化方案则结合了 *CYP2C9* 和 *VKORC1* 基因型和种族血统等多种因素（图 8-5）。可以说，华法林已经成为一个模型药物，使人们深刻认识到应用遗传药理学与药物基因组学的研究结果指导临床用药，可以有效降低药物毒性

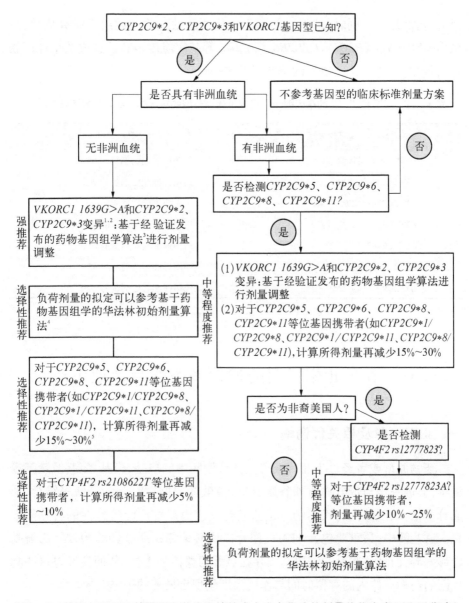

图 8－5　基于 CYP2C9 基因型和种族血统的成人患者华法林剂量优化方案（CPIC 指南）

1 大多数算法都是针对 INR 为 2~3 开发的
2 对于与 CYP2C9 代谢不良相关的基因型（如 CYP2C9 * 3/CYP2C9 * 3、CYP2C9 * 2/CYP2C9 * 3、CYP2C9 * 3/CYP2C9 * 3）或对华法林敏感度增加（VKORC1 A/G 或 A/A）和 CYP2C9 代谢不良的个体，可以考虑使用替代药物
3 如 Gage 和 IWPC 算法等
4 参照 EU－PACT 基于药物遗传学的华法林负荷剂量算法
5 突变纯合子可能需要减少更多的剂量（即 20%~40%）
6 非裔美国人主要指来自西非的个体

反应、提高疗效。同时，基于对前述Ⅰ相代谢酶的药物基因组学研究成果，降低由 *CYP2C9*、*CYP2C19*、*CYP2B6*、*CYP2D6* 等基因遗传多态性造成的个体药物暴露量差异，成为药物研发的重要目标之一。

表8-11　基于 *CYP2C9* 的基因型和 CYP2C9 代谢表型的华法林剂量调整方案(DPWG)

等位基因/基因型/表型	剂量调整推荐
CYP2C9 中间代谢型	使用标准起始剂量的 65%
CYP2C9 慢代谢型	使用标准起始剂量的 20%
*CYP2C9 * 1/CYP2C9 * 2*	不需要更改标准方案
*CYP2C9 * 1/CYP2C9 * 3*	使用标准起始剂量的 65%
*CYP2C9 * 2/CYP2C9 * 2*	使用标准起始剂量的 65%
*CYP2C9 * 2/CYP2C9 * 3*	使用标准起始剂量的 45%
*CYP2C9 * 3/CYP2C9 * 3*	使用标准起始剂量的 20%

第三节　Ⅱ相代谢酶遗传多态性与合理用药

一、Ⅱ相代谢及相关代谢酶

药物原型或者经过Ⅰ相代谢产生的代谢物中的羧基、羟基、氨基及巯基等结构，会进一步与带电物质如谷胱甘肽、硫酸盐、甘氨酸、葡糖醛酸等结合，形成分子量大、活性低的代谢物。这些结合反应由多种广泛特异性的转移酶催化。这些酶中，最重要包括 TPMT、尿苷二磷酸葡萄糖醛基转移酶、*N*-乙酰基转移酶等，而且这些酶的编码基因存在显著的遗传多态性，从而使经过这些酶代谢的药物在体内的存留时间与作用强度呈现出显著的个体差异。

二、代表性Ⅱ相代谢酶遗传多态性与合理用药

(一) TPMT 与巯嘌呤类药物

1. TPMT 及其遗传多态性

TPMT 是一种在人体内广泛表达的胞内酶，广泛存在于人体的肝、肾、胃肠道、肺、脑、血液等各种组织中，其中在肝和肾中的表达最丰富。TPMT 能以

S-腺苷-L-甲硫氨酸(SAM)作为甲基的供体与硫嘌呤结合,特异性地催化硫原子的甲基化,使活性代谢物甲基化失活,在巯嘌呤药物的体内代谢发挥关键作用。

Weinshilboum 等首先发现在白种人中,TPMT 的活性具有多态性,他们报道在 298 例白种人中,只有一例 TPMT 活性缺乏,11% 的人具有中等活性的 TPMT,其余 88.7% 的人具有高活性的 TPMT。随后,TPMT 活性的遗传多态性及种族差异分别在美国的黑人、挪威的 Saami 人和中国汉族等人群中也先后发现。随着遗传药理学的发展,有研究发现 TPMT 这种表型的多态性是由于其表达基因的遗传多态性决定的。TPMT 的表达基因位于人体第 6 号染色体短臂 2 区 2 带 3 亚带(6p22.3),它由 9 个内含子和 10 个外显子组成。目前已知 TPMT 单核苷酸多态性($TPMT*2 \sim TPMT*25$)可导致 TPMT 低酶活性,其中 $TPMT*2(G238C, rs1800462)$, $TPMT*3A(G460A, rs1800460)$ 和 $TPMT*3C$ ($A719G, rs1142345$)是最常见的导致 TPMT 活性下降的单核苷酸多肽性,可以解释 80%~95% TPMT 低活性表型。野生型纯合子个体具有正常的 TPMT 酶活性,杂合子个体 TPMT 活性降低,而突变纯合子 TPMT 酶活性极低甚至缺乏。在白种人群和非裔美国人群中,突变杂合子基因型的频率约 10%,突变纯合子基因型的频率约 0.3%。依据人群所携带 TPMT 等位基因及 TPMT 基因拷贝数量(N)的不同,可将 TPMT 代谢表型分成正常代谢型、中间代谢型及慢代谢型(表 8-12)。

表 8-12　TPMT 基因多态性与 TPMT 代谢表型

代谢表型	基 因 型 特 点	双倍体基因型
正常代谢型	携带两个正常功能等位基因	$TPMT*1/TPMT*1$
中间代谢型	携带一个正常功能等位基因和一个功能降低/缺失等位基因;携带一个未知功能等位基因和一个功能降低/缺失型等位基因	$TPMT*1/TPMT*2$; $TPMT*1/TPMT*3A$; $TPMT*1/TPMT*3B$; $TPMT*1/TPMT*3C$; $TPMT*1/TPMT*4$; $TPMT*2/TPMT*8$; $TPMT*3A/TPMT*7$
慢代谢型	携带两个功能降低/缺失型等位基因	$TPMT*3A/TPMT*3A$; $TPMT*3A/TPMT*3C$; $TPMT*2/TPMT*3A$; $TPMT*2/TPMT*3C$; $TPMT*3C/TPMT*4$; $TPMT*3A/TPMT*4$

2. 巯嘌呤类药物及其体内过程

巯嘌呤类药物主要包括 6-硫鸟嘌呤(6-Thioguanine, 6-TG), 6-巯基嘌吟(6-mercaptopurine，6－MP)和硫唑嘌呤(azathioprine，AZA)，是一种具有免疫抑制作用的核苷类抗代谢药物。巯嘌呤药物目前主要作为抗癌药应用于急性淋巴细胞白血病的化疗，作为免疫抑制剂和抗炎药则应用于自身免疫性疾病如类风湿性关节炎、自身免疫性肝炎、炎性肠病等的治疗。巯嘌呤与糖皮质激素合用可以减少糖皮质激素的用量，减轻应用皮质激素带来的副作用，因此其可作为首选免疫抑制剂用于维持撤离激素的缓解，尤其是激素依赖、激素抵抗的炎症性疾病。

硫唑嘌呤/6－巯基嘌呤在体内经过一系列代谢过程发挥作用(图8－6)，前药硫唑嘌呤转化为6－巯基嘌呤后，被3个生物酶即巯嘌呤甲基转移酶(TPMT)、黄嘌呤氧化酶(XO)、次黄嘌呤鸟嘌呤磷酸核糖基转移酶(HGPRT)竞争性代谢，最终生成活性代谢物6－硫鸟嘌呤核苷酸，干扰核苷酸代谢，抑制细胞增殖。

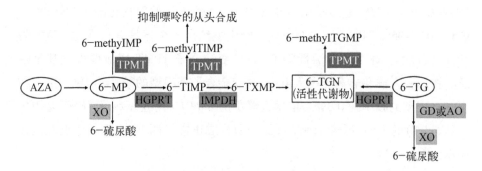

图8－6　巯嘌呤药物的体内代谢途径

AZA，硫唑嘌呤；6－MP，6－巯基嘌呤；6－TG，6－硫鸟嘌呤；6－TIMP，6－巯基次黄嘌呤核苷单磷酸；6－TXMP，6－巯基黄嘌呤核苷单磷酸；6－TGN，6－硫鸟嘌呤核苷酸；6-methyIMP，6－甲基巯基嘌呤；6-methyITIMP，6－甲基巯基次黄嘌呤核苷单磷酸；6-methyITGMP，6－甲基硫代鸟苷单磷酸；AO，醛氧化酶；GD，鸟嘌呤脱氨酶；XO，黄嘌呤氧化酶；TPMT，巯嘌呤甲基转移酶；HGPRT，次黄嘌呤鸟嘌呤磷酸核糖基转移酶；IMPDH，次黄嘌呤核苷酸脱氢酶

3. 关于 *TPMT* 遗传多态性与巯嘌呤类药物药动学相关性

6－硫鸟嘌呤核苷酸的三磷酸形式可以和 DNA、RNA 结合，干扰 DNA 复制、修复和蛋白质的合成，从而导致细胞凋亡(包括 T 细胞、B 细胞和其他正常细胞)。6－硫鸟嘌呤核苷酸既是发挥免疫抑制作用的药理活性代谢物，又是导致不良反应如骨髓抑制的细胞毒性代谢物，其疗效及毒性的个体差异与血液暴露量显著相关。

TPMT 是最早被发现和巯嘌呤药物骨髓毒性和疗效均密切相关的代谢酶

基因。一项急性淋巴细胞白血病儿童病例-对照研究($n = 329$)显示,TPMT酶活性与 6 -硫鸟嘌呤核苷酸的体内暴露量呈负相关,而 6 -硫鸟嘌呤核苷酸浓度低于中位数的组别复发率比高于中位数组高 33%。一项病例报告表明,*TPMT* 纯合突变的炎性肠病患者服用标准剂量硫嘌呤药物会导致骨髓抑制,而服用硫嘌呤药物标准剂量的 10% 可能是安全有效的,且这种剂量下,*TPMT* 纯合突变患者的 6 -硫鸟嘌呤核苷酸水平仍显著高于 *TPMT* 野生型患者。

2005 年,FDA 将 *TPMT* 基因型列为硫嘌呤药物应用前明确检测的项目,TPMT 成为药物基因组学应用于临床实践的代表。有研究指出,考虑到 TPMT 活性差异,欲使炎性肠病患者达到治疗性 6 -硫鸟嘌呤核苷酸浓度(>235 pmol/$8×10^8$RBC)水平,正常代谢型人群给药剂量应是中间代谢型人群的 3 倍。对于中间代谢型人群,有研究建议可以使用标准剂量的 1/3 ~ 4/5,以达到类似的 6 -硫鸟嘌呤核苷酸浓度或者临床效应。

欧洲相关指南推荐,硫唑嘌呤的标准剂量为 1.5 ~ 2.5 mg/(kg·d)[6 -硫基嘌呤的标准剂量为 0.75 ~ 1.5 mg/(kg·d)],美国相关指南则推荐硫唑嘌呤的标准剂量为 2.0 ~ 2.5 mg/(kg·d)。我国患者对高剂量硫嘌呤药物的耐受性远低于欧美患者,有人认为硫唑嘌呤剂量为 1.0 ~ 1.5 mg/(kg·d)时足以起效。西方人群通过用药前 *TPMT* 基因型检测指导起始用药,联合 6 -硫鸟嘌呤核苷酸治疗药物监测对 *TPMT* 杂合子患者用药,可显著提高硫嘌呤用药的安全性。然而,中国人群中最为常见的 *TPMT * 3C* 基因突变,其突变频率也只有约 1%,*TPMT* 基因型指导硫嘌呤药物用药临床应用价值有限。因此,仅依据 *TPMT* 基因多态性并不能很好地解释亚洲人群硫嘌呤毒性个体差异。

为何亚洲患者 TPMT 变异率极低,但整体亚洲炎性肠病人群对硫嘌呤的耐受性却低于白种人呢？直到 2014 年,一项对韩国炎性肠病患者进行的一项全基因组关联研究(genome-wide association studies, GWAS)取得了突破性的进展,这个问题才得到部分解释。他们发现 *NUDT15 R139C* 基因与韩国炎性肠病患者发生硫嘌呤相关白细胞减少有强相关性($OR = 35.6$; $P = 4.88×10^{-94}$),该突变位点对预测早期白细胞减少特异性高(93.2%)和敏感性高(89.4%)。这种高特异性和高敏感性随后在日本、中国、泰国等亚洲国家中得到了进一步验证。与 *TPMT* 基因不同,*NUDT15* 基因突变不影响 6 -硫鸟嘌呤核苷酸浓度。目前主要认为,*NUDT15 R139C* 突变会导致 NUDT15 酶活性降低,从而使

6-(d)TGTP(硫鸟嘌呤三磷酸)转变为6-(d)TGMP(硫鸟嘌呤单磷酸)的能力下降。因此,尽管整体6-硫鸟嘌呤核苷酸浓度不受影响,但主要活性成分6-(d)TGTP的比例升高,从而导致细胞毒性增强。因此,*NUDT15*基因是继*TPMT*基因之后的基因组学指导巯嘌呤临床用药的有力补充。

4. *TPMT*遗传多态性种族差异及据此进行的临床给药剂量调整

*TPMT*基因多态性具有十分明显的种族差异(表8-13)。绝大多数黄种人为*TPMT*野生型,而白种人和黑种人的突变型等位基因频率是黄种人的2~10倍,且黄种人和黑种人中最常见的突变是*TPMT* * 3C,在白种人群则是*TPMT* * 3A。这两个基因多态性对巯嘌呤的体内代谢具有重要影响。基于*TPMT*基因的多态性可将TPMT酶划分为不同的代谢型(表8-13)。CPIC指南提出,应对不同TPMT代谢表型患者进行巯嘌呤药物给药剂量调整(表8-14)。根据*TPMT* * 3C和*TPMT* * 3A等位基因进行巯嘌呤给药剂量调整的益处已经在临床应用中得到确证。

表8-13　*TPMT*基因主要遗传多态性的种族差异

等 位 基 因	等位基因频率(%)			酶活性
	白种人	黑种人	黄种人	
TPMT * 1	95	92	98	正常
TPMT * 2	0~0.7	0~0.4	0	低
TPMT * 3A	2.2~8.6	0~0.8	0~0.3	低
TPMT * 3B	0~0.13	0	0	低
TPMT * 3C	0.1~0.8	2.4~10.1	1.1~1.6	低
TPMT * 4	0.002~0.01	—	0	低
TPMT * 6	0	0	0~0.2	低
TPMT * 7	0.3	0	0	中等
TPMT * 8	0	0.2~2.4	0.01	中等

表8-14　根据TPMT代谢表型进行巯嘌呤药物给药剂量调整方案

巯嘌呤药物	TPMT代谢表型	血药浓度特点	起始剂量调整方案	推荐强度
6-巯基嘌呤	正常代谢型	6-硫鸟嘌呤核苷酸血药浓度较低	初始标准剂量给药:1.5 mg/(kg·d)[75 mg/(m² · d)];每次调整剂量后至少用药2周使达到稳态	强

巯嘌呤药物	TPMT 代谢表型	血药浓度特点	起始剂量调整方案	推荐强度
6-巯基嘌呤	中间代谢型	6-硫鸟嘌呤核苷酸血药浓度呈中等到高水平	30%~80%初始标准剂量给药 若起始剂量为≥75 mg/(m²·d)或≥1.5 mg/(kg·d),则可从25~60 mg/(m²·d)或0.45~1.2 mg/kg初始给药,并根据骨髓抑制程度和特定疾病指南调整剂量。每次剂量调整后允许2~4周达到稳定状态 若起始剂量小于起始剂量,则不建议降低剂量	强
	慢代谢型	6-硫鸟嘌呤核苷酸浓度极高。骨髓抑制发生风险非常高	对于非恶性肿瘤,建议换药 对于恶性肿瘤,大幅度降低起始剂量(给药剂量降为1/10,给药频率由每天1次降至3次/周,如10 mg/(m²·d),间隔每天用药)。根据骨髓抑制程度和特定疾病指南调整剂量。每次剂量调整后允许4~6周达到稳定状态	强
硫唑嘌呤	正常代谢型	同6-巯基嘌呤正常代谢型	初始标准剂量给药:2~3 mg/(kg·d)[75 mg/(m²·d)];每次调整剂量至少用药2周使达到稳定状态	强
	中间代谢型	同6-巯基嘌呤中间代谢型	30%~80%初始标准剂量给药,0.6~2.4 mg/(kg·d)或0.45~1.2 mg/kg初始给药,并根据骨髓抑制程度和特定疾病指南调整剂量。每次剂量调整后允许2~4周达到稳定状态	强
	慢代谢型	同6-巯基嘌呤慢代谢型	对于非恶性肿瘤,建议换药 对于恶性肿瘤,大幅度降低起始剂量,调整方法与6-巯基嘌呤慢代谢型相同	强
6-硫鸟嘌呤	正常代谢型	6-硫鸟嘌呤核苷酸血药浓度较低,血药浓度是6-巯基嘌呤或者硫唑嘌呤用药后的5~10倍	初始标准剂量给药:40~60 mg/(m²·d);每次调整剂量至少用药2周使达到稳态	强
	中间代谢型	6-硫鸟嘌呤核苷酸血药浓度呈中等到高水平,血药浓度是6-巯基嘌呤或者硫唑嘌呤用药后的5~10倍	若起始剂量为≥40~60 mg/(m²·d),则20~48 mg/(m²·d)初始给药。根据骨髓抑制程度和特定疾病指南调整剂量。每次剂量调整后允许2~4周达到稳定状态	中等

巯嘌呤药物	TPMT 代谢表型	血药浓度特点	起始剂量调整方案	推荐强度
6-硫鸟嘌呤	慢代谢型	6-硫鸟嘌呤核苷酸浓度极高。骨髓抑制发生风险非常高	大幅度降低起始剂量,调整方法与6-巯基嘌呤慢代谢型相同。每次剂量调整后允许4~6周达到稳定状态	强

(二) UGT1A1 与伊立替康

1. UGT1A1 及其遗传多态性

尿苷二磷酸葡萄糖醛基转移酶(UGT)是生物体内许多内源性和外源性物质 Ⅱ 相代谢的关键酶,通过催化葡糖醛酸从 UDP-葡糖醛酸转移到其他分子(多为疏水分子),使得内外源性物质转化为亲水性代谢物,随后经肾及胆汁排泄。据报道,多种 UGT 亚型的基因多态性均与 SN-38 的代谢相关,如 UGT1A1、UGT1A7、UGT1A9,其中 UGT1A1 是目前研究最为深入的亚型。

UGT1A1 基因位于染色体 2q37 上,其编码的代谢酶 UGT1A1 是胆红素葡糖醛酸化的关键酶,该基因的突变可影响代谢酶活性,导致胆红素代谢异常,诱发高胆红素血症。目前,全球已发现超过 135 种 *UGT1A1* 基因突变,其中研究的突变多集中于 *UGT1A1* 基因启动子区 TA 重复序列和第 1 外显子区。*UGT1A1* 基因启动子区的 TA 重复序列与 UGT1A1 代谢酶的活性密切相关,TA 重复序列越多,*UGT1A1* 基因的转录活性越低。正常人群中,*UGT1A1* 基因启动子区包括 6 个 TA 重复序列,即野生型(*UGT1A1 * 1/UGT1A1 * 1*)。*UGT1A1 * 28* 是该区域最常见的突变,启动子区存在 7 个 TA 重复序列,可导致基因转录活性降低约 70%。*UGT1A1 * 37* 的启动子区包括 8 个 TA 重复序列,可导致基因转录活性比 *UGT1A1 * 28* 更低。相反,*UGT1A1 * 36* 仅包括 5 个 TA 重复区域,与正常人群相比,该突变携带者的启动子转录活性增加,可降低新生儿高胆红素血症发生的风险。除上述之外,*UGT1A1 * 6* 是亚洲人群中最常见的 *UGT1A1* 基因突变,该突变位于第 1 外显子(211G>A),可致编码区 71 位的甘氨酸突变为精氨酸,导致 UGT1A1 酶活性降低。

根据患者所携带等位基因的不同,可将 UGT1A1 代谢表型分为正常代谢型、中间代谢型和慢代谢型(表 8-15)。

表 8–15　*UGT1A1* 基因多态性与 UGT1A1 代谢表型

代谢表型	基　因　型
正常代谢型	*UGT1A1 * 1/UGT1A1 * 1*,*UGT1A1 * 1/UGT1A1 * 36*,*UGT1A1 * 36/UGT1A1 * 36*
中间代谢型	*UGT1A1 * 1/UGT1A1 * 28*, *UGT1A1 * 1/UGT1A1 * 6*, *UGT1A1 * 1/UGT1A1 * 37*, *UGT1A1 * 6/UGT1A1 * 36*,*UGT1A1 * 28/UGT1A1 * 36*,*UGT1A1 * 36/UGT1A1 * 37*
慢代谢型	*UGT1A1 * 6/UGT1A1 * 6*, *UGT1A1 * 6/UGT1A1 * 28*, *UGT1A1 * 28/UGT1A1 * 28*, *UGT1A1 * 6/UGT1A1 * 37*,*UGT1A1 * 28/UGT1A1 * 37*,*UGT1A1 * 37/UGT1A1 * 37*

2. 伊立替康及其体内过程

伊立替康是一种拓扑异构酶Ⅰ抑制剂,作为抗肿瘤药物已在临床应用逾20年,目前常与5-氟尿嘧啶和亚叶酸联合治疗晚期结直肠癌患者,也可用于治疗卵巢癌、乳腺癌、肺癌等多种实体瘤。伊立替康是半合成的喜树碱衍生物,其作用机制是通过阻碍拓扑异构酶Ⅰ介导的 DNA 单链断裂后的重新连接,进而造成 DNA 双链不可逆地断裂,导致 DNA 复制和转录受阻,最终引起肿瘤细胞死亡。临床应用中,基于伊立替康的联合治疗具有更好的总缓解率和总生存期,但是伊立替康具有一定的毒副作用,常见的不良反应包括中性粒细胞减少、腹泻、恶心、呕吐、脱发等。其中,3 级或 4 级不良反应发生率为20%~25%。

伊立替康原药对拓扑异构酶Ⅰ的抑制作用较弱,在体内主要经羧酸酯酶代谢为 SN–38 发挥药理作用,其活性代谢物 SN–38 的药理活性约为伊利替康原药的 100~1 000 倍。SN–38 是脂溶性药物,在体内需要经Ⅱ相代谢酶(主要为 UGT1A1、UGT1A7、UGT1A9)代谢为水溶性的葡糖醛酸结合物SN–38G,后经胆汁排出体外。

3. *UGT1A1* 遗传多态性与伊立替康药动学相关性

UGT1A1 作为 SN–38 的主要代谢酶之一,其编码基因的遗传多态性对伊立替康的药动学具有很大影响。目前与伊立替康药动学相关的 *UGT1A1* 基因多态性研究多围绕 *UGT1A1 * 28 和 *UGT1A1 * 6展开,本部分将重点介绍以上两种 *UGT1A1* 基因多态性的影响。

多项研究表明,*UGT1A1 * 28 与活性代谢物 SN–38 的葡糖醛酸化程度相关,Iyer 等的研究($n = 44$)发现,随 *UGT1A1* 启动子区 TA 重复序列的增加,SN–38葡糖醛酸化呈现降低趋势(*UGT1A1 * 1/UGT1A1 * 1>UGT1A1 * 1/UGT1A1 * 28>*

UGT1A1 * 28/UGT1A1 * 28），UGT1A1 * 1/UGT1A1 * 28 和 UGT1A1 * 28/UGT1A1 * 28 患者的 SN - 38 葡糖醛酸化程度显著高于 UGT1A1 * 1/UGT1A1 * 1 患者；Sai K 等在日本人群的研究（n = 85）发现，与 UGT1A1 * 1/UGT1A1 * 1 和 UGT1A1 * 28/UGT1A1 * 1 患者相比，UGT1A1 * 28/UGT1A1 * 28 患者的 SN - 38G 与 SN - 38 的暴露量比值显著减小（即 AUC_{SN-38G}/AUC_{SN-38}），约为野生型的 56%；Innocenti 等的研究（n = 66）发现，SN - 38 暴露量与 UGT1A1 * 28 等位基因的数目相关（UGT1A1 * 1/UGT1A1 * 1 < UGT1A1 * 1/UGT1A1 * 28 < UGT1A1 * 28/UGT1A1 * 28; P = 0.03）且 UGT1A1 * 28/UGT1A1 * 28 患者更易发生中性粒细胞减少症和腹泻等不良反应。两项 Meta 分析的结果表明，具有 UGT1A1 * 28 纯合子的患者使用伊立替康后，发生 3~4 级血液毒性的风险增大（n = 821，P < 0.01；n = 1998，P = 0.003）。上述结果表明，UGT1A1 * 28/UGT1A1 * 28 与 SN - 38 的低醛酸化程度相关，导致活性代谢物 SN - 38 在体内蓄积，增加发生不良反应的风险。

UGT1A1 * 6 是亚洲人群中最常见且非常重要的突变基因。Ji-Youn Han 等在 81 例的韩国人群中发现，UGT1A1 * 6/UGT1A1 * 6 患者的 SN - 38G 与 SN - 38 的暴露量之比显著低于正常人群（P = 0.002），且 4 级中性粒细胞减少症的发生率更高（P = 0.044）；Sai K 等在 85 例的日本人群中的研究发现，UTG1A1 * 6/UGT1A1 * 6 患者的 SN - 38G 与 SN - 38 的暴露量之比略有减小（P = 0.0372），若 UGT1A1 * 6 和 UGT1A1 * 28 同时存在，两者的暴露量之比可明显减小（P = 0.007 1）；另有一项研究发现，UGT1A1 * 6/UGT1A1 * 6 和 UGT1A1 * 28/UGT1A1 * 28 两种基因型的患者 SN - 38G 与 SN - 38 的暴露量之比相似，推测两者对 SN - 38 葡糖醛酸化的作用相当。与 UGT1A1 * 28 类似，已有多项研究表明 UGT1A1 * 6/UGT1A1 * 6 和 UGT1A1 * 1/UGT1A1 * 6 患者发生中性粒细胞减少的风险增加。

4. UGT1A1 遗传多态性的种族差异及据此进行的临床给药剂量调整方案

UGT1A1 基因多态性在不同种族间存在明显差异。UGT1A1 * 28 在非洲人群和高加索人群中更常见，在亚洲人群中仅为 9% ~ 16%；UGT1A1 * 36 和 UGT1A1 * 37 两个等位基因几乎只出现在非洲人群中；而 UGT1A1 * 6 是亚洲人群中常见的突变基因，在日本、韩国和中国人中的出现频率分别为 13%、23% 和 23%。根据 UGT1A1 基因多态性将 UGT1A1 分为不同代谢表型，根据表 8 - 16 中对 UGT1A1 代谢表型与种族差异的统计来看，可见非洲人群中慢代谢型者居多,远高于高加索人群和亚洲人群;在正常代谢中,亚洲人群较多,非洲人群和高加索人群分别仅占 2% 和 13%。目前,国内外多个药品监督管理机构已根据 *UGT1A1* 基因多态性对伊立替康的临床应用方案做出调整,具体如表 8-17 所示。

表 8-16　UGT1A1 代谢表型与种族差异

代　谢　表　型	种族差异(%)		
	非洲人群	高加索人群	亚洲人群
正常代谢型	2	13	29~50
中间代谢型	20	46	42~50
慢代谢型	78	41	8~21

表 8-17　基于 *UGT1A1* 基因多态性对伊立替康临床给药剂量调整方案及证据等级

组　织	伊立替康临床给药剂量调整方案	证据等级
美国食品药品监督管理局(FDA)	盐酸伊立替康注射液的药品标签注明具有 *UGT1A1* * 28 纯合子的患者在进行单药治疗或联合治疗时,伊立替康的起始剂量应减少至少 1 个剂量水平 伊立替康脂质体注射液的药品标签推荐正常人群应用 70 mg/(m² · 2 周),静脉滴注 90 min 以上;*UGT1A1* * 28 纯合子患者的起始剂量为 50 mg/(m² · 2 周),后续的治疗周期中增加至 70 mg/(m² · 2 周)	可指导临床的药物基因组学
荷兰药物遗传学工作组(DPWG)	建议 *UGT1A1* * 28/*UGT1A1* * 28 及 UGT1A1 慢代谢型患者的起始剂量调整为常规剂量的 70%。若患者可耐受该起始剂量,后续的剂量调整可依据患者中性粒细胞计数情况进行增加	强(1A 级)
欧洲药品管理局(EMA)	伊立替康脂质体注射液的药品标签注明:对于 *UGT1A1* * 28 纯合子患者,应考虑降低起始剂量为 50 mg/m²,如果患者耐受良好,可在后续的治疗周期中增加至 70 mg/m²	可指导临床的药物基因组学
法国国家药物遗传学网络(RNPGx)	建议应用 180~230 mg/m²,每 2~3 周 1 次的给药方案的 *UGT1A1* * 28/*UGT1A1* * 28 患者的剂量应减少 25%~30%,后续的剂量可根据患者耐受情况进行调整;240 mg/m² 及 240 mg/m² 以上、每 2~3 周 1 次的给药方案禁用于 *UGT1A1* * 28/*UGT1A1* * 28 纯合子患者,建议 *UGT1A1* * 1/*UGT1A1* * 1 及无其他风险因素的 *UGT1A1* * 1/*UGT1A1* * 28 患者应用高剂量方案(240 mg/m²)	强(1A 级)
日本独立行政法人医药品医疗器械综合机构(PMDA)	在伊立替康包装标签上注明,对于具有 *UGT1A1* * 6/*UGT1A1* * 6、*UGT1A1* * 28/*UGT1A1* * 28 或 *UGT1A1* * 6/*UGT1A1* * 28 的患者,提示应谨慎使用该药物	推荐检测的药物基因组学

（三）N-乙酰基转移酶与异烟肼

1. N-乙酰基转移酶及其遗传多态性

N-乙酰基转移酶（NAT）是大多数哺乳动物体内具有的一种参与Ⅱ相乙酰化反应的代谢酶。人体内的 NAT 主要分为两种亚型 NAT1 及 NAT2，两者尽管在结构上具有相似性，但是其组织分布和生理作用相差较大。NAT1 表达于大部分的人体组织，催化对氨基水杨酸和对氨基苯甲酸等物质的乙酰化代谢；NAT2 则仅表达于肝和肠道，在体内参与异烟肼、磺胺、肼屈嗪等多种药物的Ⅱ相代谢。

NAT2 基因多态性是由其编码区的位点突变所造成的，目前已发现 NAT2 基因存在 7 个具有意义的 SNP 位点即 191G>A、282C>T、341T>C、481C>T、590G>A、803A>G 和 875G>A，可形成几十种等位基因。其中，282 位点常与 590 位点或 857 位点联合突变形成等位基因 NAT2 * 6A 或 NAT2 * 7B，而 341 位点、481 位点及 803 位点会联合突变形成等位基因 NAT2 * 5 或 NAT2 * 5B，依据人群所携带 NAT2 等位基因的不同，可将 NAT2 酶分为快乙酰化代谢型（rapid acetylators，RA）、中间乙酰化代谢型（intermediate acetylators，IA）以及慢乙酰化代谢型（slow acetylators，SA），NAT2 * 5、NAT2 * 5B、NAT2 * 6、NAT2 * 6A、NAT2 * 7、NAT2 * 7B、NAT2 * 14 为突变型的等位基因，NAT2 * 4 为野生型的等位基因。据此，当两条等位基因都为野生型则为快乙酰化代谢型，双杂和突变则为慢乙酰化代谢型，野生型等位基因和突变型等位基因同时存在则为中间乙酰化代谢型。

2. 异烟肼及其体内过程

异烟肼是治疗结核病的一线用药，可与利福平、吡嗪酰胺及乙胺丁醇联用来治疗结核，也可单用于预防结核。异烟肼可以被动扩散到结核分枝杆菌（*Mycobacterium tuberculosis*）内，而后被 KatG 过氧化酶激活为异烟肼- NAD$^+$的络合物从而抑制霉菌酸的合成和结核分枝杆菌的生长。然而在临床使用中，异烟肼的外周神经毒性及肝毒性明显，并且常出现继发性的异烟肼耐药。

异烟肼在体内主要经过 NAT2 进行乙酰化代谢，NAT2 涉及异烟肼 3 个步骤的生物转化（详细代谢过程见图 8-7），包括失活（形成乙酰化异烟肼）、生物活化（形成乙酰肼）及解毒（形成二乙酰肼）。异烟肼在体内经过 NAT2 代谢形成乙酰化异烟肼而灭活，乙酰化异烟肼又可代谢为乙酰肼一方面通过 NAT2 复合成二乙酰肼，另一方面经过 CYP2E1 代谢为肝毒性代谢物。

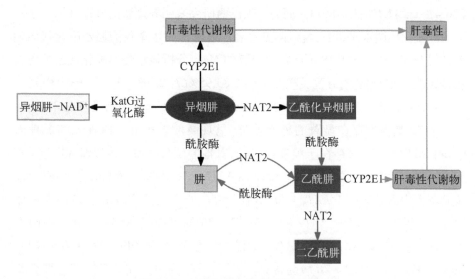

图 8-7　NAT2 参与异烟肼的代谢过程

3. NAT 遗传多态性与异烟肼药动学相关性

异烟肼的疗效及毒性与其使用过程中患者的血药浓度相关,国内外多项研究表明服用标准剂量(5 mg/kg)异烟肼治疗的患者血药浓度的差异性高达 3~7 倍,造成这种差异的主要原因是不同个体体内异烟肼经 NAT2 代谢的速度存在明显差异。因此,常规使用异烟肼抗结核治疗时,慢乙酰化代谢型患者相较快乙酰化代谢型患者体内异烟肼血药浓度相对较高,结核杆菌的消失较为迅速。快乙酰化代谢型患者的异烟肼使用剂量在 6 mg/kg 以上才能达到有效的异烟肼暴露量,而慢乙酰化代谢型患者仅需要 3 mg/kg,这提示我们不同 *NAT2* 基因型的人群使用相同剂量的异烟肼时,往往快乙酰化代谢型患者的疗效相较慢乙酰化代谢型患者差。

而慢乙酰化代谢型患者毒性代谢物乙酰肼更容易蓄积,其肝毒性的发生率更高,多项研究发现慢乙酰化代谢型患者的异烟肼原型和乙酰肼血浆浓度相较快乙酰化代谢型患者高,这提示我们慢乙酰化代谢型患者使用异烟肼时产生肝毒性不仅会因为其肝毒性代谢物在体内蓄积,也可能是游离的异烟肼直接与肝蛋白结合而发生免疫介导的肝损伤。日本的一项评估 *NAT2* 基因多态性与肝毒性相关性的研究表明,慢乙酰化代谢型患者的肝毒性发生率显著高于快乙酰化代谢型患者(36.8% *vs.* 9.7%,$P=0.005$),在一项样本量为 224 例患者的抗结核治疗中,慢乙酰化代谢型患者的肝毒性风险高于快乙酰化代谢型患者

（26.4% *vs.* 11.1%，*P*＝0.013），而另一项巴西研究表明异烟肼的肝毒性取决于不同的乙酰化代谢水平，快乙酰代谢型患者的肝毒性发生率仅为慢乙酰化代谢型患者的1/10。一项纳入18项回顾性研究的 Meta 分析显示慢乙酰化代谢型患者和异烟肼所致肝毒性存在强关联性（*OR*：2.80，95%*CI*：2.20%～3.57%，*P*<0.001）。

4. *NAT2* 遗传多态性的种族差异及据此进行的临床给药剂量调整方案

NAT2 基因型存在显著的种族差异，呈现高度多态性。白种人和黑种人中，除 *NAT2 * 14A* 仅存在于黑种人之外，其他等位基因频率相似即 *NAT2 * 5A/NAT2 * 5B/NAT2 * 5C* 的出现频率>28%而 *NAT2 * 7A/NAT2 * 7B* 的出现频率<5%。而亚洲人中 *NAT2 * 5A/NAT2 * 5B/NAT2 * 5C* 的出现频率远低于白种人和黑种人，仅为7%，而相反，*NAT2 * 7A/NAT2 * 7B* 的出现频率>14%，其中中国人中 *NAT2* 基因型以 *NAT2 * 4/NAT2 * 4* 野生型为主，杂合子以 *NAT2 * 4/NAT2 * 6A* 和 *NAT2 * 4/NAT2 * 7B* 较为常见。不同种族人群的 *NAT2* 基因多态性突变频率总结如表8－18所示。

表8－18　常见 *NAT2* 基因突变位点及不同种族人群的代谢表型

NAT2 基因型	突变位点	人群（%）			代谢表型
		高加索人	黑种人	亚洲人	
NAT2 * 4	—	0.23	0.37～0.41	0.48～0.67	快乙酰化代谢型
NAT2 * 5A	341T>C;481C>T				
NAT2 * 5B	341T>C;481C>T;803A>G	0.44	0.18～0.28	0.02～0.07	慢乙酰化代谢型
NAT2 * 5C	341T>C;803A>G				
NAT2 * 6A	282C>T;590G>A	0.27～0.31	0.22～0.28	0.19～0.31	慢乙酰化代谢型
NAT2 * 6B	590G>A				
NAT2 * 7B	857G>A	0.02～0.03	0.02～0.06	0.14～0.19	慢乙酰化代谢型
NAT2 * 12	803A>G	0.02	NR	NR	快乙酰化代谢型
NAT2 * 13A	282C>T	NR	NR	NR	快乙酰化代谢型
NAT2 * 14	191G>A	0	0.08～0.09	0.08	慢乙酰化代谢型

注：NR，未有文献报道。

随着对药物基因组学的理解加深，将药物基因组学的研究成功应用到临床指导患者药物的选择和剂量的优化，在保证疗效减少毒副作用方面非常必要。然而，对于 *NAT2* 基因多态性的应用，尚未有相关的治疗指南推荐剂量调整方案,至今仍使用 WHO 批准的异烟肼用于抗结核治疗推荐剂量为 5 mg/kg。

但是近 20 年来,随着研究的不断深入,已有很多学者提出慢乙酰化代谢型患者使用较低剂量的异烟肼能够降低肝损伤的风险。在一项入组人数为 172 的日本的多中心平行随机对照的前瞻性研究中,在慢乙酰化代谢型患者中使用较低剂量(2.5 mg/kg)的异烟肼进行 6 个月的抗结核治疗,其异烟肼所致肝损伤的发生率显著低于正常剂量组(5 mg/kg)(20.5% vs. 42.9%, P = 0.003)。同时,一项在健康的高加索人群中开展的使用 NAT2 基因分型来进行异烟肼药物浓度检测的研究表明,快乙酰化代谢型患者的药物浓度明显低于慢乙酰化代谢型患者,提示目前临床使用的 5 mg/kg 的剂量可能更适用于快乙酰化代谢型患者,为达到相似的异烟肼暴露量,推荐慢乙酰化代谢型患者、中间乙酰化代谢型患者、快乙酰化代谢型患者按照 2.5 mg/kg、5 mg/kg、7.5 mg/kg 的剂量给药。我国一项在肺结核患者中开展的群体药动学剂量模拟表明,不仅快乙酰化代谢型患者需要提高剂量,中间乙酰化代谢型患者也需要增加其异烟肼剂量以达到更好的治疗效果,而 WHO 指南推荐的 5 mg/kg 的剂量可能只适用于慢乙酰化代谢型患者使用,但该结论仍需要在大样本前瞻性实验中进行进一步验证。

我国国家卫生与计划生育委员会于 2015 年颁布的由个体化医学检测技术专家委员会制定的《药物代谢酶和药物作用靶点基因检测技术指南(试行)》中,已经明确推荐进行 NAT2 基因检测以指导异烟肼的个体化用药。2016 年 FDA 也已将"异烟肼的 NAT2 代谢表型药物个体化应用"添加入最新的异烟肼药物标签中(表 8 - 19)。根据 NAT2 分型进行治疗是一个综合权衡且符合药物经济学的治疗选择,检测 NAT2 基因型指导结核患者选择更安全有效的异烟肼剂量将成为未来精准医疗蓝图不可缺少的一部分。

表 8 - 19　根据 NAT2 代谢表型调整异烟肼给药剂量建议

代谢表型	药物代谢特征	治 疗 推 荐	推荐强度
快乙酰化代谢型	异烟肼代谢快,血浆中浓度降低,有治疗失败的风险	异烟肼疗效可能稍差,建议在血药浓度监测下调整给药剂量	中等
中间乙酰化代谢型	异烟肼正常代谢	标准治疗方案	中等
慢乙酰化代谢型	异烟肼代谢减少,血浆中游离的异烟肼及乙酰肼将显著增加患者不良反应	建议适量减少异烟肼给药剂量,建议在血药浓度监测下优化给药方案	强

三、转运体遗传多态性与合理用药

（一）SLCO1B1 与辛伐他汀

1. SLCO1B1 及其遗传多态性

有机阴离子转运蛋白是一类膜转运蛋白，主要参与调节内源性物质或外源性物质的摄取。目前，已经发现的有机阴离子转运蛋白家族有 11 个成员，包括 OATP1A2、OATP1B1、OATP1B3、OATP1C1、OATP2A1、OATP2B1、OATP3A1、OATP4A1、OATP4C1、OATP5A1 及 OATP6A1，而 OATP1B1、OATP1A2、OATP1B3 及 OATP2B1 对药动学的影响最为广泛，尤其是 OATP1B。OATP1B 主要在肝内表达，其编码基因为位于第 12 号染色体（Chr 12 p12.2）的 SLCO1B1 基因。SLCO1B1 的主要功能为肝对内、外源性物质的摄取，如内源性物质（胆红素、17-β-葡糖醛酸雌二醇、白三烯 C_4 和白三烯 E_4、前列腺素 E_2 和血栓素 B_2 等）以及外源性物质（辛伐他汀、阿托伐他汀、SN38 及青霉素等）。

SLCO1B1 基因具有高度的遗传多态性，研究者已鉴定出多个 SLCO1B1 的单核苷酸多态性变异，但其中仅有少数显著影响 SLCO1B1 的功能，如 SLCO1B1*5、SLCO1B1*15 及 SLCO1B1*17 等。基于 SLCO1B1*5（rs4149056）基因多态性及 SLCO1B1*15 和 SLCO1B1*17 单倍型，可将 SLCO1B1 表型的功能分为功能正常组（55%~88%）、功能中等程度降低组（11%~36%）及功能显著降低组（0~6%）（表 8-20）。

表 8-20　SLCO1B1 基因多态性与表型

表　型	基因型定义	代　表　基　因	rs4149056
功能正常（55%~88%）	患者携带 2 个正常的等位基因	SLCO1B1*1a/SLCO1B1*1a, SLCO1B1*1a/SLCO1B1*1b, SLCO1B1*1b/SLCO1B1*1b	TT
功能中等程度降低（11%~36%）	患者携带 1 个功能正常等位基因和 1 个功能降低等位基因	SLCO1B1*1a/SLCO1B1*5, SLCO1B1*1a/SLCO1B1*15, SLCO1B1*1a/SLCO1B1*17, SLCO1B1*1b/SLCO1B1*5, SLCO1B1*1b/SLCO1B1*15, SLCO1B1*1b/SLCO1B1*17	TC
功能显著降低（0~6%）	患者携带 2 个功能降低等位基因	SLCO1B1*5/SLCO1B1*5, SLCO1B1*5/SLCO1B1*15, SLCO1B1*5/SLCO1B1*17, SLCO1B1*15/SLCO1B1*15, SLCO1B1*15/SLCO1B1*17, SLCO1B1*17/SLCO1B1*17	CC

2. 辛伐他汀及其体内过程

大规模的临床研究显示,他汀类药物如辛伐他汀可有效降低心脏病、卒中及血管重建后的发病率,同时可有效降低低密度脂蛋白的水平(low-density lipoprotein, LDL),最终降低心血管事件的发生率。他汀类药物主要通过抑制HMG－CoA 而发挥药理作用,目前临床主要用于治疗高脂血症、高胆固醇血症等。他汀类药物最常见的不良反应为骨骼肌毒性(skeletal muscle toxicity),如肌痛(无肌肉退化的疼痛)、肌病(有肌肉退化的疼痛)、横纹肌溶解(严重肌肉损伤伴机型肾损伤),其发生率为 1%～5%。他汀类药物诱导的严重的肌毒性是罕见的,但是由于他汀类药物具有广泛的受众,其发生毒性反应的患者的绝对数量却是相对大的。

他汀类药物的代表之一为辛伐他汀,辛伐他汀是一个前药,在肝细胞或肠壁细胞经水解或酶解转化为具有药理活性的辛伐他汀酸(simvastatin acid)或无活性代谢物,活性代谢物或无活性代谢物可经 ABCB1 和 ABCB2 转运由胆汁酸经肝排出,而肠细胞中的辛伐他汀酸则主要经 SLCO1B3 转运至肝细胞内从而发挥药理作用(图 8-8)。

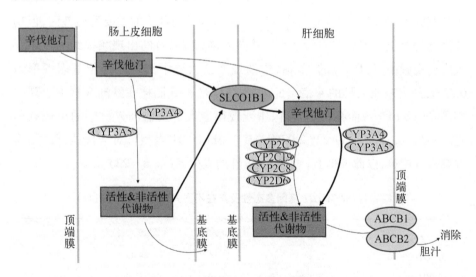

图 8-8　辛伐他汀的代谢及转运过程

3. SLCO1B1 遗传多态性与辛伐他汀药动学相关性

目前的研究显示,SLCO1B1 遗传多态性可通过影响辛伐他汀的暴露量从而影响其诱导的肌毒性的风险。最早于 2006 年由 Pasanen 等首次在高加索患者中,发现 *SLCO1B* rs4149056 CC 型患者($n=4$)辛伐他汀酸暴露量显著高于 TT($n=16$)或 TC($n=11$)型(CC *vs.* TT 或 TC 的 $AUC_{0-\infty}$ 辛伐他汀酸: 52.7 *vs.* 16.4 或 20.1,$P<0.001$),而辛伐他汀则无显著差异;在 2008 年,关于胆固醇和同型半胱氨酸浓度进一步降低有效性研究(study of the effectiveness of additional reductions in cholesterol and homocysteine, SEARCH)研究组通过病例对照研究($n=12\ 000$),根据给药剂量将研究对象分为低剂量组(20 mg/d,$n=5\ 699$)和高剂量组(80 mg/d,$n=6\ 301$),高剂量组中有 49 例患者发生了肌毒性(肌酸激酶>10 倍正常上限),而低剂量组中仅有 2 例患者发生了初期肌毒性(肌酸激酶>3 倍正常上限);进一步在高剂量组中对初期肌毒性及明确的肌毒性(肌酸激酶>10 倍正常上限)患者进行全基因组关联分析,最终明确 *SLCO1B* rs4149056 CC 型是辛伐他汀诱导的肌毒性的风险因素,而后两个独立的研究组先后对其结论进行了证实。基于此,临床可以通过监测 *SLCO1B* 的基因多态性并调整辛伐他汀的给药剂量从而降低辛伐他汀诱导的肌毒性的发生率。

4. *SLCO1B1* 遗传多态性的种族差异及据此进行的临床给药剂量调整方案

SLCO1B1 遗传多态性具有显著的种族差异(表 8－21)。虽然功能正常的等位基因 *SLCO1B1 * 1a* 及 *SLCO1B1 * 1b* 均为不同种族的主要等位基因,但功能降低的等位基因 *SLCO1B1 * 5* 在欧洲人群(2.24%)的出现频率约为在东亚人中出现频率(0.19%)的 12 倍,中亚或南亚人群中出现该等位基因频率为 0.83%,约为东亚人群的 4 倍。此外,*SLCO1B1 * 15* 同样在欧洲人群中出现频率最高(12.14%),而在东亚人群、中亚或南亚人群及非洲人群中的出现频率则分别为 10.63%、4.39% 及 2.97%。基于 SLCO1B1 表型可对辛伐他汀的用药方案进行调整,以此降低其诱导的肌毒性的发生率(表 8－22)。

表 8－21 *SLCO1B1* 基因多态性及其在不同人群中出现频率(%)

SLCO1B1 等位基因	中亚或南亚人群	东亚人群	欧洲人群	非洲人群
SLCO1B1 * 1a	25.08	23.55	48.48	15.4
SLCO1B1 * 1b	37.02	56.50	21.39	69.07
SLCO1B1 * 5	0.83	0.19	2.24	0
SLCO1B1 * 14	—	—	14.39	0
SLCO1B1 * 15	4.39	10.63	12.14	2.97
SLCO1B1 * 16	—	7.99	7.9	—

续　表

SLCO1B1 等位基因	中亚或南亚人群	东亚人群	欧洲人群	非洲人群
SLCO1B1 * 17	—	13.30	5.19	—
SLCO1B1 * 18	0.50	40	9.53	6.7
SLCO1B1 * 19	44	15	41	1
SLCO1B1 * 20	2	0.6	2.73	4.8
SLCO1B1 * 21	4.7	4.2	2.19	26
SLCO1B1 * 35	1.7	0	0	4.3

表 8 - 22　SLCO1B1 表型指导下的辛伐他汀用药方案调整

表　型	辛伐他汀应用风险	给药剂量优化建议	推荐等级
功能正常	正常肌毒性风险	根据疾病不同,给予标准给药剂量	强
功能中等程度降低	中等肌毒性风险	低剂量辛伐他汀或由其他他汀类药物替代;建议进行常规肌苷激酶监测	强
功能显著降低	高肌毒性风险	低剂量辛伐他汀或由其他他汀类药物替代;建议进行常规肌苷激酶监测	强

第四节　展　　望

遗传结构指导临床合理用药的现状与未来

1. 遗传生物标志物临床转化的现状与问题分析

尽管目前 FDA 推荐了 50 多种遗传生物标志物,以用来指导临床常用的 200 多种药物的安全合理应用,但是,在临床实践中,除了靶向抗肿瘤药物在应用前会进行常规的生物标志物检测外,其他药物在应用之前很少会常规进行遗传生物标志物的检测。导致遗传生物标志物临床转化不理想的这一现状的原因是多方面的,首先是因为疾病的复杂性及影响药物反应的因素的多样性,药物的总效应不是单基因性状,这使生物标志物的检测在保证药物疗效降低毒性反应中不能达到 100% 的效果;其次是生物标志物的作用存在显著种族差异,需要在不同种族中进行系统的回顾性与前瞻性研究确认其作用;再次,也是非常重要的,就是检测费用的居高不下,使相关遗传生物标志物的检测不能常规开展。

2. 多组学与临床用药的关系

近年来随着多组学的发展,药物代谢组学、转录组学、蛋白质组学、肠道微生物组学、表观遗传组学也相继用于临床研究。选择性 5-羟色胺再摄取抑制剂(selective serotonin reuptake inhibitors, SSRI)是治疗重度抑郁的一类重要药物,然而部分患者对 SSRI 治疗的反应不佳。基于药物代谢组学信息指导药物基因组学的研究策略,在对西酞普兰治疗重度抑郁的研究中发现,血浆代谢的差异可以区分西酞普兰的疗效,而甘氨酸等中枢神经系统重要递质是造成这种差异的关键物质。在进一步对编码甘氨酸合成与降解生物通路的药物基因组学研究中发现,甘氨酸脱氢酶基因的一个单核苷酸多态性与西酞普兰疗效有显著相关性。脂质代谢组学则观察到血浆中脂质代谢组的水平可以预测辛伐他汀降低低密度脂蛋白的程度,将代谢组学与基因组学数据结合分析后发现,SLCO1B1 基因多态性显著影响血浆中 7 种胆汁酸的水平,这可能与辛伐他汀与胆汁酸竞争转运体有关。这些多组学结合的研究将有助于进一步推进临床精准用药的发展,而如何把多组学数据与药物基因组学及表型分析的数据整合并进行临床转化,将是一个巨大的挑战。

3. 促进遗传生物标志物临床转化的方法与建议

首先,如上所述,目前 FDA 推荐的相关生物标志物在我国人群的药物疗效与不良反应中的影响尚未明确,所以需要加速在我国人群中的系统的回顾性及前瞻性研究;其次,我国相关生物标志物的检测尚未商业化,检测费用昂贵,因为生物标志物研究结果及检测方法缺乏相关专利保护,商业化进程停滞不前。所以未来,应该在加强临床与基础的药物反应个体差异机制及生物标志物研究的同时,促进相关研究结果的专利保护,这样才能促进其检测商业化、有效降低检测费用,促进其临床转化应用。再次,可以对每个健康成年个体进行基因型检测,使每个个体都拥有自己的基因身份证,做到一次检测终身受益,而不是一次性消费。在不远的将来,当每个个体都能拥有这样的基因身份证时,根据人体遗传结构进行个体化给药的精准医疗模式可以真正地应用于临床。

同时,尽管遗传因素对药物反应的影响研究发展迅速,但是,相关的认识仍然非常有限。需要进一步广泛系统的临床回顾与前瞻性研究与基础研究相结合,探索影响药动学的相关遗传因素及可能的机制;同时,将基因组学研究与新兴的代谢组学、转录组学、肠道微生物组学等多组学的研究相结合,发现与确证能够有效指导临床用药的生物标志物,提高安全合理用药水平。

(王雪丁、黄　民)

-------------------------- | 参考文献 | --------------------------

黄民,毕惠嫦,陈孝,等,2011.量体裁药不是梦——从基因到个体化用药.广州:广东科技出版社.

刘克辛,韩国柱,娄建石,等,2014.临床药物代谢动力学.2 版.北京:科学出版社.

刘克辛,娄建石,黄民,等,2012.临床药理学.北京:清华大学出版社.

周宏灏,张伟,陈尧,等,2013.遗传药理学.2 版.北京:科学出版社.

AZUMA J, OHNO M, KUBOTA R, et al., 2013. NAT2 genotype guided regimen reduces isoniazid-induced liver injury and early treatment failure in the 6-month four-drug standard treatment of tuberculosis: a randomized controlled trial for pharmacogenetics-based therapy. Eur J Clin Pharmacol, 69(5): 1091 - 1101.

BRUNHAM L R, LANSBERG P J, ZHANG L, et al., 2012. Differential effect of the rs4149056 variant in SLCO1B1 on myopathy associated with simvastatin and atorvastatin. Pharmacogenomics J, 12 (3): 233 - 237.

CUMMINS N W, NEUHAUS J, CHU H, et al., 2015. Investigation of efavirenz discontinuation in multi-ethnic populations of HIV-positive individuals by genetic analysis. EBioMedicine, 2 (7): 706 - 712.

GUPTA V H, AMARAPURKAR D N, SINGH M, et al., 2013. Association of N-acetyltransferase 2 and cytochrome P 450 2 E 1 gene polymorphisms with antituberculosis drug-induced hepatotoxicity in Western India. J Gastroenterol Hepatol, 28(8): 1368 - 1374.

HALLING J, WEIHE P, BROSEN K, 2008. The CYP2D6 polymorphism in relation to the metabolism of amitriptyline and nortriptyline in the Faroese population. Br J Clin Pharmacol, 65(1): 134 - 138.

HAN J Y, LIM H S, SHIN E S, et al., 2006. Comprehensive analysis of UGT1A polymorphisms predictive for pharmacokinetics and treatment outcome in patients with non-small-cell lung cancer treated with irinotecan and cisplatin. J Clin Oncol, 24(15): 2237 - 2244.

HUANG Y S, CHERN H D, SU W J, et al., 2002. Polymorphism of the N-acetyltransferase 2 gene as a susceptibility risk factor for antituberculosis drug-induced hepatitis. Hepatology, 35 (4): 883 - 889.

HU Z Y, YU Q, PEI Q, et al., 2010. Dose-dependent association between UGT1A1 * 28 genotype and irinotecan-induced neutropenia: low doses also increase risk. Clin Cancer Res, 16(15): 3832 - 3842.

INNOCENTI F, UNDEVIA S D, IYER L, et al., 2004. Genetic variants in the UDP-glucuronosyltransferase 1A1 gene predict the risk of severe neutropenia of irinotecan. J Clin Oncol, 22(8): 1382 – 1388.

JING W, ZONG Z, TANG B, et al., 2020. Population pharmacokinetic analysis of isoniazid among pulmonary tuberculosis patients from China. Antimicrob Agents Chemother, 64(3): e01736 – e01819.

KASKAS B A, LOUIS E, HINDORF U, et al., 2003. Safe treatment of thiopurine *S*-methyltransferase deficient Crohn's disease patients with azathioprine. Gut, 52(1): 140 – 142.

KINZIG-SCHIPPERS M, TOMALIK-SCHARTE D, JETTER A, et al., 2005. Should we use *N*-acetyltransferase type 2 genotyping to personalize isoniazid doses? Antimicrob Agents Chemother, 49(5): 1733 – 1738.

KIRCHHEINER J, BROCKMÖLLER J, 2005. Clinical consequences of cytochrome P450 2C9 polymorphisms. Clin Pharmacol Ther, 77(1): 1 – 16.

LIMDI N A, ARNETT D K, GOLDSTEIN J A, et al., 2008. Influence of CYP2C9 and VKORC1 on warfarin dose, anticoagulation attainment and maintenance among European-Americans and African-Americans. Pharmacogenomics, 9(5): 511 – 526.

LINDH J D, HOLM L, ANDERSSON M L, et al., 2009. Influence of CYP2C9 genotype on warfarin dose requirements — a systematic review and meta-analysis. Eur J Clin Pharmacol, 65 (4): 365 – 375.

OHNO M, YAMAGUCHI I, YAMAMOTO I, et al., 2000. Slow *N*-acetyltransferase 2 genotype affects the incidence of isoniazid and rifampicin-induced hepatotoxicity. Int J Tuberc Lung Dis, 4(3): 256 – 261.

PARISH E L S, ARMITAGE J, BOWMAN L, et al., 2008. SLCO1B1 variants and statin-induced myopathy – a genomewide study. N Engl J Med, 359(8): 789 – 799.

PASANEN M K, NEUVONEN M, NEUVONEN P J, et al., 2006. SLCO1B1 polymorphism markedly affects the pharmacokinetics of simvastatin acid. Pharmacogenet Genomics, 16(12): 873 – 879.

PEYVANDI F, SPREAFICO M, SIBONI S M, et al., 2004. CYP2C9 genotypes and dose requirements during the induction phase of oral anticoagulant therapy. Clin Pharmacol Ther, 75 (3): 198 – 203.

PIRMOHAMED M, BURNSIDE G, ERIKSSON N, et al., 2013. A randomized trial of genotype-guided dosing of warfarin. N Engl J Med, 369(24): 2294 – 2303.

ROBARGE J D, METZGER I F, LU J, et al., 2016. Population pharmacokinetic modeling to estimate the contributions of genetic and nongenetic factors to efavirenz disposition. Antimicrob Agents Chemother, 61(1): e01813 – e01816.

RYU S, PARK S, LEE J H, et al., 2017. A study on CYP2C19 and CYP2D6 polymorphic effects on pharmacokinetics and pharmacodynamics of amitriptyline in healthy Koreans. Clin Transl Sci, 10(2): 93 – 101.

SIM S C, RISINGER C, DAHL M L, et al., 2006. A common novel CYP2C19 gene variant causes ultrarapid drug metabolism relevant for the drug response to proton pump inhibitors and antidepressants. Clin Pharmacol Ther, 79(1): 103 − 113.

STEIMER W, ZOPF K, von AMELUNXEN S, et al., 2004. Allele-specific change of concentration and functional gene dose for the prediction of steady-state serum concentrations of amitriptyline and nortriptyline in CYP2C19 and CYP2D6 extensive and intermediate metabolizers. Clin Chem, 50(9): 1623 − 1633.

STEIMER W, ZOPF K, von AMELUNXEN S, et al., 2005. Amitriptyline or not, that is the question: pharmacogenetic testing of CYP2D6 and CYP2C19 identifies patients with low or high risk for side effects in amitriptyline therapy. Clin Chem, 51(2): 376 − 385.

YANG S K, HONG M, BAEK J, et al., 2014. A common missense variant in NUDT15 confers susceptibility to thiopurine-induced leukopenia. Nature genetics, 46(9): 1017 − 1020.

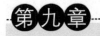

药动学在临床研究中的应用

第一节 概 述

临床药动学研究旨在阐明药物在人体内的吸收、分布、代谢和排泄过程随时间动态变化规律，通过动力学原理与数学模型，定量地描述人体与药物之间的相互作用关系，是临床制订合理用药方案的依据。

根据受试对象的不同，临床药动学研究可分为健康志愿者药动学研究、目标适应证患者药动学研究及特殊人群（如肝损害患者、肾损害患者、老年患者和儿童患者）药动学研究等。

根据药物的不同阶段，药物临床研究包括创新药物临床研究、仿制药物临床研究、上市药物临床研究。药动学在每一个阶段都有非常重要的应用，在药物评价、临床合理用药等方面具有重要的作用。具体体现为创新药物临床药动学研究、仿制药物临床药动学研究（生物等效性研究）、上市药物临床药动学研究。

近年来，随着医药技术的全面发展，药动学在临床研究中的应用越来越广泛。改良型新药、纳米药物、生物技术药物（治疗性蛋白药物、单克隆抗体药物、细胞治疗产品、生物类似药等）等的涌现，为药动学在临床研究中的应用提供了更多的途径，但受限于目标药物、生物标志物等的定量分析技术，加上基因多态性、新生物标志物等的发现和剂量-暴露-效应关系（模型引导）的建立，药动学的临床研究及其应用面临着巨大挑战。

药动学的临床研究及其应用，除了满足药物研发需要，按注册要求完成相应的临床药动学研究之外，还包括上市后在更广泛患者使用下的群体药动学研究、个体化合理用药研究等。其作用越来越受到重视,在提高精准新药研发效率与质量、提高精准医疗水平方面具有不可替代的重要价值。当前,药动学在临床研究中应用的热点与进展主要体现在制订新药研发策略、提高新药成药性、指导临床合理用药。

第二节　创新药物临床药动学研究

在创新药物的临床试验阶段,临床药动学研究是不可或缺的重要研究内容。新药的临床药动学研究可阐明药物在人体内的吸收、分布、代谢和排泄等处置过程的动态变化规律,可为全面认识人体与药物间相互作用及临床制订合理用药方案等提供关键依据。

一、健康志愿者药动学研究

本研究的目的是了解药物在体内吸收、分布和消除(代谢和排泄)的动态变化特点。由于各种疾病的病理状态均可不同程度地对药物的代谢动力学产生影响,通常选择健康受试者(成年男性和女性)来客观反映药物在人体的特征。如果试验药品的安全性较小,试验过程中可能对受试者造成损害,伦理上不允许时,可选用目标适应证的患者作为受试者。

健康志愿者的药动学研究包括单次与多次给药的药动学研究、进食对口服药物制剂影响的药动学研究、药物代谢物的药动学研究、药物-药物的药动学相互作用研究。

1. 单次给药药动学研究

根据受试者的血药浓度-时间数据进行参数的估算,获得单次给药的主要参数,以全面反映药物在人体内吸收、分布和消除的特点。主要参数有达峰时间(T_{max})(实测值)、血药峰浓度(C_{max})(实测值)、血药浓度-时间曲线下面积(AUC)、表观分布容积(V_d)或表观分布容积/生物利用度(V_d/F)、消除速率常数(K)、消除半衰期($t_{1/2}$)、平均滞留时间(MRT)、清除率(Cl)或消除率/生物利用度(Cl/F)。根据尿药浓度时间数据估算药物经肾排泄的速率和总量。对参数进行分析,说明其临床意义:① 如是否具有非线性动力学特征? ② 个体差异是否较大? 个体差异大($RSD>50\%$)时,提示必要时需要做剂量调整或进行血药浓度监测;血药浓度-时间曲线下面积集中于高低两极者提示可能有快代谢型、慢代谢型的遗传性代谢差异。③ 不良反应发生率和发生程度是否有剂量依赖性?④ 是否存在性别差异?⑤ 主要参数与国内外文献(同类药物或同一药物)是否一致?

单次给药剂量递增药动学研究的目的包括了解药物和(或)代谢物在人体内的药动学特征、获得药物在人体内单次给药的药动学参数、探索剂量-暴露比例关系等。单次给药剂量递增药动学研究设计应考虑所有可用的非临床信息、临床研究数据及类似作用机制药物的相关信息。单次给药剂量递增药动学研究通常嵌套在耐受性研究中开展,鼓励在耐受性研究的每个剂量组中开展药动学研究。单次给药剂量递增药动学研究的起始剂量设计通常考虑探索具有药理学活性暴露量水平的较低剂量,通常等于或大于首次人体耐受性研究的起始剂量,以预先设定的剂量递增规则进行递增,直至达到预先设定的最高剂量。

2. 多次给药药动学研究

当药物在临床上将连续多次应用时,需要获得多次给药的特征。

本研究根据需获得的参数,包括达峰时间(T_{max})、稳态谷浓度($C_{min, ss}$)、稳态峰浓度($C_{max, ss}$)、平均稳态血药浓度($C_{av, ss}$)、消除半衰期($t_{1/2}$)、清除率(Cl或Cl/F)、稳态血药浓度-时间曲线下面积(AUC_{ss})及波动系数(DF)等,进行结果分析:① 阐明多次给药时药物在体内的特征;② 应与单次给药的相应的参数进行比较,观察它们之间是否存在明显的差异,特别在吸收和消除等方面有无显著的改变,并对药物的蓄积作用进行评价、提出用药建议;③ 考察药物多次给药后的稳态浓度(C_{ss}),药物谷、峰浓度的波动系数,是否存在药物蓄积作用和(或)药酶的诱导作用。

从安全性角度考虑,多次给药剂量递增药动学研究的最大预期暴露量($C_{max, ss}$和AUC_{ss})通常不应超过已完成的单次给药剂量递增药动学研究的最大暴露量。如果多次给药研究数据显示安全性良好,且需要继续探索有效剂量范围时,在不超过单次给药方案预先规定但未达到设定的最大暴露水平的情况下,可以考虑探索更高的暴露水平,同时关注安全性问题。

多次给药剂量递增药动学研究在单次给药剂量递增药动学研究的基础上开展,其目的包括研究连续多次给药药动学特征,了解药物蓄积、波动程度,药动学参数(如清除率)随给药持续时间的变化等特征,为后续临床研究给药方案包括给药剂量、给药间隔和给药持续时间的制订等提供依据。从安全性角度考虑,多次给药剂量递增药动学研究的最大预期稳态暴露量($C_{\max,\,\mathrm{ss}}$ 和 $AUC_{0-\tau}$)通常不应超过已完成的单次给药剂量递增药动学研究的最大暴露量。如果已完成的多次给药研究数据显示安全性良好,且需要继续探索有效剂量范围时,在充分考虑和做好处置预期和非预期风险的条件下,可以考虑探索更高的暴露水平。

3. 进食对口服药物制剂影响的药动学研究

许多口服药物制剂的消化道吸收速率和程度往往受食物的影响。食物能减慢或减少药物的吸收,也可促进或增加某些药物的吸收。

本研究通过观察在饮食前、后服药对药物的影响,特别是对药物的吸收过程的影响,以期为后续制订科学、合理的用药方案提供依据。因此,研究时所进食的试验餐应是高脂、高热量的配方,以使食物对胃肠道生理状态的影响达到最大,使进食对所研究药物的影响达到最大。根据试验结果,与空腹比较,对进食是否影响该药吸收及其特征($T_{\max}$、$C_{\max}$、AUC 等)进行分析和小结,对进食后药物的体内过程进行评估。

4. 药物代谢物的药动学研究

如果研究显示,药物主要以代谢方式消除,则其代谢物可能具有明显的药理活性或毒性作用;或作为酶抑制剂而使药物的作用时间延长或作用增强;或通过竞争血浆和组织的结合部位而影响药物的处置过程,因而代谢物的特征将会影响药物的疗效和毒性。因此,应考虑同时进行代谢物的研究,但代谢物选择及相应标准品来源需要综合考虑。

如果非临床研究结果表明代谢物可能对安全性和有效性产生影响,则在单次/多次给药剂量递增药动学研究时,建议同时进行主要代谢物的药动学研究。开展代谢物的药动学研究有利于了解药物在人体内的生物转化特征,为后期开展物质平衡研究提供必要数据。

5. 药物-药物的药动学相互作用研究

当药物在临床上预期将与其他药物同时或先后应用时,药物与药物间在吸收、与血浆蛋白结合、诱导/抑制药酶、竞争排泄或重吸收等方面均存在相互作用的可能。其中合用药物与血浆蛋白的竞争性结合、对药物代谢酶的诱导或抑制等均可能导致试验药物血浆浓度明显升高或降低,导致药物发生毒性反应或疗效降低,从而需要调整用药剂量或给药间隔时间。因此有必要进行药物-药物的药动学相互作用研究,以期尽可能明确引起相互作用的因素或机制,为制订科学、合理的联合用药方案提供依据。大多数相互作用研究选择健康志愿者为研究对象。

二、特殊人群的药动学研究

1. 肝损害人群的药动学研究

肝损害可使药理效应增加甚至引起毒性效应,其原因有:① 多数药物血浆蛋白结合率降低,游离型药物浓度增加;② 因肝药酶明显减少或活性降低,使通过肝药酶代谢消除的药物代谢速率和程度明显减退,使原型药物浓度升高,消除半衰期延长;另外,肝内淤胆型肝病可使主要从胆汁排泄的药物的消除受到影响。需要进行肝损害的药动学研究的情况:① 药物或其活性代谢物主要经肝代谢和(或)排泄;② 虽肝脏不是药物和(或)活性代谢物的主要消除途径,但在药物治疗范围窄等情况下,需要考虑进行肝损害的药动学研究,并与健康志愿者的参数进行比较。

2. 肾损害人群的药动学研究

肾损害可改变主要经肾排泌的药动学过程和效应。肾损害可引起药物或其代谢物经肾排泄明显减少,同时还可引起吸收、分布、代谢等过程的变化;肾损害越严重,这些变化越突出,甚至在肾脏途径不是主要排泄途径的药物中也可观察到这种现象。

对可能用于肾损害患者的药物,如果药物和(或)其活性代谢物的治疗指数小、药物和(或)其活性代谢物主要通过肾消除,由于肾损害可能明显改变药物和(或)其活性/毒性代谢物的特性,必须通过调整给药方案来保证这些用药的安全和有效时,需要考虑对肾损害患者进行药动学研究,并与肾功能正常的人进行比较。

3. 老年人药动学研究

与正常成年人比较,老年人可能存在胃酸分泌减少,消化道运动功能减退、血流减慢;体内水分减少,脂肪成分比例增加;血浆蛋白含量减少;肾单位、肾血流量、肾小球滤过率均下降;肝血流量减少,肝药酶水平与活性降低等改变。这些改变均可导致药物在老年人体内的吸收、分布、代谢、排泄过程发生相应改变。当药物预期的适应证主要是老年人时,需要进行老年人药动学研究,从而可根据其特点选择药物,并调整给药剂量或间隔。老年人的药动学研究可选择老年健康志愿者或患者。

4. 儿童药动学研究

儿童具有胃液 pH 低,胃肠蠕动慢;各组织水分的含量高;血浆蛋白含量低;血脑屏障处于发育阶段;对药物代谢的能力较弱等生理特点,因此药物在儿童与成人体内代谢的过程可能存在明显差异。因此,当药物预期的适用人群主要是儿童时,需要进行儿童药动学研究。另外,不同年龄阶段的儿童生长、发育有其各自的特点,因而,进行研究时,应考虑拟疾病、拟应用人群、药物本身特点等情况酌情选取不同发育阶段的儿童进行。由于在儿童多次取血比较困难,可考虑采用群体药动学研究方法。

三、创新药物临床药动学研究的一般考虑

(一) 首次临床试验(创新性药物 I 期临床试验)

首次临床试验是创新性药物研发过程中的重要里程碑之一,它是第一次在人体中探索新化合物是否可以成药,第一次验证在此之前获得的所有动物数据与人体的相关性。在物种差异尚未完全明确的情况下,它是安全性风险最高的一个临床试验。因而,在试验设计和具体实施上要格外慎重。首次临床试验一般以单次 & 多次、递增的方式给药,其目的是探索人体对新药的耐受性,以及新药在人体中的药动学特征。必要时,也可初步开展新药在人体中的药效学研究。

创新性药物的临床药动学研究往往和 I 期临床试验结合在一起同时开展,因此本部分整体介绍 I 期临床试验相关内容。

1. 试验目的

研究人体对新药的耐受程度,观察新药的不良反应情况,确定药物的安全剂量范围及其药动学特征,为 II、III 期临床试验安全有效用药方案的制订提供科学依据。

2. 试验内容

(1) 人体耐受性试验:在新药经过一系列较全面的动物实验的基础上,观察人体对该药的耐受程度,也就是研究人体对新药的最大耐受剂量或最大安全剂量及试验期间产生的不良反应,是人体的安全性试验,为 II、III 期临床试验用药剂量及观察指标的确定提供重要的科学依据。

(2) 人体药动学研究:通过给药后药物在人体体液(血浆、尿液等)浓度

的动态经时变化特点,研究新药的吸收、分布、代谢和排泄等体内过程的规律,为后续相关临床用药方案的制订提供科学依据。

3. 受试对象

选择年龄为 18~45 岁的健康志愿者(必要时也可选择少量轻症患者)为受试对象;通常男女各半。试验前经体检验证符合要求者方可参加试验。某些药物因毒副作用太大或药效在患者体内的反应与健康者差异较大(如抗肿瘤药、抗精神病药、抗心律失常药及抗高血压药等),可直接对有适应证的患者进行试验。

4. 剂量设计及试验分组

这是 I 期临床试验成败的关键,必须由负责临床观察的医师与有经验的临床药理研究人员通过认真分析该药的非临床药理、毒理的研究结果,以及了解已知的同类药物(或结构接近)临床用药方案的基础上,共同研究制订。

给药剂量的确定应由多部门、多专业背景的资深专家共同探讨。每一个新药临床试验的风险都会因其创新程度、化学结构、作用机制、给药途径、与生物靶点的结合强度、非临床研究所用的动物种属等因素而不同。因此,必须根据药物的特点具体情况具体分析。申请人和研究者应综合分析所有的非临床研究数据,充分分析其临床风险,设计出科学安全的剂量。

(1)起始剂量的确定:起始剂量,通常也称新药在健康成年志愿者中开展首次临床试验的最大推荐起始剂量(maximum recommended starting dose,MRSD)。

1)以毒理试验剂量为基础估算最大推荐起始剂量。

A. 确定未观察到有害效应的水平(no observed adverse effect level, NOAEL):从合适的动物毒理试验中确定 NOAEL 已被广泛地接受用于确定健康志愿者的安全起始剂量。NOAEL 不等同于未观察到效应的水平(no observed effect level,NOEL),NOAEL 亦不应与观察到有害效应的最低水平(lowest observed adverse effect level, LOAEL)或最大耐受剂量(maximum tolerated dose, MTD)相混淆。

B. 计算人体等效剂量(human equivalent dose, HED)

a. 可根据体表面积换算,对于动物全身性给药的毒性终点,如 MTD 或 NOAEL,如果将剂量归一化为体表面积剂量(即 mg/m^2),通常在不同种属间可呈现良好的比例关系。体表面积归一化法是从动物剂量估算 HED 的被普遍接受的做法。

b. 使用体重（mg/kg）换算，如考虑对某一药物按 mg/kg 换算，现有的数据应当显示不同动物种属间 NOAEL 的 mg/kg 剂量相似。当满足以下条件时，使用 mg/kg 换算并外推至 HED 比使用 mg/m^2 法更为适宜：① 药物为口服给药并且剂量受局部毒性限制；② 药物在人体的毒性反应依赖于某暴露参数，而不同种属之间这一参数与 mg/kg 剂量密切相关；③ 对某一药物来说，在不同种属之间其他药理学和毒理学终点，如 MTD、最低致死剂量和药理学活性剂量具有可比性；④ 血浆药物暴露量（血药峰浓度和血药浓度-时间曲线下面积）和 mg/kg 剂量之间有显著的相关性；⑤ 分子质量大于 100 000 Da 的血管内给药的蛋白。

c. 其他算法，给药剂量受局部毒性反应限制的其他给药途径（如局部用药、鼻腔内给药、皮下给药、肌肉内给药），应以给药部位的浓度（如 mg/使用面积）或使用部位的药物总量（mg）来换算；某些给至解剖腔室但随后很少分布至腔室外的药物。例如，鞘内、膀胱内、眼内或胸膜内给药，这些药物在不同种属间应当按照腔室体积和药物的浓度换算。

C. 最适合动物种属的选择：在没有种属相关性数据的情况下，一般默认最敏感的动物种属（即 HED 最低的种属）是推算成年健康志愿者临床试验最大推荐起始剂量最适合的动物。可不将最敏感动物种属默认为最适合动物种属的情况：动物种属间药物的吸收、分布、代谢和排泄存在差异；以往的同类药物研究提示特定动物模型可以更好地预测人体不良反应。另外，对于某些生物制品（如人体蛋白），最适合动物种属的选择需要考虑这些制品的特性，动物是否表达相关受体或表位等因素也可以影响动物的选择。

D. 使用安全系数：临床试验的最大推荐起始剂量用 HED 除以安全系数来确定。通常使用的安全系数是 10。当安全性风险增大时，安全系数应当加大；而有数据证明安全性风险减小时，安全系数可适当减小。

需要增大安全系数的情况有：① 剂量反应曲线斜率很陡；② 严重毒性反应；③ 不可监测的毒性反应；④ 无先兆症状的毒性反应；⑤ 生物利用度变异度大；⑥ 不可逆的毒性反应；⑦ 不明原因的死亡；⑧ 产生效应的剂量或血浆药物浓度有很大的差异；⑨ 非线性药动学；⑩ 剂量-反应数据不足；⑪ 新的治疗靶点；⑫ 现实动物模型的限制性。

需要降低安全系数的情况为：① 药物毒理学试验的设计和实施均十分完善（此时安全系数可小于 10）。② 仅用于受试药物各项特征研究十分透彻的情况下,所有试验种属有相似的毒性反应特征、代谢特征和生物利用度,且他们按相同的给药途径给药。另外,当药物引起的毒性易于监测、可逆、可以预测并显示出剂量-反应关系,且毒性反应的种类和程度在试验种属间一致时(程度上可以通过剂量和暴露量进行换算),也可以使用较小的安全系数。

E. 考虑药理学活性剂量(pharmacologically active dose, PAD):药理学活性剂量的选择取决于许多因素,并且因药理作用类别和临床适应证的不同而有显著的差异。如果药理学 HED 低于最大推荐起始剂量,可按照实际情况或科学原因降低临床起始剂量。此外,某些类别的药物或生物制品(如血管扩张剂、抗凝剂、单克隆抗体或生长因子)的毒性反应可能源于过度的药理学作用(药理学活性剂量可能是一个比 NOAEL 更可以灵敏地提示潜在毒性的指标),此时需要降低最大推荐起始剂量。

2)以生物暴露量为基础估算最大推荐起始剂量。

A. 根据非临床药理学模型(体内或体外模型),在考虑了物种之间的靶点结合率差异和血清蛋白结合率差异后,获得能产生药效的关键生物活性暴露量(如 C_{min}、C_{max} 或 AUC 等)。

B. 在选定的合适动物种属中,获得 NOAEL 暴露量。

C. 用 NOAEL 暴露量除以对应的生物活性暴露量,预测可能的安全阈值。需要考虑物种间的靶点结合率差异和血清蛋白结合率差异。

D. 根据毒理试验出现毒性的靶器官、严重程度、可监测性、可恢复性等与暴露量的关系,以及药效学试验中药效活性与暴露量的关系等,评估此前预测的安全阈值是否可被接受。

E. 如果安全阈值可被接受,用一种或几种种属生理推算法〔有或无相关系数的异速增长模型推算法、Detricks 等价时间曲线法、生理药动学模型法等〕,估算药物在人体内的药动学参数。

F. 根据步骤 A 中得出的生物活性暴露量和步骤 E 中得出的人体药动学参数,将不同的给药方式运用到相应的药动学数学模型中,估算出人体的生物活性剂量。根据安全范围的大小,除以适当的安全系数,得到以暴露量为基础的人体起始剂量。基于适当的安全系数,得到的人体起始剂量下的游离药物暴露量,应该不超过 NOAEL 的游离态药物暴露量的 1/10。在估算游离药物暴露量时,应考虑物种之间的血清蛋白结合率差异。

3)以最低预期生物效应剂量(minimal anticipated biological effect level,

MABEL)推算最大推荐起始剂量:对于某些作用机制和作用靶点认识有限、非临床数据预测价值低的药物,其安全性风险可能更高。可以将 MABEL 作为其人体起始剂量。根据受体结合特点或功能特点,研究者必须从药理试验中预测出人体最低生物活性暴露量。然后,综合暴露量、药动学和药效学特征,根据药物的具体情况采用特定的药动学-药效学模型,推算出最低预期生物效应剂量。

(2)最大剂量的确定:一般有下列几种方法。

1)采用临床应用的同类药(或结构接近的药物)的单次最大剂量。

2)采用非临床动物长期毒性试验中引起症状或脏器可逆性损害剂量的 1/10。

3)采用非临床动物急性毒性试验的最大耐受剂量的 1/5~1/2。

例如,某类新药,与其结构接近的药物常用量为 400 mg/次,最大用量为 600 mg/次,以两种动物最大耐受量换算为人的剂量为 571.2~701.6 mg/次,以人体重 60 kg 计算,其最大剂量约为 600 mg/次(9~10 mg/kg)。

(3)试验分组及剂量递增:把受试对象分为若干组,从起始剂量开始,组间剂量距离根据药物毒性大小和相关信息而定,一般早期剂量递增较快,剂距较大,逐步缩小剂距。通常,毒性较小的药物剂距可稍大,而毒性较大的药物剂距应缩小,以避免出现严重不良反应。在起始剂量至最大剂量间一般设 3~5 个剂量组为宜。试验时,剂量由小到大,逐组进行;在确定前一剂量组安全耐受前提下,开始下一剂量组;每人只能接受一个剂量,不得在同一受试者中进行剂量递增的连续耐受性试验。各组受试人数,在低剂量时,每组可仅试验 2~3 例,接近治疗剂量时,每组 6~8 例。

(4)多次给药的设计:当药品在临床上预期将连续多次应用时,一般需要进行多次给药的人体耐受性试验。多次给药的人体耐受性试验可根据药品的特点在Ⅰ期临床试验时进行,也可结合Ⅱ期临床试验进行,其剂量应根据单次给药的人体耐受性试验结果来确定。通常根据单次给药耐受性试验结果及预期临床常用剂量,预做 2 个剂量组,观察时间一般为 5~10 天,观察指标(包括指标采集时间、次数)参考单次给药结果调整。如果试验中达到中止标准,应再调低剂量进行另一组试验;如果试验结束未发生明显不良反应,应再调高剂量进行另一组试验。根据结果确定多次给药的最大耐受剂量。

5. 给药途径

应与预期Ⅱ期临床试验一致。

6. 观察指标

应根据具体药物的药理作用特点,进行全面的临床(症状、体征)及实验室观察,包括神经、心血管、呼吸、消化、肝肾功能及血液系统等,并认真填写好各项记录表格。此外,尚需要根据非临床动物毒性研究资料,以及同类药物或结构接近药物的临床毒副作用情况,对某些方面的毒副作用进行重点的观察。

7. 药动学研究

(1)样本采集时间点

1)血样品:采样点的确定,对药动学研究结果具有重大的影响。一个完整的血药浓度-时间曲线,应包括药物各时相的采样点,即采样点应包括给药前采空白血样品以及给药后的吸收相、峰浓度附近和消除相。一般吸收相至少需要 2~3 个采样点,峰浓度附近至少需要 3 个采样点,消除相至少需要 3~5 个采样点。一般不少于 11~12 个采样点。应有 3~5 个消除半衰期的时间,或采样持续到血药浓度为 C_{max} 的 1/10~1/20。

2)尿样品:若同时收集尿样时,则应收集给药前尿样(排空膀胱)及给药后不同时间段的尿样。取样点的确定可参考动物药动学试验中药物排泄过程的特点,应包括开始排泄时间、排泄高峰及排泄基本结束的全过程。

3)预试验:为保证最佳的采样点,建议在正式试验前进行预试验工作,然后根据预试验的结果,审核并修正原设计的采样点。

(2)药动学参数的计算:应有效整合各项试验数据,选择科学合理的数据处理及统计方法。如用计算机处理数据,应注明所用程序的名称、版本和来源,并对其可靠性进行确认。

根据试验中测得的各受试者的血药浓度-时间数据绘制各受试者的血药浓度-时间曲线及平均血药浓度-时间曲线,进行药动学参数的估算,求得药物的主要药动学参数,以全面反映药物在人体内吸收、分布和消除的特点。主要药动学参数有 T_{max}(实测值)、C_{max}(实测值)、AUC_{0-t}、$AUC_{0-\infty}$、V_d、K、$t_{1/2}$、MRT、Cl 或 Cl/F。可从尿药浓度估算药物经肾排泄的速率和总量。

(3)药动学研究结果的分析与评价:通过人体药动学研究结果的分析,应对受试药品的体内过程(基本特征、是否具有非线性动力学特征、性别差异等)做出评价。主要参数(AUC)的个体差异较大者($RSD>50\%$),提示必要时需要进行剂量调整或血药浓度监测;AUC 集中于高低两极者提示可能有快代谢型、慢代谢型的遗传性代谢差异。应对药动学参数进行分析,说明其临床意义,并

对 Ⅱ 期临床试验方案提出建议。

1）新药在人体内转运过程的特征：通过 3 个或 3 个以上剂量的人体药动学研究，明确该药的体内转运属一级速率或零级速率过程，即线性动力学或非线性动力学特征。

A. 线性动力学：C_{max}（或 C_0）及 AUC 值随剂量的增加而按比例增加，而 $t_{1/2}$ 不改变。呈线性动力学特征的药物，临床上增加用药剂量时可预测可能达到的 C_{max}，能控制剂量处于安全浓度范围。

B. 非线性动力学：在某剂量下，呈线性动力学特征，但超过某剂量时，其 C_{max}（或 C_0）及 AUC 超比例增加，而 $t_{1/2}$ 延长。具有非线性动力学特征的药物，递增用药剂量宜小，且常在血药浓度监测下调整剂量，才能达到安全用药的目的。

2）阐明新药的吸收、分布与消除的基本情况

A. 吸收：非血管内给药时，C_{max}、T_{max} 及 AUC 可反映药物的吸收速率和吸收程度，如果以静脉注射剂作参比，可获得该新药的绝对生物利用度。

B. 分布：通过试验获得的 V_d 值，可提示该新药的分布广泛程度，如分布仅限于血循环内（$V_d \leqslant 5$ L）、分布于全身体液（V_d：18～36 L）、药物在深部组织储存（$V_d > 36$ L，如地高辛 V_d 可达 600 L）。

C. 消除：Cl 及 $t_{1/2}$ 均可反映药物在体内的消除。Cl 值大或 $t_{1/2}$ 短均表明药物消除快，反之即消除缓慢；从 24 h 或 48 h 尿中原型和代谢物的排出量，可初步阐明药物在体内的主要消除方式和速度，但详细地阐明新药的体内代谢消除过程，则有待深入研究。

（4）药动学-药效学：早期生物标志物的暴露-效应关系的研究和分析，可以指导后期临床研究的给药方案的选择和优化。如果在适合条件下如采用患者开展研究或健康受试者体内可以反映生物标志物的变化时，应尽可能在单次和多次给药剂量递增药动学研究中即注重收集药效学指标数据，将有助于尽早建立创新药的剂量-暴露-效应关系，为后期临床研究的剂量选择提供依据。

（5）剂量选择：药动学剂量选择可以结合耐受性研究的剂量设计综合考虑。健康受试者单次和多次给药剂量递增药动学研究中，应在方案中规定临床研究的剂量递增标准，明确相邻剂量组之间剂量/暴露量的最大增加倍数以及将要评估的最大组数。剂量选择应考虑预估的暴露量、潜在不良反应、潜在药效学效应。相邻剂量组的剂量增量应以非临床研究中确定的剂量/暴露-毒性或剂量/暴露-效应关系为指导，考虑剂量/暴露-毒性或剂量/暴露-效应曲

线的陡度和这些关系预估的不确定性。

8. 安慰剂的设置

一类新药的人体耐受性试验中,受试者常可受"知情同意书"等的暗示,可产生头晕、胃肠道不适等一些主观症状;为了排除这些偏因的干扰,在各组受试者中安排少数人使用安慰剂(设单盲或双盲),这样就能帮助分析判断受试者的主诉症状是否由受试药品引起。

9. 不良事件/反应的处理、记录及判断

试验期间与试验后,出现任何有害或非所期望的事件,称为不良事件,它不一定与研究的干预措施有关,但均要及时处理并记录。严重不良事件/反应在及时处理并记录后,必须按规定及时向有关部门反映,同时积极寻找原因。药物临床试验的不良事件/反应必须按我国《药品不良反应报告和监测管理办法》有关要求,在"药品不良反应/事件报告表"中记录,记录不良事件/反应的程度、起止时间、与药品的相关性等。

10. 质量控制和质量保证

严格遵循临床试验方案;统一各种标准、仪器、操作;制定各种制度与标准操作规程并严格遵照执行;对主要参与人员进行专门培训,关键操作应进行一致性检查;对重要标签、数据、参数加强核对;控制或尽量减少各种偏性、误差;配合与接受管理部门的检察、专家的稽查、申报单位的检查;定期进行单位间的协调与单位内自我检查;必要时进行预试验。以保证临床试验的质量控制和质量保证系统的实施。

严格按照药品研究记录的有关规定进行各项记录,以加强对药品研究的监督管理,临床试验中有关所有观察结果和发现都应加以核实,在数据处理的每一阶段必须进行质量控制,以保证数据完整、准确、真实、可靠,提高药物临床试验的质量。例如,记录不得随意删除、修改或增减数据。如必须修改,须在修改处画一斜线,不可完全涂黑,保证能够辨认修改前的记录,并由修改人签字,注明修改时间及原因等。

11. 试验的数据管理

数据管理的目的是确保数据的可靠、完整和准确。数据管理全过程的实施,从数据采集到数据库的最终建立,都必须符合我国《药品临床试验管理规范》的规定和监管部门的相应技术规范要求。

(1)数据管理计划(data management plan, DMP):是由数据管理人员依

据临床试验方案书写的一份动态文件,它详细、全面地规定并记录某一特定临床试验的数据管理任务,包括人员角色、工作内容、操作规范等。数据管理计划应在试验方案确定之后、第一位受试者筛选之前定稿,经批准后方可执行。通常数据管理计划需要根据实际操作及时更新与修订。

(2)数据管理流程:应包含数据采集/管理系统的建立,病例报告表及数据库的设计,数据接收与录入,数据核查与质疑,医学编码,外部数据管理,盲态审核,数据库锁定、解锁及再锁定,数据导出及传输,数据及数据管理文档的归档等数据管理过程。无论是采用纸质化的数据管理还是采用电子化的数据管理,其各阶段均应在一个完整、可靠的临床试验数据质量管理体系下运行,对可能影响数据质量结果的各种因素和环节进行全面控制和管理,使临床试验数据始终保持在可控和可靠的水平。另外,在数据管理运行过程中应该建立和实施质量保证、质量控制和质量评估等措施。

1)数据流程:应包含临床试验中所有类型数据的生成、采集、传输、导入、导出、存档等的位置、负责单位/人、期限等。详细列出每一种类型的试验数据流程,便于明确各种类型和介质的数据的管理,如病例报告表的数据、中心实验室检测数据、药动学检测数据、电子的患者报告结果数据、影像学数据等。

2)数据采集/管理系统:临床试验的数据管理系统必须满足3个基本要求,即经过基于风险考虑的系统验证,具备可靠性;具备数据可溯源性的性能;具备完善的权限管理功能。临床试验中用于数据管理和统计分析的计算机及其软件系统均应经过验证且验证记录可查。数据采集/管理系统应具备稽查轨迹、安全管理、权限控制及数据备份的功能,并通过完整的系统验证。

为达到试验数据共享和信息互通目的,临床试验过程中数据的采集、分析、交换、提交等环节,可考虑采用统一的标准化格式,如临床数据交换标准体系。

临床试验完成后,应对试验的数据管理工作和过程进行总结并形成数据管理总结报告。数据管理计划和总结报告应作为药物注册上市的申请材料之一提交给监管部门。

(3)质量控制:数据管理计划需要确定数据及数据管理操作过程的质量控制项目、质量控制方式(如质量控制频率、样本选取方式及样本量等)、质量要求及达标标准、未达到预期质量标准的补救措施等。

12. 统计分析

(1)统计分析计划(statistical analysis plan, SAP):是比试验方案中描述

的分析要点更加有技术性和有更多实际操作细节的一份独立文件,包括对主要和次要评价指标及其他数据进行统计分析的详细过程。统计分析计划的内容包括设计的类型、比较的类型、随机化与盲法、主要指标和次要指标的定义与测量、检验假设、数据集的定义、疗效及安全性统计分析的详细细节。确证性试验要求提供详细分析原则及预期分析方法。探索性试验通常描述概括性的分析原则和方法。

(2)统计分析集(statistical analysis set):一般情况下,临床试验的分析数据集包括全分析集(full analysis set,FAS)、符合方案集(perprotocol set,PPS)和安全集(safety set,SS)。进行结果分析时,分析统计人员要对数据类型、分布有正常认识,严格按统计学要求对数据进行处理,选择正确的方法分析。必要时进行分层分析,根据需要计算 P 值、权重因子、可信限范围等。分析内容包括治疗效果、不良反应,有时还要进行依从性、一致性、经济学分析等。

(3)统计分析方法(statistical analysis method):统计分析应建立在真实、可靠、准确、完整的数据基础上,采用的统计方法应根据研究目的、试验方案和观察指标来选择。一般可概括为以下几个方面:描述性统计分析,参数估计,置信区间和假设检验,基线与协变量分析,中心效应,亚组分析,多重性问题等。

统计学分析应与临床实际相结合:人体耐受性试验中,观察到的症状、体征和实验室检查数据常可受试验环境、试验时间等而产生波动,试验前后的数据在统计学分析时可呈现"统计学意义",此时,应对以下两点内容进行分析:① 检测数据的变动和差异是否仍在正常参考值范围内;② 进行组间比较,注意有无剂量依赖关系,如果检测数据仍在正常参考值范围内,亦未见该变异有剂量依赖关系,则可以认为这些变化可能无临床意义。

要重视个例的检测数值异常:人体耐受性试验中,选用的剂量是预测的治疗量或治疗量以下,因此,群体产生同样的有实验指标改变的不良反应机会比较少,而个例的异常更有价值。所以,试验中发现异常数值时,应立即将样本进行重复实验,以判断该结果的可靠性,并且对剂量的相关性进行分析。在充分分析后,确定该检测结果的变化是否属该药的不良反应。

13. 药动学

(1)药动学参数的估算:个体血药浓度-时间数据可以采用非房室模型、房室模型等方法进行药动学分析,其中非房室模型在密集采样的药动学研究中最常使用。应有效整合各项研究数据,选择科学合理的数据处理及统计方法。如用计算机处理数据,应注明所用程序的名称、版本和来源,并对其可靠性进行确认。根据研究中获得的各受试者的血药浓度数据绘制个体受试者的浓度-时间曲线及各组受试者的平均浓度-时间曲线,通过计算药物的主要药动学参数,全面反映药物在人体内吸收、分布和消除特征。单次给药药动学研究主要参数有 T_{max}、C_{max}、AUC_{0-t}、$AUC_{0-\infty}$、V_d 或 V_d/F、K、$t_{1/2}$、MRT、Cl 或 Cl/F、尿/粪排泄率(如适用)等。应根据具体情况提供相应药动学参数的研究结果。多次给药药动学研究除上述参数外,还包括 $C_{min,SS}$、$C_{max,SS}$、$C_{av,SS}$、AUC_{0-T} 及 DF、蓄积因子等。每个药动学参数应根据数据分布提供算数均值、标准差、变异度、几何均值、最大值、最小值等。对于 T_{max},应提供中位数和范围。应根据具体情况提供相应药动学参数的研究结果。

(2)剂量-暴露-效应关系分析:可使用剂量-药动学暴露参数散点图和描述性统计分析等方法,比较不同剂量组药动学暴露参数值随剂量的变化规律;考虑到主要的药动学暴露参数呈现对数正态分布,建议使用幂指数模型等方法对获得的药动学暴露参数进行剂量-暴露比例关系分析。如果研究中考察了药效学指标,还应进行暴露-效应关系研究和分析。

(3)多个研究数据的汇总分析:当存在多个临床药动学研究时,可对这些研究数据进行汇总分析,此时需要考虑不同研究的受试人群、给药方案、研究药物剂型、采样设计和样品分析方法等设计要素的异同问题。

14. Ⅱ期临床试验方案的建议

根据Ⅰ期临床试验的结果,为Ⅱ期临床试验方案(给药方案、观察指标、不良反应事项等)提出合理建议。Ⅱ期临床试验方案是多方面综合分析的结论,因此,Ⅰ期临床试验结束后,必须由相应适应证专科有经验的医师,以试验数据结合该类药品临床应用的经验,才能获得较合理的Ⅱ期临床试验的给药方案。

15. 研究报告

研究报告应提供临床研究关键设计考虑如受试人群选择、样本量、剂量和预估暴露量水平(如有)的设计依据。研究报告和附录中应提供受试者个体和平均的血药浓度、浓度-时间曲线图(包括半对数图)、药动学参数等,并分析剂量-暴露比例关系。如果研究中采集了药效学指标,应进行适当的药动学-药效学相关性分析,或者适当情况下,药动学-药效学分析作为单独的分析报告。

在研究数据充分的情况下，可针对以下一个或多个可能影响药动学的相关因素进行分析，如年龄、性别、种族、体重、肝/肾功能不全、基因多态性、饮食影响、药物相互作用等。研究报告应能实现研究目的，能对创新药的人体内药动学特征进行初步总结，分析剂量-暴露比例关系、药物体内蓄积情况和暴露-效应等，为后续临床研究提供参考依据。

（二）生物利用度研究

生物利用度研究是新药研究过程中选择合适给药途径和确定用药方案的重要依据之一。在新药研究阶段，为了确定处方、工艺的合理性，需要考察相关因素对生物利用度的影响；开发新剂型，应对拟上市剂型进行生物利用度研究，以确定剂型的合理性，通过与原剂型（原研药品）比较的生物利用度研究来确定新剂型的给药剂量。

（三）0 期临床试验

美国 FDA 于 2006 年 01 月发布了"探索性试验性新药研究（exploratory IND studies）"的指导原则，提出在进行传统的 I 期临床试验之前，开展一种名为"探索性新药临床研究"的试验（又可称为 0 期临床试验），这种试验涉及非常有限的暴露人数，没有治疗的意图，试验周期较短，试验内容形式多样化，如药动学或影像学的临床试验，研究药理学作用的临床试验，疗效相关的作用机制（mechanisms of action，MOA）的临床试验等。

0 期临床试验是一种受试者少，周期短，给药剂量极少的不以治疗为目的的临床试验新模式。通过 0 期临床试验，新药研发者可以实现以下目标：① 初步验证非临床研究中发现的药物作用机制是否在人体上同样适用；② 提供重要的药动学信息；③ 从与人体特定治疗靶标相互作用的许多先导化合物中确定最有希望的候选药物；④ 探索药物在人体内的生物分布特征；⑤ 初步了解药物在人体的安全性情况。简而言之，0 期临床试验最根本的目的就是在药物研发的最早期临床阶段，有效地筛选出可继续研发、有前景的候选药物，为药物研发节约大量的资金投入，并大大缩短研发时间，明显提高新药研发的效率。

0 期临床试验通常有 3 种应用类型：① 用于评价分子靶向抗肿瘤药对人体肿瘤或替代组织的药效学作用，验证非临床试验模型中发现的作用机制；

② 用于比较研究两种以上相同作用靶点的结构类似物的异同选择;③ 用于研发新型显影探针等技术,用于评价药物在人体组织内的分布、结合及靶向作用等。

在涉及药动学的 0 期临床试验中,通常采用微剂量设计。微剂量(microdose)指剂量低于产生药理学效应(动物试验)剂量的百分之一,且最大剂量不超过 100 μg(蛋白类受试物最大剂量不超过 30 nmol/L)。

第三节　人体生物等效性研究

一、基本内容

以药动学参数为终点评价指标的生物等效性(bioequivalence,BE)研究是药物临床研究中的一种类型,是评价仿制药与被仿制药是否生物等效的常用方法,开展此研究时必须遵循药物临床研究的各项要求,并应在具备医疗条件的 I 期临床试验室在医务人员监护下进行。与临床随机对照试验比较,该研究有下列特点:

1. 评价指标不同

通过与仿制药与参比制剂的药动学参数比较,获得两者是否生物等效(疗效与不良反应)的结论,这种比较是间接的,而临床随机对照试验是直接观察受试药和参比药的疗效和不良反应,并进行比较。

2. 适用的范围较窄

主要用于同一种药物的血管外制剂的评价,而临床随机对照试验可用于各种给药途径的制剂(包括局部用药及全身用药)或不同用药方案和不同药物间比较。

3. 优缺点

方法简便、易行,能大量节省人力、时间和试验费用。但其缺点为适用范围有一定的限制;有些药物在生物等效性容许的范围内还可出现临床疗效和不良反应的差异,尚需要进行临床随机对照试验。

(一) 仿制药

仿制药(generic drug)指与被仿制药(原研药品)具有相同的活性成分、剂型、给药途径和治疗作用的药品；是原研药品（又称专利药）专利到期后原研药品制药企业之外的企业仿制该原研药品而生产出的仿制品，又称非专利药；具有降低医疗支出、提高药品可及性、提升医疗服务水平等重要经济和社会效益。

能够获得 FDA 批准的仿制药必须满足以下条件：和被仿制产品含有相同的活性成分，其中非活性成分可以不同；和被仿制产品的适应证、剂型、规格、给药途径一致；与被仿制产品生物等效；质量符合相同的要求；生产的药品生产管理规范标准和被仿制产品同样严格。

生物类似药也称为生物仿制药，是与已批准的生物原研药品相似的一种生物药（包括疫苗、血液及血液成分、体细胞、基因治疗、组织和重组治疗性蛋白等），指在质量、安全性和有效性方面与已获准注册的参照药具有相似性的治疗用生物制品。

（二）参比制剂

参比制剂（reference preparation）指用于仿制药质量和疗效一致性评价的对照药品，通常为被仿制的对象，如原研药品或国际公认的同种药物。参比制剂应为处方工艺合理、质量稳定、疗效确切的药品。

1. 原研药品

原研药品指境内外首个获准上市，且以完整和充分的安全性、有效性数据作为上市依据的药品。

2. 国际公认的同种药物

国际公认的同种药物指在欧盟、美国、日本获准上市并获得参比制剂地位的仿制药。

（三）生物等效性研究

生物等效性研究是以药动学参数为指标，比较同一种药物的相同或者不同剂型的制剂，在相同的试验条件下，其活性成分吸收程度和速度有无统计学意义的人体试验。生物等效性评价的重点在于以预先确定的等效标准和限度进行的比较，它是保证含同一药物活性成分的不同制剂体内行为一致性的依据，也是判断后研发产品是否可替换已上市药品使用的依据。

生物等效性试验在药物研究开发的不同阶段，其作用可能稍有差别，但究其根本，生物等效性试验的目的都是通过测定血药浓度，来比较不同的制剂对药物吸收的影响,以及药物不同制剂之间的差异,以此来推测其临床治疗效果差异的可接受性,即不同制剂之间的可替换性。

在相似的试验条件下单次或多次给予相同剂量的试验药物后,受试制剂中药物的吸收速度和吸收程度与参比制剂的差异在可接受范围内。生物等效性研究方法按照研究方法评价效力,其优先顺序为药动学研究、药效学研究、临床研究和体外研究。以药动学参数为终点指标的研究方法是目前普遍采用的生物等效性研究方法。在药动学方法确实不可行时,也可以考虑以临床综合疗效、药效学指标或体外试验指标等进行比较性研究,但需要充分证实所采用的方法具有科学性和可行性。

另外,基于国际公认的生物制药分类系统(biopharmaceutics classification system,BCS),当口服固体常释制剂在体内的溶出相对于胃排空时间快或非常快,且具有高水溶性和肠道渗透性时,药物的吸收速率和吸收程度不依赖于药物的溶出时间或在胃肠道的通过时间。此时,对于 BCS 分类 1 类和 3 类的药物,只要处方中的其他辅料成分不显著影响活性药物成分的吸收,就不必证明其在体内生物等效的可能性,即生物等效性豁免。

(四)仿制药一致性评价

仿制药一致性评价即仿制药质量和疗效一致性评价,包括原料药及制剂稳定性试验、固体制剂体外溶出度试验和生物等效性研究。其中,生物等效性研究有以药动学参数为终点评价指标的生物等效性研究、药效学研究、临床研究、体外研究等类型。

1. 以药动学参数为终点评价指标的生物等效性研究

其指通过测定可获得的生物基质(如血液、血浆、血清)中的药物浓度,取得药动学参数作为终点指标,借此反映药物释放并被吸收进入循环系统的速度和程度。通常采用药动学终点指标 C_{max} 和 AUC 进行评价。如果血液、血浆、血清等生物基质中的目标物质难以测定,也可通过测定尿液中的药物浓度进行生物等效性研究。体内药物浓度能够准确测定并可用于生物等效性评价的口服及部分非口服给药制剂(如透皮吸收制剂、部分直肠给药和鼻腔给药的制剂等),可进行此研究。

2. 药效学研究

在药动学研究方法不适用的情况下,可采用经过验证的药效学研究方法进行生物等效性研究。

3. 临床研究

当上述方法均不适用时,可采用以患者临床疗效为终点评价指标的临床研究方法验证等效性。

4. 体外研究

体外研究仅适用于特殊情况,如在肠道内结合胆汁酸的药物等。对于进入循环系统起效的药物,不推荐采用体外研究的方法评价等效性。

（五）仿制药生物等效性研究的开展

1. 化学药物仿制药

对于化学药物仿制药,以药动学参数为终点评价指标的生物等效性研究是其开展生物等效性研究的主要类型。

2. 生物类似药

对于生物类似药,特别是结构和功能明确的治疗用重组蛋白质制品,主要提供候选药与参照药在药动学方面的相似性数据,还可通过药效学研究（包括疗效和毒性两方面）和定量药理学分析,用于评估候选药和参照药是否具有临床意义的差异。对于药物体内消除机制不明确或涉及明显的靶点介导消除机制、参照药的暴露-效应关系变异较大等特殊情况时,可能需开展多项临床研究或采用特殊设计。

二、以药动学参数为终点评价指标的化学药物仿制药人体生物等效性研究

（一）基本要求

1. 研究总体设计

根据药物特点,以药动学参数为终点评价指标的化学药物仿制药人体生物等效性研究的设计有如下几种选择。

（1）两制剂、单次给药、交叉试验设计:对于一般药物,推荐选用。纳入健康志愿者参与研究,每位受试者依照随机顺序接受受试制剂和参比制剂。

（2）两制剂、单次给药、平行试验设计:适合半衰期较长的药物。每个制剂分别在具有相似人口学特征的两组受试者中进行试验。

（3）重复试验设计:是前两种的备选方案,指将同一制剂重复给予同一受

试者,可设计为部分重复(单制剂重复,即三周期)或完全重复(两制剂均重复,即四周期)。重复试验设计适用于部分高变异药物(个体内变异≥30%),优势在于可以入选较少数量的受试者进行试验。对于高变异药物,可根据参比制剂的个体内变异,将等效性评价标准进行适当比例的调整,但调整应有充分的依据。

2. 受试者选择

受试者的选择一般应符合以下几种要求。

(1)年龄在18周岁以上(含18周岁)。

(2)应涵盖一般人群的特征,包括年龄、性别等。

(3)如果研究药物拟用于两种性别的人群,一般情况下,研究入选的受试者应有适当的性别比例。

(4)如果研究药物主要拟用于老年人群,应尽可能多地入选60岁以上的受试者。

(5)入选受试者的例数应使生物等效性评价具有足够的统计学效力。

另外,筛选受试者时的排除标准应主要基于安全性方面的考虑。当入选健康受试者参与试验可能面临安全性方面的风险时,则建议入选试验药物拟适用的患者人群,并且在试验期间应保证患者病情稳定。

3. 参比制剂选择

(1)参比制剂首选国内上市的原研药品。作为参比制剂的进口原研药品应与其原产国上市药品一致。若原研企业能证明其地产化药品与原研药品一致,地产化药品也可作为参比制剂使用。

(2)若原研药品未在国内上市或有证据证明原研药品不符合参比制剂的条件,也可以选用在国内上市国际公认的同种药物作为参比制剂,其产品应与被列为参比制剂国家的上市药品一致。

(3)若原研药品和国际公认的同种药物均未在国内上市,可选择在欧盟、美国、日本上市并被列为参比制剂的药品。

4. 单次给药研究

通常推荐采用单次给药药动学研究方法评价生物等效性,因为单次给药在评价药物释放的速度和程度方面比多次给药稳态药代研究的方法更敏感,更易发现制剂释药行为的差异。

5. 稳态研究

若出于安全性考虑,需要入选正在进行药物治疗且治疗不可间断的患者时,可在多次给药达稳态后进行生物等效性研究。

6. 餐后生物等效性研究

食物与药物同服,可能影响药物的生物利用度,因此通常需要进行餐后生物等效性研究来评价进食对受试制剂和参比制剂生物利用度影响的差异。

(1) 口服常释制剂,通常需要进行空腹和餐后生物等效性研究。但如果参比制剂说明书中明确该药物仅可空腹服用(饭前 1 h 或饭后 2 h 服用)时,则可不进行餐后研究。

(2) 仅能与食物同服的口服常释制剂,除了空腹服用可能有严重安全性方面风险的情况外,均建议进行空腹和餐后研究。如有资料充分说明空腹服药可能有严重安全性风险,则仅需要进行餐后研究。

(3) 口服调释制剂,建议进行空腹和餐后研究。

7. 生物样品分析

用于生物等效性研究的生物样品分析方法在选择性、灵敏度、精密度、准确度、重现性等方面应符合要求,具体要求可参见相关的技术指导原则。

8. 用于评价生物等效性的药动学参数

(1) 吸收速度:推荐采用 C_{max},T_{max} 也是评价吸收速度的重要参考信息。

(2) 吸收程度/总暴露量:单次给药研究采用 AUC_{0-t}、$AUC_{0-\infty}$、C_t;多次给药研究采用 $AUC_{0-\tau}$。

(3) 部分暴露量:特定情况下,可能需要增加部分暴露量指标来观测早期暴露值。部分暴露量测定的时间设置应符合临床疗效评价要求。应采集足够数目的可定量生物样品,以便充分估计部分暴露量。

9. 生物等效性试验实施过程及数据统计分析的具体要求(一般试验设计和数据处理原则)

(1) 试验的实施:正式试验开始之前,可在少数志愿者中进行预试验,用以验证分析方法、评估变异程度、优化采样时间及获得其他相关信息。预试验的数据不能纳入最终统计分析。

1) 空腹试验:试验前夜至少空腹 10 h。一般情况下,在空腹状态下用240 mL 水送服受试制剂和参比制剂。口腔崩解片等特殊剂型应参考说明书规定服药。

2) 餐后试验:试验前夜至少空腹 10 h。受试者试验当日给药前 30 min 时开始进食标准餐,并在 30 min 内用餐完毕,在开始进餐后 30 min 时准时服用试验药,用 240 mL 水送服。

3) 服药前 1 h 至服药后 1 h 内禁止饮水,其他时间可自由饮水。服药后 4 h 内禁食。每个试验周期受试者应在相同的预定时间点用标准餐。

4) 通常最高规格的制剂可以以一个单位(单片或单粒)服用,若生物样品分析方法灵敏度不足,则可在安全性允许的条件下,在说明书单次服药剂量范围内同时服用多片/粒最高规格制剂。

5) 试验给药之间应有足够长的清洗期,清洗期又称洗脱期(wash-out period),指在给药前,为了排除之前使用药物的干扰作用,让受试者(或患者)停止使用某药物的时间。通常为停用药物的 7 倍半衰期以上,以确保该药物已基本在体内被清除。

6) 应说明受试制剂和参比制剂的批号、参比制剂的有效期等信息。建议受试制剂与参比制剂药物含量的差值小于 5%。试验机构应对试验制剂及参比制剂按相关要求留样。试验药物应留样保存至药品获准上市后 2 年。

(2) 餐后生物等效性研究标准餐的组成:建议采用对胃肠道生理功能和药物生物利用度影响大的食物进行餐后生物等效性研究,如高脂(提供食物中约 50% 的热量)高热量(800 ~ 1 000 kcal)饮食。其中,蛋白质约提供 150 kcal 热量,碳水化合物约提供 250 kcal 热量,脂肪提供 400 ~ 600 kcal 热量。报告中应提供试验标准餐的热量组成说明。

(3) 样品采集:通常建议采集血液样品,多数情况下检测血浆或血清中的药物或其代谢物浓度,有时分析全血样品。建议恰当地设定样品采集时间,使其包含吸收、分布、消除相。一般建议每位受试者每个试验周期采集 12 ~ 18 个样品,其中包括给药前的样品。采样时间不短于 3 个末端消除半衰期。根据药物和制剂特性确定样品采集的具体时间,要求应能准确估计 C_{max} 和消除速率常数(λ_z)。末端消除相应至少采集 3 ~ 4 个样品以确保准确估算末端消除相斜率。除可用 AUC_{0-72h} 来代替 AUC_{0-t} 或 $AUC_{0-\infty}$ 的长半衰期药物外,AUC_{0-t} 至少应覆盖 $AUC_{0-\infty}$ 的 80%。实际给药和采样时间与计划时间可能有偏差,建议采用实际时间进行药动学参数计算。

(4) 给药前血药浓度不为零的情况:如果给药前血药浓度小于 C_{max} 的 5%,则该受试者的数据可以不经校正而直接参与药动学参数计算和统计分析。如果给药前血药浓度大于 C_{max} 的 5%,则该受试者的数据不应纳入等效性评价。

(5) 因呕吐而需要剔除数据的情况:如果受试者服用常释制剂后,在 T_{max}

中位数值 2 倍的时间以内发生呕吐,则该受试者的数据不应纳入等效性评价。对于服用调释制剂的受试者,如果在服药后短于说明书规定的服药间隔时间内发生呕吐,则该受试者的数据不应纳入等效性评价。

(6)应提交的信息

1)受试者编号、给药周期、给药顺序、制剂种类。

2)血药浓度和采血时间点。

3)单次给药:AUC_{0-t}、$AUC_{0-\infty}$、C_{max} 及 T_{max}、λ_z 和 $t_{1/2}$。

4)稳态研究:$AUC_{0-\tau}$、$C_{max,\,SS}$、$C_{min,\,SS}$、$C_{av,\,SS}$、$T_{max,\,SS}$ 及波动系数 $[(C_{max,\,SS}-C_{min,\,SS})/C_{av,\,SS}]$ 和波动幅度 $[(C_{max,\,SS}-C_{min,\,SS})/C_{min,\,SS}]$。

5)药动学参数的个体间、个体内和(或)总的变异。

(7)有关数据统计计算的要求:建议提供 AUC_{0-t}、$AUC_{0-\infty}$、C_{max}(稳态研究提供 $AUC_{0-\tau}$、$C_{max,\,SS}$)、几何均值、算术均值、几何均值比值及其 $90\%CI$ 等。不应基于统计分析结果,或者单纯的药动学理由剔除数据。生物等效的接受标准:一般情况下,上述参数几何均值比值的 $90\%CI$ 数值应不低于 80%,且不超过 125%。对于窄治疗窗药物,应根据药物的特性适当缩小 $90\%CI$ 的范围。

三、生物类似药的临床研究

生物类似药临床研究可以解决前期分析评估后仍然存在的部分不确定性,增加相似性评价的整体证据,并可指导后续临床研究设计。研究结果可提示候选药与参照药存在临床意义的差异,从而指导进一步的研究设计,以评估这些潜在差异。基于潜在差异的程度可评估是否对候选药进行继续开发或还应开展哪些研究。临床研究数据也是支持数据外推的重要依据。生物类似药拟开展的临床研究种类应取决于相应研究可解决的不确定性,从而增加生物类似药研发的整体证据。

(一)药动学和药效学研究

1. 研究总体设计

(1)交叉设计:药动学比对研究通常首选单剂量、随机、交叉研究设计。对于半衰期短(如少于 5 天)、药效学反应迅速(如起效、达到最大效应和消退时间与药物的暴露量基本同步)、预期免疫原性发生率低的产品,建议采用交叉设计。该研究设计对药动学相似性的评估最为敏感,可以用最少的受试者例数进行药物暴露差异的可靠估计。当药效学效应延迟较多或与单剂量的药动学行为不平行时,药效学相似性评估可能需要采用多剂量研究设计。交叉设计需充分考虑免疫原性的发生、消退时间及与清洗期的关系。

（2）平行设计：部分生物制品具有较长的半衰期,并能引起免疫反应。平行设计适用于半衰期较长或重复暴露可能导致免疫反应增加从而影响药动学和（或）药效学相似性评估的药物。该设计也适用于研究人群为患者,其药物暴露随病程呈时间相关变化的情况。对于既可用于单药治疗又可用于联合治疗的药物如与免疫抑制剂或化疗药物联用时,单药可使变异最小化,因此药动学比对研究采用单药可能更为敏感。

2. 参照药

应按照《生物类似药研发与评价技术指导原则（试行）》等相关政策法规要求选择参照药。

3. 研究人群

应基于医学伦理要求,在能敏感区分候选药和参照药差异的健康志愿者或患者人群中开展。应提供充分证据说明研究所选人群的合理性。受试者样本量应确保药动学和（或）药效学相似性评价具有足够的统计学效能。一般认为,健康志愿者药动学和药效学变异较小,而患者往往存在混杂因素（如疾病状态、伴随疾病和合并用药等）。如果药物对健康志愿者的安全性较好,或健康志愿者有与患者相同的可评估药效学指标,建议临床药动学和药效学研究的人群优先选用健康志愿者。出于安全性和伦理等方面的考虑,需要选用患者进行研究。若患者不宜采用单剂量给药研究,应开展多剂量给药研究。若药动学比对研究采用的人群和（或）剂量与临床有效性比对研究不同,推荐在临床有效性比对试验中进行群体药动学评估,这些数据可增加药物相似性的整体证据,可用于解释临床有效性及安全性比对研究的结果。

4. 剂量选择

应结合研究人群是健康志愿者还是患者,从敏感性和伦理等方面进行综合评估。为了评估候选药和参照药在药动学和（或）药效学方面的差异,应选择最有可能提供阐明药物特性差异且有临床意义数据的敏感剂量。若研究采用健康志愿者或检测药效学指标,一般在暴露-效应关系曲线的陡峭范围内选择较低剂量开展研究。若开展患者研究,通常采用参照药相应适应证获批的剂量开展研究,一般建议采用最低治疗剂量。如果参照药获批剂量处于非线性药动学特征区域或超出了产生最大药效学效应的剂量,最好采用其他剂量方案,如慢性疾病患者的单次给药剂量或低于参照药已获批的剂量。剂量方案的选择取决于多方面的因素,如较低剂量是否与参照药已获批的剂量具有相同的药效学效应,如果存在效应差异,那么伦理方面是否可行。应提供充分证据说明剂量选择的合理性。

5. 给药途径

候选药和参照药应采用相同的给药途径。若参照药获批的给药方式包括多种给药途径,如静脉给药和皮下给药等,应采用对检测药物差异最敏感的给药途径进行药动学和药效学相似性评价。多数情况下,皮下给药或其他血管外给药途径较为敏感,因为血管外给药途径既能评估分布相和消除相的差异,也能评估吸收相的潜在药动学差异。此外,血管外给药途径还能更敏感地评估药物在免疫原性方面的差异。

6. 采样设计

(1) 药动学研究采样设计:在单剂量研究中,采样时间设计要能表征整个药动学过程,包括吸收相、分布相和末端消除相。通常,$AUC_{0-t}/AUC_{0-\infty}$ 值 ≥ 80%是可以接受的,如果 $AUC_{0-t}/AUC_{0-\infty}$ 值<80%的受试者比例>20%,则需要充分评估试验结论的可靠性。对于某些需要采用两剂或多剂给药的药物,应在研究中首次和末次给药后均进行采样,因为首次和末次给药后采样均可用于相似性评估,末次给药后采样还可以评估消除相的差异,而该部分是首剂给药后无法观测到的。如果在患者中采用多剂量研究评估候选药与参照药的相似性,或无法表征末剂给药后的消除特征,采样设计应能表征首次给药后和后续给药(最好是稳态)的药动学特征。在参照药表现为非线性药动学的情况下(如许多具有细胞靶点的抗肿瘤单克隆抗体在分布和消除动力学上,表现出剂量或时间依赖性药动学变化,或存在免疫原性相关的变化),表征稳态下的完整血药浓度-时间曲线尤为重要。

(2) 药效学研究采样设计:药效学生物标志物采样时间点和采样时长的选择取决于药效学指标本身的特征(如给药后药效学的反应时间)。当开始给药后药效学反应滞后时,多剂量给药至稳态的研究非常重要,特别是临床治疗长期使用的药物。药效学变化可能与药动学变化不同步。药效学指标的最佳采样方案可能不同于药动学指标的采样方案,这种情况下,应对药效学采样方案进行充分论证。如果一项临床研究同时收集药动学和药效学数据,采样方案应基于药动学和药效学两方面指标进行优化。

7. 检测物质

在进行药动学及药效学比对研究时,可能需要考察多种不同的检测物质。例如,药动学比对研究的检测物质可能包括游离药物、与药物靶点结合形成的复合物及总药物。建议尽可能采用对评价候选药和参照药之间药理活性差异最敏感的检测物质进行定量分析,并使用经验证的生物分析方法。应按照相关技术要求进行检测。

8. 药动学评价指标

(1)单剂量研究:静脉给药时,$AUC_{0-\infty}$ 为主要评价指标;皮下给药时,C_{max} 和 $AUC_{0-\infty}$ 均为主要评价指标。C_{max} 应采用未经外推的实测数据。

(2)多剂量研究:主要评价指标为首次给药后至第二次给药前的截取 $AUC(AUC_{0-t})$ 和稳态下两次给药间隔之间的 $AUC(AUC_{0-\tau})$。稳态下药物谷浓度($C_{min,ss}$)和(或)峰浓度($C_{max,ss}$)为次要评价指标。

9. 药效学评价指标

当药效学评价指标在药动学研究所获得的药物浓度范围内具有较宽的动态范围时,应基于可反映药物作用机制的生物标志物的药效学相似性评估药物的相似性。即使药动学-药效学研究中的人体药效学数据不足以评估候选药和参照药是否具有临床意义的差异,人体药效学数据仍可为后续安全性和有效性试验的设计和数据收集方案提供支持。候选药和参照药之间药效学指标的比对应通过药效曲线下面积进行评价。如因药效学标志物本身特征仅能获得一个药效学检测结果时,该检测结果应与同期检测的药物暴露进行关联,并应将药物暴露和药效学标志物的相关性作为候选药与参照药比对的基础。使用单一药效学指标或多个相关药效学指标开展研究,能降低候选药和参照药相似性评价的不确定性,并显著增加药物相似性的整体证据。推荐采用多个药效学标志物(如存在)进行评估。使用能捕获多种药理作用的更广泛生物标志物(如进行蛋白质或 mRNA 芯片分析)进行研究,也可以增加相应的研究价值。如果可行且适用,临床研究中临床终点相关数据也能为评估药物之间是否具有临床意义的差异提供有价值的信息。

10. 统计分析和接受标准

候选药和参照药在临床药理方面是否具有相似性,需要基于统计学方法进行评价。通常推荐采用经对数转换后的暴露量参数进行统计分析。目前,药动学和药效学参数的比较通常建议采用平均生物等效性研究方法。平均生物等效性研究方法需要计算候选药和参照药相应参数几何均值比值的$90\% CI$。相似性评价时,置信区间应落在接受限度范围内。置信区间和接受限度的选择可因药物而异,需要事前定义相似性区间并适当证明其合理性。一般情况下,置信区间的接受限度通常设置为$80\% \sim 125\%$;如果采用其他接受限度,应对其进行充分论证,包括对临床疗效和安全性的潜在影响的评估。应按照事先预定的分析计划进行数据分析,任何事后统计分析都是探索性的。如果采用多中心研究,建议采用相同的研究方案,如在某些方面存在差异,需要在数据分析时充分评估上述差异对药动学、药效学、安全性和免疫原性相似性的影响。

11. 建模与模拟技术的应用

建模与模拟技术的应用可能有助于药动学和(或)药效学研究设计。例如,可帮助选择最佳剂量用于评估药效学相似性。当采用生物标志物数据对候选药和参照药进行比对时,最好选择参照药剂量-效应曲线陡峭部分的剂量开展研究。应提供数据证明所选剂量是处于剂量-效应曲线的陡峭部分,而不是处于剂量-效应曲线的平台期。采用模型模拟的方法,可以基于参照药已知的剂量(或暴露)-效应关系,对药动学和(或)药效学研究所选剂量的合理性进行论证。若无法获知参照药的暴露-效应关系数据,可通过开展一项探索性研究确定这些信息,从而选择最佳剂量[如达到参照药最大效应50%的剂量(ED_{50})]开展比对研究。探索性研究可以评估多个剂量水平(如已获批的低、中、高剂量)下的药动学-药效学关系,以获得参照药的剂量-效应或暴露-效应关系数据。此外,也可采用能观察到清晰剂量-效应关系的低剂量、中剂量及获批的最高剂量开展候选药和参照药的药动学-药效学比对研究。如果用于指导多剂量研究,应对药动学-药效学参数如EC_{50}、最大药效学效应(E_{max})及浓度-效应关系的斜率进行相似性评价。生物标志物与临床终点的关系以及建模与模拟数据也能用于定义药效学相似性的限度。

(二) 安全性和免疫原性考虑

当免疫原性导致药物的药动学行为改变、药效学效应降低-疗效丢失(如中和抗体)或产生免疫介导的不良反应时,应对相关反应的发生频率和强度进行评估。应收集并评估临床研究中的安全性和免疫原性数据,并将临床研究收集到的安全性和免疫原性数据同时提交到临床整体安全性和免疫原性数据集中,进行综合评估。在评估临床研究中的安全性和免疫原性数据时,应充分考虑参照药已知的安全性和免疫原性信息。若参照药存在潜在的免疫原性,建议提前开发用于检测抗药物抗体(或中和抗体)的分析方法,确保可及时评估药动学和药效学研究中的免疫原性样本。评估从临床研究收集的安全性和免疫原性数据时,应充分了解安全性信号或免疫反应的发生和消退时间。候选药药动学特征和参照药公开的药动学数据等,可用于判断安全性和免疫原性的随访时间。

(三) 数据要求

应提供相似性评价接受标准的科学合理依据。应提供全面的药动学参数,包括但不限于 AUC_{0-t}、$AUC_{0-\infty}$、$AUC_{0-\tau}$、$AUC_{0-t}/AUC_{0-\infty}$ 值、C_{max}、$C_{min, SS}$、$C_{max, SS}$、V_d、Cl 和 $t_{1/2}$ 等。药效学比对研究计划应详细阐述关键研究设计如研究剂量、采样设计、检测物质等因素。需要说明药效学指标与临床终点的相关性,并提供科学依据。需要充分分析药动学-药效学关系,分析是否存在药效学效应延迟等特殊情况。采用建模与模拟方法进行研究方案关键设计时,需要提交详细的建模模拟相关资料。

第四节 上市药物临床药动学研究

一、基本内容

通常,药物获批上市前,其基本药动学性质往往已经通过多种研究获得。这些研究包括单次给药(健康受试者、适应证患者)、多次给药(健康受试者、适应证患者)、药物相互作用(药物-药物、食物-药物)、特殊人群(肝损害患者、肾损害患者、老年人群、儿科人群)药动学研究、药动学-药效学研究等。因此,上市药物临床药动学研究可能涉及的类型包括以下几种。

1. 上市前未开展完整的临床药动学研究

例如,药物相互作用研究、特殊人群、药动学-药效学研究等。这类研究随着药物上市后药物的广泛应用,发现上市前开展的临床药动学研究不完整,不能覆盖实际的患者人群,且对其后续治疗效果等存在影响,需要补充相应的临床药动学研究以更好地指导后续用药,这类研究可由申办者等资助,研究者发起开展。

2. 上市后扩大新适应证的临床药动学研究

有的药物可能具有多个适应证。如果上市后发现新的适应证,或以某一适应证获批上市后继续开展其他适应证研究,申办者想扩大药物的适应证,则需要按新药注册要求完成该新适应证患者的临床药动学研究。

3. 上市后以个体化治疗为目的药动学研究

如果药物药动学、药效学个体差异大,或受疾病病理生理进展影响显著,存在安全性或治疗延误等风险,往往需要进行个体化方案设计或调整,才能取得理想的治疗效果。这时,可以开展个体药动学研究或治疗药物监测,获得患者个体自身的药动学特征或变化情况,以精准指导个体化方案设计或调整,包括药物选择、剂量选择、给药间隔确定等。

4. 上市后患者群体药动学研究

有的药物在上市前会开展群体药动学研究。上市后随着患者人群的扩大,复杂性增加,为了更好地指导合理用药,基于人口学资料(种族、性别、年龄等)、生理生化指标(血浆蛋白、尿酸、肌酐等)、基因多态性(代谢酶、转运体等)、疾病(发生、进展等)及合用药物等临床因素,获得不同患者群体的药动学特征尤为重要,因此有必要开展相应的研究。

本节以实际案例为主,介绍上市药物群体药动学研究、药动学-药效学研究。

二、上市药物临床药动学具体研究及相关案例

(一) 群体药动学研究

群体药动学模型将经典药动学房室模型与统计学方法结合,研究给药后体内药动学行为的群体规律及个体间药物浓度差异来源和相关性,明确研究人群浓度差异的来源和影响因素,并进行预测,为合理设计给药方案提供科学依据。

案例1: 万古霉素群体药动学研究,优化抗菌治疗

万古霉素为治疗革兰氏阳性菌感染的糖肽类抗生素,广泛用于治疗耐甲

氧西林金黄色葡萄球菌、表皮葡萄球菌或粪肠球菌。万古霉素有中度副作用，如发热、静脉炎和肾毒性。万古霉素谷浓度是衡量万古霉素的疗效和安全性的有效指标。由于万古霉素主要通过肾小球滤过清除，故其血清谷浓度主要受肾功能影响。据文献报道，80%~90% 的万古霉素可在成人给药 24 h 后从尿液中回收。在婴儿和肾功能不全的患者中，万古霉素的血清谷浓度可能由于消除率降低而升高。万古霉素的消除半衰期在肾功能正常的受试者中为 4~6 h，而在肾功能不全的患者中为 7.5 天。贝叶斯方法被认为是检测万古霉素临床疗效和副作用及调整剂量的最有效的方法。该方法与群体药动学相结合，以预测个体的血药浓度-时间曲线，并可支持个体万古霉素的剂量决策从而在人体内获得最佳治疗浓度。

JI X W 等开展了一项万古霉素的群体药动学研究。该研究为中国成年患者开发合适的万古霉素的群体药动学模型，比较各种肾功能对万古霉素群体药动学模型的影响，有利于临床上中国成年患者的个体化万古霉素的治疗。

该研究对 218 名中国成年患者的万古霉素血药浓度进行回顾性分析，其中 160 名患者的数据用于群体药动学建模，58 名患者的数据用于外部模型验证。采用模拟的方法最终确定中国成年患者的适当初始万古霉素剂量方案，以达到 10~15 mg/L 和 15~20 mg/L 的目标稳态谷浓度。

该研究开发具有一级吸收的一房室模型来表征万古霉素的浓度-时间曲线，万古霉素体内清除率与肾功能呈正相关，肌酐清除率（Cl_{cr}）和年龄是影响万古霉素药动学的协变量。模型显示：随着年龄的增长，万古霉素的排泄随着肾功能的下降而减少。该模型适用于中国成年患者人群，万古霉素浓度的贝叶斯剂量预测，可为优化万古霉素临床抗菌治疗提供参考。

案例 2：免疫抑制剂群体药动学研究

免疫抑制剂能够抑制与免疫反应有关的细胞的增殖和功能，从而降低抗体免疫反应。此类药物治疗窗范围狭窄，个体差异大。近年来，运用群体药动学方法进行临床药物监测及指导用药方案已成为主流。

Woillard 等收集了 73 例肾移植患者资料，选用一级吸收的二房室模型，运用 NONMEM 法建立模型，发现运用该模型，通过给药后 0 h、1 h、3 h 的他克莫司血药浓度测定，可准确估算他克莫司浓度-时间曲线，指导临床用药。

Wilhelm AJ 等对造血干细胞移植患者的环孢素用药情况进行了群体药动学研究，回顾性调查了 20 例进行造血干细胞移植患者资料，采用一级吸收的二房室模型,用 NONMEM 程序估算药动学参数,结果发现清除率、中央室表观分布容积和生物利用度对药动学参数具有显著影响。所建立的模型可轻易准确地应用于临床用药。

案例 3:基于雌激素谱和药物遗传学的癫痫妊娠期妇女拉莫三嗪群体药动学研究

Wang M L 等开展了基于雌激素谱和药物遗传学的癫痫妊娠期妇女拉莫三嗪群体药动学研究。该研究纳入 62 名癫痫妊娠期妇女患者来建立和验证群体药动学模型,并模拟不同剂量给药后浓度。结果显示:妊娠期间雌激素谱的变化是清除率显著变化的主要原因。到妊娠第 3 个月,雌二醇的浓度累积效应使拉莫三嗪的清除率比基线水平增加了 5.109 L/h。雌三醇作为妊娠期的主要循环雌激素,作用与雌二醇相反,与非妊娠期相比,妊娠期体内拉莫三嗪消除率降低 1.413 L/h。与孕龄相比,妊娠期间雌激素谱的变化更能预测清除率的变化。该研究可为癫痫妊娠期妇女给药方案的优化提供重要参考。

(二)药动学-药效学研究(药动学-药效学模型)

药动学和药效学结合将更有利于阐明剂量-暴露-效应三者之间的关系,进一步全面和准确地掌握药理效应随剂量(或浓度)、时间变化的规律,更好地指导临床合理用药。

案例 1:纳洛酮逆转丁丙诺啡引起的呼吸抑制的药动学-药效学研究

Yassen 等研究了纳洛酮对丁丙诺啡在健康受试者体内引起呼吸抑制的逆转作用。给药方式为静脉注射加滴注,药效指标为每分通气量。丁丙诺啡是阿片 μ 受体部分激动剂,它与受体结合后解离速度慢,故药效维持时间较长,而纳洛酮为完全的阿片受体拮抗剂,两者联用导致了药效的竞争性相互作用。在此基础上建立药动学-药效学模型:从药物-受体复合物到药效的传递函数为线性函数,因此该模型为间接连接模型。分别用固定效应模型和混合效应模型拟合相关参数。结果表明:体重、年龄等其他协变量对丁丙诺啡和纳洛酮的药动学无显著影响,两者的药动学模型分别由二房室模型和三房室模型描述,药效拟合结果能较好地反映实际情况。没有纳洛酮时,理想的药效曲线表现为先急速下降后缓慢上升;给予纳洛酮后,在急速下降曲线中部出现反弹峰。根据模型和拟合参数进行模拟研究,结果表明:可通过连续输注方式给予纳洛酮,以逆转丁丙诺啡引起的呼吸抑制作用。

案例2：拉莫三嗪清除率与雌二醇浓度和胎龄关系的药动学-药效学研究

Karanam 等开展了拉莫三嗪清除率与雌二醇浓度和胎龄关系的药动学-药效学研究。该研究招募了23名计划妊娠的被诊断患有癫痫的女性,在妊娠前和妊娠早期多次采血。采用群体混合效应建模的方法来描述拉莫三嗪清除率与妊娠周期和雌二醇之间的关系。结果显示,拉莫三嗪清除率的增加出现在5周胎龄。雌二醇和孕周均与清除率变化高度相关:清除率以每孕周0.115 L/h和1 ng/mL 雌二醇 0.844 L/h 的速度增加。由此可见,孕周比雌二醇浓度更能预测清除率的变化,但由于患者间的显著性差异,两者目前都难以在临床上使用。清除率的变化早在妊娠第5周就开始,因此,该研究对于女性癫痫患者早期发现妊娠及考虑早期实施治疗药物监测具有重要作用。

（钟国平）

------------------------------- | 参考文献 | -------------------------------

国家食品药品监督管理总局,2005.化学药物临床药代动力学研究技术指导原则.

国家食品药品监督管理总局,2012.健康成年志愿者首次临床试验药物最大推荐起始剂量的估算指导原则.

国家食品药品监督管理总局,2016.以药动学参数为终点评价指标的化学药物仿制药人体生物等效性研究技术指导原则.

国家药典委员会,2020.9011 药物制剂人体生物利用度和生物等效性试验指导原则.中华人民共和国药典(2020 年版)(四部).北京:中国医药科技出版社.

国家药品监督管理局,2021.创新药临床药理学研究技术指导原则.

国家药品监督管理局,2021.化学药创新药临床单次和多次给药剂量递增药代动力学研究技术指导原则.

国家药品监督管理局,2022.生物类似药临床药理学研究技术指导原则.

国家药品监督管理局,2021.新药研发过程中食物影响研究技术指导原则.

黄民,2017.临床药理学.广州:中山大学出版社.

JI X W, JI S M, HE X R, et al., 2018. Influences of renal function descriptors on population pharmacokinetic modeling of vancomycin in Chinese adult patients. Acta Pharmacol Sin, 39 (2): 286 - 293.

KARANAM A, PENNELL P B, FRENCH J A, et al., 2018. Lamotrigine clearance increases by 5 weeks gestational age: relationship to estradiol concentrations and gestational age. Ann Neurol, 84(4): 556 - 563.

WANG M L, TAO Y Y, SUN X Y, et al., 2021. Estrogen profile- and pharmacogenetics-based lamotrigine dosing regimen optimization: recommendations for pregnant women with epilepsy.

Pharmacol Res, 169: 105610.

WILHELM A J, DE GRAAF P, VELDKAMP A I, et al., 2012. Population pharmacokinetics of ciclosporin in haematopoietic allogeneic stem cell transplantation with emphasis on limited sampling strategy. Br J Clin Pharmacol, 73(4): 553 – 563.

WOILLARD J B, DE WINTER B C, KAMAR N, et al., 2011. Population pharmacokinetic model and Bayesian estimator for two tacrolimus formulations — twice daily Prograf and once daily Advagraf. Br J Clin Pharmacol, 71(3): 391 – 402.

YASSEN A, OLOFSEN E, VAN DORP E, et al., 2007. Mechanism-based pharmacokinetic-pharmacodynamic modelling of the reversal of buprenorphine-induced respiratory depression by naloxone: a study in healthy volunteers. Clin Pharmacokinet, 46(11): 965 – 980.

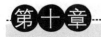

临床合理用药基本原则

对疾病的预防和治疗,要使患者迅速痊愈而又减少毒副作用的发生,关键在于对疾病的正确诊断和制订合理治疗方案。因此,临床医师对疾病的诊断十分重视、诊断的技术也日新月异、临床检验指标不断更新等,都大大提高了疾病的诊断水平。然而,疾病的诊断仅仅是治病的基础,如果忽视了治疗或治疗不当,许多疾病都可能加重、恶化甚至导致患者的死亡。药物不良反应是导致的住院人数和死亡人数增加的几大重要原因之一。因此,选择正确的治疗措施也是临床医师的职责。临床合理用药的问题也受到广大医药界人士的重视。

合理用药的基本要求:在对患者全面了解及掌握药理作用的基础上,安全有效地选用药物,使患者在最小的风险下,获得最大的治疗效益。WHO对药物合理应用的定义是:药物合理应用即患者所用的药物适合其临床需要,所用剂量及疗程符合患者个体情况,所耗经费对患者和社会均属最低。临床合理用药主要包括必要性(necessity)、有效性(efficacy)、安全性(safety)和经济性(cost)。本章主要讨论临床合理用药的有效性、安全性和适当性问题。

第一节　临床合理用药的必要性

一、临床不合理用药的各种表现

1. 有效药物使用不充分

为了追求用药的"新"与"贵重",临床上常忽视一些已经循证医学证明有价值的药物疗法,使其得不到充分应用,对于大多数疾病来说,目前的老药或者仿制药都可以作为一线的治疗药物来使用,疗效确切安全性也有保障。

2. 用药指征不强或无用药指征

这方面的不合理用药在抗菌药物及激素类药物的使用最为突出。据调查,国内抗菌药物的合理使用率只有40%,滥用抗菌药物的情况主要表现在:① 无细菌或抗菌药物敏感病原体感染的疾病,如发热未明的患者,或已明确为病毒感染而又无其他细菌感染的患者,都使用抗菌药物治疗;② 无感染指征的预防性应用抗菌药物,如外科病例几乎常规地把抗菌药物用于无菌手术前,甚至开始于手术前的好几天,这是不合理的,根据国内外研究表明,无指征地滥用抗菌药物并不能达到预防感染的目的,而且还会造成不良反应及细菌耐药性的发生,给患者带来了经济上和健康上的损失。

3. 应用药物种类过多或过杂

目前,医疗单位在住院或门诊治疗中合并应用多种药物日益普遍。联合用药的目的应该是提高疗效,扩大治疗范围或减少不良反应。然而,合并用药不当,可使药效减弱、毒性增高或出现严重反应,甚至引起药源性死亡。临床上合并用药引起的不良相互作用更常见的是药物不良反应的增加,据调查,合并应用药物的种类越多,不良反应的发生率也越高。据报道,合用5种或5种以内药物时不良反应的发生率为4.2%,合用6~10种药物时不良反应的发生率为7.4%,合用11~15种药物时不良反应的发生率为24.2%,合用16~20种药物时不良反应的发生率为40%,合用21种以上药物时不良反应的发生率为45%。用药种类过多的类型很多,包括同一作用的药物过多导致药理效应增加,发生毒性作用的概率增加;盲目地增加新药,认为新品种总比旧品种好,如不考虑感染的具体情况,增加第三代头孢菌素是最常见的例子;不论病情是否需要,多给"补药",临床上常不恰当地加用维生素类、酶或辅酶类制剂如辅酶Q10、细胞色素C及三磷酸腺苷等;不辨因果,对症大包围等,这些都是临床合并用药过多的例子。

4. 选用对患者缺乏安全性的药物

医师选用药物时,不仅要考虑用药的适应证,同时也要注意药物的禁忌证及易引起不良反应的生理或病理因素等。例如,老年人生理性肾功能减退、肾小球滤过率减少,若连续反复应用氨基糖苷类药物或将其与一代头孢菌素合用,则易发生听力损害及肾衰竭;妊娠妇女如选药不当可导致畸胎等,都是因年龄的不同或生理上变化选药不当导致的结果。病态状态下,特别肝、肾疾病时的选药问题,更不容忽视。此外,患者的用药史、药物过敏史等,都是选药时必须注意的问题,否则将会引起药物的过敏反应或其他不良反应。

5. 给药方案的不合理

给药方案指确定药物的种类、给药途径、给药剂量、给药频率和给药时程的方案。许多医师认为,疾病一旦确诊,治疗用药那就是"按章"办理而已,甚至有"协定处方"存在。据了解,不合理用药产生的不良后果中,不合理的用药方案仍占重要的比例。最容易出现的不合理给药方案是缺乏剂量个体化。患者的生理或病理状态不同,药物在体内的药动学参数可能发生变化,必需根据患者的情况调整剂量或用药间隔时间,这对于一些治疗范围较窄的药物来说尤为重要,如地高辛、苯妥英钠等。否则,将会出现药理作用过强,甚至严重中毒;忽视用药途径的药动学特征,不同的给药途径能把剂量相同的药物达到不同的血药浓度,甚至完全不同的治疗目的。例如,硫酸镁,口服给药时,因为不吸收而仅作为容积性泻剂使用,但注射用药时,其可因使神经肌肉传导阻滞而具有抗惊厥效果。因此,给药途径的正确选择,对保证疗效是非常重要的。治疗细菌性脑膜炎时,选用静脉给药可以达到比较高的脑脊液浓度从而杀灭细菌,如果采用口服给药的方式,往往达不到应有的抗菌浓度。临床上使用抗菌药物多采用静脉滴注给药,该法具有吸收完全、生物利用度好、血药浓度波动小、减少频繁注射等优点,临床上最易忽视静脉滴注速度的标准化,从而忽视了药物浓度与滴速决定血药峰浓度,而不是剂量决定血药峰浓度这一规律,所以,同一剂量同一浓度的药物给予患者,滴速过快可以出现血药峰浓度过高而产生毒性,而滴速过慢(临床较常见)则可因血药浓度过低而药效减弱,甚至无效等。

二、不合理用药将导致的不良后果

1. 得不到预期的治疗效果

药物的疗效一般取决于药物种类、合理的用药设计和患者机体反应状态3种因素,这3种因素必须综合考虑。合理用药是取得良好疗效的关键,因此,确定患者需要药物治疗时,必须正确地解决"应该选择什么药才具有这种疗效"和"制订什么治疗方案（剂量、给药途径、疗程），才能达到预期的治疗目的"，真正做到药到病除，否则难以达到预期的效果。

2. 引起药物不良反应

因药物不良反应而住院的患者占住院患者的 0.5% ~ 5.0%，有 10% ~ 20% 的住院患者容易患药源性疾病，有 0.24% ~ 2.9% 住院患者的死亡是由药物不良反应造成的。1990 年，北京、上海 10 家医院的监测结果表明了住院患者不良反应发生率达 10% ~ 30%。虽然合理的用药也不可以完全避免不良反应的发生，但是不合理的用药，如选药不当、滥用药物（包括多药联用）、剂量及用药途径的错误等都大大地增加药物不良反应的发生率，给患者带来痛苦，严重者可导致死亡。

3. 增加医疗成本

合理用药的经济性并不单指用药费用的高低，而是强调临床治疗效果与费用的关系比较，因此，用贵重药、开大处方固然是增加医药费用，但用药不当治愈时间延长或因药物不良反应而延长住院时间等，均会导致增加医药消费、浪费医药资源的不良后果。药物经济学的研究可以为用药的经济性提供依据。

第二节　临床合理用药的有效性与安全性

医药科学迅猛发展，药物品种繁多，大量新药陆续获批上市。因此，临床上能供使用的药品不但种类多，而且，许多新药是在新的基础理论指导下发展起来的，具有较强的药理活性和作用特点，因此，合理用药并非易事，国际上，WHO 于 1975 年提出了基本药物政策。每个国家的基本药物政策主要用以指导该国的药品研究、生产、流通和使用，并且与临床合理用药相结合，我国政府 1992 年即开始着制定国家基本药物目录，列入目录中的药物遴选原则是"临床必需、安全有效、价格合理、使用方便、择优选定、中西药并重"。同时，为了适应发展的需要，还规定了根据遴选原则每 3 年对基本药物目录进行一次修订，以保证基本药物目录的适时性。目前，我国已收载于国家基本药物目录（2021 年版）达 2 860 种，这是临床上选用有效、安全药物的基础。在此基础上，用药上尚应考虑下列几个问题。

一、正确选用药物,充分发挥疗效

1. 确定患者临床问题、明确用药目的

确定患者的临床问题是实现合理治疗的基础,医生应根据患者主诉、病史、体格检查、实验室检查等结果进行明确诊断,然后有的放矢地选用药物。同时,疾病是一个复杂的综合病理变化过程,在治疗上常分为对因治疗和对症治疗两类。例如,一个高热患者,首先要确定是否是感染性疾病,进而分析是细菌性感染还是病毒性感染,经确认为细菌性感染者选用抗菌药,同时还应进一步分析致病菌的类型(菌种、是否耐药株等),才能明确选用对因治疗的抗菌药。除对因治疗外,使用退热药进行对症治疗也是非常必要的,因为高热可以引起头痛等不适,小儿尚可引起惊厥,此时还要用抗惊厥药进行对症治疗,这样才能达到良好的疗效。对症治疗的药物,除明确选用药物目的外,应权衡药物对疾病过程影响的利弊,以及可能出现的不良反应。如严重急性感染性疾病时选用糖皮质激素治疗,目的在于抑制炎症反应、抗毒和退热作用,可迅速缓解症状,但由于激素有抑制免疫反应的不利因素,因此,一般应在足量而有效的抗菌药同用情况下应用,同时还要考虑到糖皮质激素应用导致的不良反应,不能长期使用。

2. 掌握不同药物的作用特点,针对病情选药

近20多年来,新药研发发展迅速,上市的新药往往基于新的理论研究成果,根据作用机制定向筛选出来的,具有更强的药理活性和作用特点,分别适用于一种疾病的不同阶段或状态。例如,治疗消化性溃疡,过去主要是应用抗酸药和解痉药,因此,应用起来比较简单。然而,对消化性溃疡发病机制的研究,特别是对壁细胞分泌胃酸机制的认识,发现治疗消化性溃疡药分为两类,即抑制胃酸分泌药及胃肠黏膜保护药,前者又可分为胃泌素受体阻断药(丙谷胺)、胆碱能神经 M 受体阻断药(哌仑西平)及 H_2 受体阻断药(西咪替丁、雷尼替丁及法莫替丁等),以及作用强大的 ATP 酶抑制剂(质子泵抑制剂)奥美拉唑、兰索拉唑等。胃肠黏膜保护药则有枸橼酸铋钾及前列腺素 E 衍生物等。其中,H_2 受体阻断剂,H^+/K^+- ATP 酶抑制剂和枸橼酸铋等已成为治疗消化性溃疡的主要用药,改变了传统的用药习惯,然而,这些药物的作用机制不同;所以,适应证、不良反应和用药注意有一定的差异。例如,H_2 受体阻断药作用强、疗效高,为消化性溃疡的首选药;H^+/K^+- ATP 酶抑制剂因作用过于强大而主

要适用于难治性溃疡;枸橼酸铋可减少溃疡复发率;前列腺素 E 衍化物能防治非甾体抗炎药引起的胃肠黏膜损伤等。靶向抗肿瘤药物(如络氨酸激酶抑制剂替尼类药物)发展迅速,作用特点各不相同。因此,新药的增加为广大患者带来了福音,但对临床医师来说这无疑是一个认识新药的过程,只有认识它们、掌握它们才能很好地应用它们。

3. 熟悉药物体内过程与患者病理状态的关系

药物大都需要吸收到体内,分布到作用部分,然后发挥治疗效应。有的药物进入体内还需要经过活化,转变为具有药理作用的代谢物才能起效。因此,必须熟悉药物的体内过程,结合患者的生理病理状态才能选好药物。

药物制剂可分为供注射或口服两大类,它们的适应证大都相同,注射剂因起效快,常供急性或较重患者使用,对于严重胃肠功能不全的患者,可能对药物的吸收有影响,此时,应采用注射剂。然而,有些药物的注射剂和口服制剂用途完全不同。例如,氨基糖苷类抗菌药物治疗全身性革兰氏阴性细菌感染时必须注射给药,口服制剂仅供肠道消毒或肠道感染用,因为氨基糖苷类抗生素几乎不能从肠道吸收。

药物进入体循环后大都能分布到体液及组织脏器中去,但一般不易通过血脑屏障到达脑部,因此,颅内疾病需要药物进入脑脊液时应注意选用脑脊液浓度较高的药物。例如,在抗生素中,氯霉素、氨苄西林、利福平及三代头孢素等在普通给药途径下,即可达到治疗细菌性脑膜炎的目的,不必进行鞘内注射。抗肿瘤药烷化剂中的卡莫司汀因脂溶性高,能透过血脑屏障,故对原发性脑瘤、脑转移瘤等有效。

有些原型药物无药理活性,进入体内经肠道或肝活化后转变为活化代谢物才能起效。例如,常用的可的松及泼尼松都必须通过肝内分别转化为氢化可的松及泼尼松龙后方生效。因此,严重肝功能不全的患者,只宜选用氢化可的松或泼尼松龙。目前,许多新的血管紧张素 I 转换酶抑制剂如伊那普利、阿拉普利等都属于前体药,阿拉普利在体内转化为卡托普利后才产生降压作用,依那普利则转化为依那普利拉而起效,严重肝功能不全患者不宜选用前体药,以保证药效。地西泮要在肝内加羟基才能活化,肝病患者应选用硝西泮或氯硝西泮才能奏效。

肝、肾是主要代谢药物的器官,肝肾功能不良会影响药物的代谢,使血药浓度升高,从而增加药物毒性。例如,肝功能不全时选用强心苷,应选用以肾排出为主的地高辛,而不选用肝代谢为主要消除方式的洋地黄毒苷;而肾功能不全的患者,则宜选用洋地黄毒苷,如确需选用地高辛则应减量或进行血药浓度监测。又如,三代头孢菌素在体内大多不代谢,主要以原型在尿或胆汁中排出,因此,肝功能不全时对药物消除影响不大,但肾功能不全时,药物消除半衰期将会明显延长,只有头孢哌酮因主要通过胆汁排泄,仅在严重肾功能不全时,半衰期才延长,因此,肾功能不全患者(未达到严重肾功能不全),临床上常选用头孢哌酮。

二、掌握患者对药物反应的特殊性

药品不良反应是由药物本身的性质决定的,也就是说药品在发挥其治疗作用时,也常可产生不良反应。为了避免或减轻药品的不良反应,保证患者用药安全,药品使用说明书中都明确表明药物的禁忌证和用药注意,前者是绝对禁用该药的,包括对该药过敏的患者或因患者病情不能使用者。例如,青霉素过敏患者不能使用青霉素类抗生素,硝苯地平禁用于心源性休克患者等,患者的年龄、性别、种类、病理状态及社会环境等因素的差异影响药物的敏感性或体内过程,以至出现药品不良反应。因此,药品使用说明书中要对一些特殊人群,如小儿、老年人、妊娠和哺乳妇女等使用该药的安全性进行详细说明。

1. 过敏反应或特异质反应

(1) 过敏反应(anaphylactic response):是机体受药物刺激后发生异常免疫反应,故亦称为变态反应,对药物具有过敏反应的患者应禁用该药。

(2) 特异质反应(idiosyncratic reaction):特异质是某些患者对药物产生异常反应的统称,现已证明,特异质实质上是患者因遗传上的缺陷而对药物产生的异常反应,它可导致药效学或药动学两个方面的异常。例如,葡萄糖-6-磷酸脱氢酶缺陷患者,对呋喃类药、磺胺类药、伯氨喹、氯喹、奎宁、氯霉素、奎尼丁、水杨酸类、非那西丁、安替比林、人工合成维生素 K 等,都有可能发生急性溶血现象。据调查,我国广东、广西壮族自治区等地区人群中葡萄糖-6-磷酸脱氢酶缺陷患者较多,占 6%~8%。遗传因素对药动学的影响更为多见,越来越多的生物标志物已经被发现并指导临床合理用药,该部分内容已经在第八章有详细的讨论。

但临床上指的特异质反应主要是药效学方面的异常反应,具有遗传缺陷的患者不宜使用该类药物时,均列为禁忌证;如果遗传缺陷患者的反应主要在药物代谢方面,慢代谢型(或缺乏型)患者应减少用量,以免出现药品不良反应(详见第八章)。

2. 年龄与性别

不同年龄,特别新生儿和老年人对药物的处置和效应往往与成年人有差别,新生儿体内药物处置有如下特点:

(1)体表面积比较大,皮肤用药吸收量较大。

(2)体液比例与成人不同,细胞外液较高(45%~50%)。

(3)血浆蛋白水平和结合力较低,血浆中游离药物较成人多。

(4)血脑屏障发育尚未完善,全麻药、镇静催眠药及镇痛药等易进入脑内。

(5)肝代谢能力较差,药物与葡糖醛酸结合少,地西泮、水杨酸、苯巴比妥等药物消除减慢,新生儿特别是早产儿应用氯霉素可产生灰婴综合征。

(6)肾功能发育未完善,药物消除能力较差。

新生儿及儿童对药效反应也有一定的特殊性,如迷走神经兴奋性较弱、要用较大的剂量才能发生心动过缓,相反,迷走神经阻断剂如阿托品则易导致心率加快;此外,长期应用激素制剂及中枢抑制药对体格和智力的发育都有影响。近年,临床上较多应用的氟喹酮类抗菌药,对新生儿、婴幼儿及儿童的软骨及关节均可能有损害,应引起临床医师的注意(详见第六章)。

随着人类老年化社会的到来,老年人的合理用药问题受到了人们的重视。老年人对药物的吸收(减少)、分布(脂溶性药物分布容积增加、水溶性高药物分布容积减少、血浆蛋白减少、结合力降低、药物游离浓度增加等)和消除(肝血流量和肝药酶活性降低、肾小球过滤和肾小管功能减弱)都会改变,导致药物血药浓度过高,产生过强的药效作用或毒性反应。老年人在药效反应上也与成年人有差异,如对中枢神经系统药物敏感,β受体的反应减弱,根据 WHO 专家小组提出老年人会有严重反应及尽可能不用的药物有巴比妥类(产生神志模糊)、二甲苯胍(产生严重直立性低血压)、甘珀酸钠(产生液体潴留与心力衰竭)、氯磺丙脲(产生血糖过低)、氯噻酮(产生利尿过长、失禁)、异喹胍、胍乙啶(产生直立性低血压)、呋喃妥因(产生周围神经病变)、喷他佐辛(产生神志模糊且疗效不定)、保泰松(产生再生障碍性贫血)。应慎用的药物有苯海索(产生视听幻觉)、强心苷(产生行为异常、腹痛、疲乏)、氯丙嗪(产生直立性低血压、低温)、依他尼酸(产生耳聋)、异烟肼(产生肝毒性)、甲芬那酸(产生腹泻)、甲基多巴(产生倦怠、抑郁)、雌激素(产生体液潴留、心力衰竭)及四环素(肾功能不全时产生血尿素氮增高等)(详见第六章)。

临床上在一般情况下,性别对药效学及药动学影响不大。但女性患者在月经、妊娠、分娩及哺乳期对某些药物具有特殊的反应,用药时应注意。例如,月经期妇女应避免使用抗凝药和刺激胃肠道药物,以防出血过多,妊娠期间忌用具有致畸作用和易致流产的药物,性激素药物也应慎用和合理应用,哺乳期妇女要注意药物通过乳汁排出及可能对乳婴的影响,必要时,暂停哺乳,以免对乳婴产生不良反应(详见第六章)。

3. 疾病因素

疾病尤其是肝肾功能障碍时对药物体内过程的影响已在第六章详细描述,但除影响药动学外,疾病对机体对药物的反应性(药效学)也可以产生影响。疾病状态下,机体的调节功能状态与正常人有一定的差异,如治疗量下,退热药能使发热患者体温降至正常,但对正常体温者影响不大;抗高血压药能使高血压患者血压下降,但对正常血压者作用不明显;强心苷对正常心脏和慢性心功能不全者的心脏都有加强心收缩力的作用,但其最终药效却不相同,对于正常心脏,输出量不增加,但心肌耗氧量因心收缩加强而增多;而对于功能不全的心脏,在增加心收缩力的同时增加回心血量,显著增加心排血量,而耗氧量不增加甚至能降低达到治疗慢性心功能不全的效果。相反,疾病所致机体的某些病变或因素,可以增加药品不良反应的发生率或程度。例如,消化性溃疡患者口服刺激性药物或非甾体抗炎药,可加强溃疡病变,甚至导致消化道大出血;结核病患者使用糖皮质激素时,有结核感染扩散的危险;血钾水平偏低或甲状腺功能下降,能增加强心苷药物的毒性等。

4. 生活习惯因素

吸烟、饮酒、喝茶对药物代谢都有明显的影响。长期吸烟可诱导肝药酶,加速药物的消除,使茶碱、非那西丁及咖啡因等的血药水平降低而影响疗效;长期饮酒亦可诱导肝药酶,促进药物代谢,如苯妥英、甲苯磺丁脲及双香豆素类抗凝药血中水平下降,疗效降低,但急性酒精中毒因改变肝血流量或酶活性而呈抑制药物代谢,而且对多种中枢神经系统抑制药具有协同作用,甚至出现致死。饮食与生活习惯的对于药物代谢的影响因人而异,也与量有关,在临床上用药时应关注其吸烟、饮酒和喝茶的习惯和程度,考虑其潜在的对药物作用的影响。

需要指出的是,用药的安全性并非仅仅指药物的毒性大小,而指药物治疗的效果与不良反应风险比。例如,肿瘤患者应用细胞毒类抗肿瘤药物,艾滋病患者应用抗逆转录酶药物,这些药物毒性较大且产生不良反应的风险较大。然而,只有使用这些药物才能获得一定的治疗效果,因此,这样的临床用药也是合理的。

三、治疗方案的合理性

(一)联合用药

1. 联合用药的目的

临床上要达到合理配伍用药就必须有明确的目的。

(1)增强疗效:临床上联合用药的最主要目的是增强疗效,青霉素类加氨基糖苷类抗生素(青霉素类妨碍细菌细胞壁合成,增加氨基糖苷类抗生素进入细菌胞内,增强杀菌作用),克拉维酸加阿莫西林,亚胺培南加脱氢肽酶抑制剂(会保持其强大的抗菌力)等都是突出的例子。在高血压治疗中,抗高血压药的联合应用也常可增强疗效,如血管紧张素转换酶抑制剂加 β 受体阻滞剂。此外,增强疗效的联合用药尚很多,如急性哮喘时,β 受体激动剂与茶碱类合用也可以达到相加的效果;抗癌药物往往在多个药物联合应用时才能获得一定疗效。

(2)降低毒性:联合用药以减少药物不良反应也是较常见的例子,如异烟肼与维生素 B_6 合用可减少异烟肼引起的神经系统毒性;氨茶碱与镇静催眠药合用以减少氨茶碱的中枢兴奋作用等。临床上有些联合用药的目的既增加疗效又减少不良反应,如抗高血压药与利尿药合用治疗高血压,既增强降压作用,同时也减少了抗高血压药引起水钠潴留的不良反应;氢氯噻嗪与氨苯蝶啶合用可增加利尿效果,又可防止低血钾的不良反应等。

(3)延缓耐药性:抗结核病治疗的联合用药是典型的例子,结核菌对单药治疗时易产生耐药性,联合用药则可延缓细菌产生耐药性,所以,临床上常采用异烟肼加链霉素或利福平加乙胺丁醇等联合应用;长期应用胍乙啶、米诺地尔、二氮嗪或肼屈嗪等抗高血压药可产生水钠潴留,降压作用减弱,此时,加入利尿药,可增强抗高血压药的治疗效果。

2. 药物的相互作用

联合用药对患者可以有益,也可以有害。药物相互作用通常指 2 种或 2

种以上的药物在患者体内相遇而产生的不良影响,可以使药效降低或使之失效,也可以使毒性增加,而这种不良影响是单独应用一种药物时所没有的。各因素中,尤以酶诱导剂及酶抑制剂引起的药物相互作用更值得注意(详细内容见第七章)。

(二) 用药方案的选择

用药方案包括给药途径、剂量、用药间隔时间及疗程的问题。

1. 常用给药途径的药动学特征

(1) 口服给药:药物的口服吸收速度和生物利用度易受制剂和机体等方面多种因素的影响。它是最简单方便的给药方式,便于患者执行,且较经济实用。

(2) 肌内及皮下注射:生物利用度比口服给药好,但略低于血管内给药,给药后要经过一定的吸收时间才能达到较高的血药浓度,其血药浓度受注射部位血流速度、pH 及附加剂的影响较大,但能维持有效血药浓度时间较静脉注射长。

(3) 静脉注射:能迅速将药物直接输入血循环,生物利用度为 100%,起效快,起始浓度高,但血药浓度落差较大,多次用药时血药浓度波动大,治疗范围较窄的药物不宜选用。

(4) 静脉滴注:为临床上较常选用的给药方式,它具有生物利用度高(100%)的优点,且可通过控制滴注速率(浓度及滴速)而达到临床用药所需的血药浓度,因此,临床上虽然用药剂量相同,但单位时间滴入的药量不同,就可以产生不同的药理效果。静脉滴注又分为快速滴注和恒速滴注,各有优缺点,临床上可根据治疗的需要而选用。恒速滴注开始的一段时间内,血药浓度过低,不能迅速发挥疗效,对急性危重患者,可以辅以负荷剂量加快药物到达稳态浓度。

2. 选择给药途径的依据

首先是根据患者的疾病状态,如急慢性疾病、病情的轻重。急性疾病需要抢救和快速控制症状的情况下,一般考虑血管内给药。对于慢性疾病和轻症患者,选择最简单方便的口服剂型。局部用药可以选用皮肤外用制剂或者肠道消毒选用不宜吸收的抗菌药物。治疗窗窄而口服不吸收的药物或者半衰期短的药物选用静脉滴注给药。在满足治疗的前提下,简单方便经济的给药途径就是好的给药途径。

3. 剂量

通常情况下,一般患者可选用常规剂量。但是,在某些生理和病理情况下(特别肝、肾功能)药物的体内过程发生改变,一些治疗范围较窄、安全度较低的药物,要做到有效而又安全用药,就必须进行剂量个体化或者治疗药物监测。

第三节 展　望

临床安全合理用药,过去、现在和将来一直是人们追求的目标。药物作用本身的选择性是相对的这一特点导致了药物的不良反应和毒副作用客观存在。药物疗效和安全性方面的显著个体差异同样导致了制订个体化给药方案的必要性。因此,在药物研发方面,人们不断追求靶点明确、选择性高的药物,克服其不良反应。在制剂研发方面,根据药物的特点、作用的靶组织和靶器官及患者的生理病理特点,研究各具特色的给药系统满足临床的需要。在临床合理用药研究方面,随着引起药物反应个体差异的原因被阐明,很多与药物反应相关的生物标志物被发现,对于临床合理用药都提供了很大的帮助。结合最新的研究成果及临床的用药经验,很多的疾病都建立了临床用药指南,这些都大大提高临床的合理用药水平。

然而,由于对疾病发生发展认识的局限性,很多疾病如阿尔茨海默病、癫痫等发病机制一直都不是十分清楚,有的处于存在多个假说阶段。对于引起药物反应个体差异的原因也只能部分加以阐明。所以,在这两方面的研究将会是永无止境的,需要我们一代一代人努力去探索。

另外,随着影像学、分子检测、药物浓度检测及各种组学手段的发展,人们对于疾病的诊断以及对药物反应个体差异的原因的研究更加深入,我们相信将来对于疾病的发病机制将不断被阐明,对于疾病的诊断也将更加的精准和精细,越来越多的与药物反应密切相关的生物标志物被发现,药动学新的模型和技术的不断应用,临床合理用药水平将会不断提高。

（黄　民）

参考文献

BRUNTON L, KNOLLMANN B, 2022. Goodman and Gilman's The Pharmacological Basis of Therapeutics. 14th Edition. New York：McGraw-Hill.

HUANG S M, LERTORA J, VICINI P, et al., 2021. Principles of Clinical Pharmacology, 4th Edition. Pittsburgh：Academic Press.

KATZUNG B G, VANDERAH T W, 2020. Basic and Clinical Pharmacology. 15th Edition. New York：McGraw Hill.